Das Buch

Die »Chemische Reinigung – Frühstückseier noch am selben Vormittag« kennen wir – bisher noch – nur aus der Satire. Aber trotz des deutschen Lebensmittelrechts, gepriesen als eines der strengsten und verbraucherfreundlichsten, gibt es einiges in unserer Nahrung, das erst einmal verdaut sein will: Reinigungsmittel im Hühnerei, krebserregende Stoffe in der Wurst, Hormone im Fleisch, Quecksilber im Fisch oder sogar Pflanzenschutzmittel in der Muttermilch. Ist das derzeitige Lebensmittelrecht also »weder Fisch noch Fleisch«?

Die beiden Autoren Eva Kapfelsperger und Udo Pollmer berichten spannend und sorgfältig recherchiert über Techniken der Verbrauchertäuschung, über Art und Folgen industrialisierter Tierhaltung, über die Belastung tierischer Produkte mit Umweltgiften, Hilfs- und Zusatzstoffen, über Wert und Unwert biologischer Lebensmittel und geben einen Überblick über die Methoden der industriellen Nahrungsmittel-Verarbeitung. Sie untersuchen das Lebensmittelrecht auf seine wahren Inhalte und zeigen außerdem Wege auf, wie man sich als Verbraucher schützen kann und welche Möglichkeiten es gibt, sich trotzdem gesund zu ernähren.

Die Autoren

Eva Kapfelsperger, 1956–1984, und Udo Pollmer, geboren 1954, beide Lebensmittelchemiker, studierten in Berlin und München. Beratende Tätigkeit bei Institutionen auf dem Gebiet des Umweltschutzes und der Ernährung, Vorträge im In- und Ausland, Mitarbeiter verschiedener Zeitschriften sowie bei Rundfunk und Fernsehen, Gutachter für Lebensmittelkunde und Rückstandsbewertung.

KiWi 270

Eva Kapfelsperger
Udo Pollmer

Iß und stirb

Chemie in unserer Nahrung

Kiepenheuer & Witsch

Umschlag Manfred Schulz, Köln
Gesamtherstellung Clausen & Bosse, Leck
ISBN 3 462 02187 7

Inhalt

Das Gleichnis vom gekochten Frosch

Taucht man einen Frosch in einen Topf mit heißem Wasser, so sucht er wie rasend das Gefäß zu verlassen. Setzt man ihn jedoch in kaltes Wasser, welches nur langsam erhitzt wird, so läßt sich das Tier zu Tode kochen, ohne daß es sich besonders dagegen wehren würde.

Dieses Gleichnis charakterisiert treffend die Situation des zivilisierten Menschen in seiner von Tag zu Tag mehr belasteten Umwelt.

Chemie in unserer Nahrung – anno 1982

Kaum ein Tag vergeht, ohne daß Gesundheitsämter und Lebensmittelüberwachung auf Hormone im Fleisch, auf Quecksilber im Fisch oder auf Pflanzenschutzmittel in der Muttermilch hinweisen und gegebenenfalls sogar vor ihrem Verzehr warnen. Der Verbraucher wird mißtrauisch, wenn er sieht, daß ein »Saft«-Schinken nur deshalb so heißt, weil er mit Leitungswasser das Verkaufsgewicht erreichte, wenn er hört, daß die Wurst Farbe und Geschmack aus einer unüberschaubaren Vielfalt von chemischen Zusatzstoffen »gewinnt«, wenn er erfährt, daß sogar das Gelb des Eidotters mit Hilfe spezieller Farbstoffe im Hühnerfutter erzielt wird.

Die Einschätzung der Situation durch Fachleute, Hersteller und Politiker ist sehr, sehr widersprüchlich. Während die einen unsere tägliche Nahrung im wahrsten Sinne des Wortes für nicht mehr »genießbar« erachten, erklärt die andere Seite, daß unsere Lebensmittel – dank der chemischen Industrie – noch nie so gut waren wie heute und daß man in den Schreckensmeldungen nichts anderes als billige Polemik einiger Unbelehrbarer sehe, gepaart mit journalistischer Übertreibungssucht einer einschlägig bekannten Skandalpresse. Ein Wirrwarr von Meinungen – oder ganz einfach Desinformation, Angst vor »wirtschaftlichen Einbußen«?

Als die Wogen des Hormonskandals am höchsten schlugen und die Verluste am größten waren, weil sich viele Verbraucher strikt weigerten, medikamentöses Fleisch zu kaufen, da drohte sogar ein Staatssekretär des Bundesgesundheitsministeriums, Professor Wolters, daß man daran denke, dem mündigen Staatsbürger in Zukunft vielleicht gar nichts mehr von den Skandalen der Lebensmittelindustrie und seiner Überwachung mitzuteilen. Der rheinland-pfälzische Sozialminister Gölter pflichtete ihm bei, indem er meinte, er sehe keinen Anlaß, sich mit »konkreten Hinweisen an die Öffentlichkeit zu wenden«.

Nicht zuletzt deshalb wenden wir uns an die Öffentlichkeit, sowohl mit konkreten Hinweisen über die Gesundheitsgefahren als auch mit Empfehlungen für diejenigen, die sich vor Rückständen schützen möchten.

Steinebach, im Januar 1982

Eva Kapfelsperger
Udo Pollmer

Chemie in unserer Nahrung – Gesundheitsrisiko oder Staatsgeheimnis?

Ein Kurzkrimi gefällig – ja? Bitte schön: Inspektor Schlau glaubte diesmal nicht an einen natürlichen Tod. Oma Pachulke war nach Übelkeit und Harndrang in Koma gefallen und daraus nicht mehr erwacht. Schlau verließ sich ganz auf seine Ahnungen – und er ahnte nichts Gutes. Nach der Obduktion der Leiche stellte man ein Nierenversagen fest – vielleicht nur eine Folge der vielen Rheuma-Tabletten, die sie einnehmen mußte. Schlau blieb mißtrauisch. Erst der Laborbefund verschaffte ihm Gewißheit: Oma Pachulke wurde vergiftet. Ihr Mann hatte ihr nach dreißigjährigem Ehedrama Diäthylenglykol in den Orangensaft gemischt, 25 Gramm, das sollte reichen. Der Inspektor griff zum Chemie-Lexikon. Da, auf Seite 286, steht es schwarz auf weiß: »Diäthylenglykol (DEG) ist außerordentlich giftig, da es sich im Organismus anreichert.« Für ihn war die Sache klar: Mord. Für ein Boulevard-Blatt war sie noch viel klarer: »Mord aus Eifersucht: Giftwein zur Geburtstagsparty!« Die öffentliche Anteilnahme am weiteren Schicksal des Täters wird nicht erlahmen. Darauf kann man getrost Gift nehmen.

Szenenwechsel – ein Kavaliersdelikt: Kriminelle Lebensmittelproduzenten »veredeln« über Jahre hinweg Millionen und aber Millionen Liter Wein mit Diäthylenglykol. Mehrere Gramm pro Liter sind nichts Ungewöhnliches – und die tödliche Dosis von 48 Gramm pro Liter kommt auch schon mal vor. Motiv: Raffgier. Die für Branchenkenner nicht ungeläufige Praxis fliegt erst auf, als einer der Panscher dieses starke Gift in großen Mengen von der Steuer absetzen will.

Wenn die Gesundheit zahlloser Menschen vorsätzlich gefährdet wird, wenn *alle* betroffen sind, dann erlahmt das öffentliche Interesse schnell. Keine Eifersucht, kein Blutbad, kein Sex – einfach nur Raffgier. Der gepanschte Wein versickert allmählich in der Rubrik »Vermischtes«. Kein Inspektor, der den Winzern ihr »süßes Geheimnis« entlockt, kein Kommissar, der souverän die »ungeklärten Fälle« aufdeckt, zum Beispiel: DEG in Traubensaft, DEG in Gummibärchen oder DEG in Speisequark. Nur keine Panikmache: Selbstverständlich gehören die fraglichen »Weine« auf die Giftmülldeponie und auf gar keinen Fall in den Abfluß. Trotzdem: von einer Gefahr für unsere Gesundheit könne keine Rede sein, heißt es. Vielleicht deshalb, weil die Diagnose Diäthylenglykol-Vergiftung ohne konkreten Verdacht praktisch nicht gestellt werden kann und selbst im Todesfalle ohne Obduktion nicht abzusichern ist. Dem Verbraucher bleibt nur ein schwacher Trost: Das Gegengift für Diäthylenglykol heißt Alkohol – und der ist im Wein gleich mit drin.

Also alles wieder beim alten? Noch nicht: Statt nachdrücklichem Gesundheitsschutz, statt Verschärfung der laschen Kontrolle des Skandalprodukts »Wein«, wurden im Haushaltsjahr 1986 von der Bundesregierung schnell 3 Millionen Mark lockergemacht, um das miese Image deutscher Kopfschmerz-Spätlesen wieder aufzupolieren. Werbemillionen als Zuckerl für unsere Moselwinzer. (Nebenbei sei kurz daran erinnert, daß zur gleichen Zeit angeblich kein Geld für die Altersversorgung der Trümmerfrauen in der Kasse war.)

Diesmal also ein geänderter Titel: ›Trink und stirb‹? Eine Erweiterung der neuen Auflage um die Neuauflagen unserer Lebensmittelskandale? Dieses weite Feld sei weiterhin der Tagespresse überlassen, sie lebt davon. ›Iß und stirb‹ orientiert sich an den *grundsätzlichen Fragen unserer Lebensmittelsicherheit, den Hintergründen und den Handlungsmöglichkeiten.*

Ein solch grundsätzliches Problem ist auch das Thema »Tschernobyl«. Kaum war die größte und angeblich völlig unwahrscheinliche Katastrophe in der Geschichte der zivilen Nutzung der Technik eingetreten, ging der Staat auf Tauchstation. Kein Ton von den Herren, die sonst um Worte nie verlegen sind. Und dann ergoß sich über die Bürger ein wahrer Informations-Fallout. Mikroröntgen wurden auf Becquerel gehäuft, Mega-Rads jagten Millisieverts. Diejenigen, die die Informationspolitik der Sowjets als »menschenverachtend« verurteilen, klären die Menschen in diesem unserem Lande nicht über den Ernst der Lage auf, ein Verhalten, das Angst erzeugt. Hamsterkäufe und Panikbuchungen in Reisebüros waren der sichtbare Ausdruck dafür. Angst, die keinen Ausweg sieht, führt zur Verdrängung, und wer verdrängt, der handelt nicht.

Dieses Buch möchte allen interessierten Menschen helfen, zwischen Hysterie und Vertuschung einen verantwortungsbewußten Weg zu finden, um nicht verdrängen zu müssen. Dabei mag Betroffenheit entstehen. Die diffusen Ängste aber, die die hinhaltende Informationspolitik von Regierung und Behörden weckte, sollen dabei abgebaut werden. Das Gesundheitsrisiko durch Fremdstoffe in unserer Nahrung darf in einer Demokratie nicht wie ein Staatsgeheimnis gehütet werden.

Hiesling, im September 1986 Udo Pollmer

BUNDESKRIMINALAMT

Bundeskriminalamt · Postfach 18 20 · 6200 Wiesbaden

Bundesminister des Innern
Postfach
Graurheindorfer Straße 198

5300 Bonn 7

13. NOV. 1979

Anlg.:

Ihr Zeichen, Ihre Nachricht vom | Unser Zeichen, unsere Nachricht vom (Bitte bei Antwort angeben) | ☎ (0 61 21) | Wiesbaden

EA 23-3 | 55 51-30 | 09.11.1
55-1

Betreff
Verstöße gegen das Arzneimittelgesetz durch illegalen Handel mit verschreibungspflichtigen Tierarzneimitteln

Die Kriminalpolizei Kassel führt seit Mitte 1978 ein Ermittlungsverfahren wegen des illegalen Handels mit verschreibungspflichtigen Tierarzneimitteln. Es besteht der Verdacht, daß Futtermittelhändler, Landwirte, Tierarzneimittel-Großhändler und -Lagerhalter, Futtermittelvertreter und Tierärzte veterinärmedizinische Medikamente entgegen den Bestimmungen des Arzneimittelgesetzes und der Tierarzneimittelverordnung in großen Mengen in den Verkehr bringen, indem sie die Präparate vor allem an Landwirte und Tieraufzuchtbetriebe verkaufen.
Die Ermittlungen richten sich derzeit gegen 17 verdächtige Personen und Firmen. Sie befinden sich aber offensichtlich noch im Anfangsstadium, denn der Kreis der Verdächtigen dehnt sich laufend aus. Betroffen sind bisher die Bundesländer Nordrhein-Westfalen, Niedersachsen, Bayern und Hessen. Es muß allerdings damit gerechnet werden, daß durch den kürzlich eingeleiteten Nachrichtenaustausch in weiteren Bundesländern derartige Verstöße bekannt werden.
Wenn auch genaue Zahlen hierzu derzeit noch fehlen, gibt es Anhaltspunkte dafür, daß große Mengen solcher verschreibungspflichtige Tiermedikamente illegal umgesetzt werden. So wurden im Mai 1979 allein in einer Futtermittel-Großhandlung in Westfalen verschreibungspflichtige Medikamente im Werte von ca. DM 50.000,-- entwendet, deren Lagerung und Vertrieb durch diese Firma verboten war. Im Juni 1979 wurde ein großes Lager auf einem Gehöft im Landkreis Gütersloh entdeckt, in welchem verschreibungspflichtige Tierarzneimittel verbotswidrig versteckt gehalten worden waren.
Bei den Medikamenten dürfte es sich überwiegend um Penicillin- und Anabolika-Präparate handeln. Sie bewirken ein unnatürlich schnelles Wachstum des behandelten Masttieres, reichern sich im Fleisch der Schlachttiere an und bedeuten auf längere Sicht ein nicht unerhebliches Gesundheitsrisiko für denjenigen, der solches Fleisch konsumiert. Derartige Praktiken stellen also eine Gefahr für die Volksgesundheit dar. Ihr könnte vor allem durch strengere Kontrollen bei der Abgabe vom Produzenten an den Großhandel und von diesem an zur Abgabe berechtigte Tierärzte und Händler begegnet werden.

Dr. Herold

Beglaubigt

Der Schwarzmarkt

Ein Brief vom BKA

»Betreff: Verstöße gegen das Arzneimittelgesetz durch illegalen Handel mit verschreibungspflichtigen Tierarzneimitteln.«

Solches schrieb das Bundeskriminalamt (BKA) an den Bundesinnenminister und warnte: Die Rückstände in Masttieren »bedeuten auf längere Sicht ein nicht unerhebliches Gesundheitsrisiko für denjenigen, der solches Fleisch konsumiert. Derartige Praktiken stellen also eine Gefahr für die Volksgesundheit dar.« Das allerdings ließ auf eine andere Zuständigkeit schließen, und so leitete der Innenminister eine Fotokopie des Schreibens prompt an den Gesundheitsminister weiter.

Und der erkannte die politische Brisanz sofort: »Es wird damit gerechnet werden müssen, daß der vom Bundeskriminalamt mitgeteilte Sachverhalt in absehbarer Zeit Gegenstand der öffentlichen Diskussion sein wird«, ließ er die Gesundheitsbehörden wissen.

Jahrelang hatten die illegalen Arzneimittelhändler unbehelligt ihr Unwesen treiben können, ohne daß sich die Behörden dieses Problems annahmen. Bereits 1969 klagte Professor Kaemmerer aus Hannover: »Letztlich kann man heute aus Laienhand alles kaufen, auch verschreibungspflichtige Arzneimittel. Die Begründung dafür ist mannigfaltig, die Bezugswege sind dunkel... So finden sich Mengen von Arzneimitteln der verschiedensten Art in fast allen Tierhaltungsbetrieben. Der Erwerb kann legal gewesen sein, er ist häufig illegal, und seltsamerweise hat der letztere Weg eine geradezu magische Anziehungskraft auf den Tierhalter... Arzneimittel finden sich aber auch bei den Futtermittelberatern, bei den Geflügelzuchtberatern, bei Verbänden und Genossenschaften. Man könnte die Palette ausweiten, es ist beängstigend, wo Arzneimittel auftauchen, obwohl alle diese Institutionen keine Erlaubnis zur Abgabe von Arzneimitteln haben.«[1338]

1970 gaben bei einer bundesweiten Befragung 80 Prozent der Tierärzte an, daß in ihrem Praxisbereich Arzneimittel von Futtermittelberatern vertrieben würden. Rund die Hälfte stellte zusätzlich jeweils eine Konkurrenz aus dem »Landhandel«, von »Genossenschaften«

und von »Tierringen« fest. Immerhin ein Viertel der Ärzte bezeichneten die Tiergesundheitsämter und das »Ausland« als Lieferanten in ihrem Einzugsbereich. Auf den weiteren Plätzen rangieren Tierheilkunde, Großhändler, Drogerien und Hersteller.[1339]

1983 ergab eine Umfrage der Universität Bonn, daß 8 von 10 befragten Bauern ihre Tiere selbst behandeln. Meist ohne tierärztliche Verordnung und »häufig genug mit Medikamenten, die über den grauen Markt bezogen werden«, so die Erfahrung von Professor Sommer. Fast jeder zweite Betriebsleiter befürwortet »einen großzügigen Verkauf von Arzneimitteln«, ein weiteres Viertel sogar »einen absolut freien Markt«.[1725]

Das trifft sich gut mit den Wünschen der Pharmaindustrie. Sie hält auch nicht viel von Verboten und einer nachhaltigen Kontrolle des Schwarzmarktes. Ein Totalverbot gäbe nur »der illegalen Verwendung gesundheitsgefährdender Stoffe weiteren Auftrieb«, befürchtet der »Bundesverband für Tiergesundheit«. Im übrigen würde eine wirksame Überwachung »die Fleischpreise in die Höhe treiben«.[143]

Die Händler...

Fehlender Kontrollen wegen – vermutlich »eine politische Konzession an die Landwirte«[1340] – weitete sich dieser Markt unbehelligt zu einem lukrativen Geschäft mit Gewinnspannen von 30 bis 60 Prozent aus. Die Drahtzieher dieses Handels leiten Unternehmen mit Millionenumsätzen; Investition: 30,– DM für einen Gewerbeschein. Qualifikation brauchen sie keine. Ihr Jahresgesamtumsatz in der Bundesrepublik wird auf bis zu 200 Millionen Mark geschätzt.

Zur Situation erklärte der Vorsitzende der Bayerischen Landestierärztekammer, Dr. Pschorn, daß »die Mißstände immer größer werden«, daß »der graue Arzneimittelmarkt ›wie eine Mafia‹ organisiert« ist und daß »zentrale Bundestagungen abgehalten [werden], um die Gesetzeslücken besser ausnützen zu können. Schleswig-Holstein hat einen beamteten Tierarzt mit der Bekämpfung beauftragt. Dieser hat so ungeheuerliche Mißstände zutage gefördert, daß er vom zuständigen Minister zum Schweigen gegenüber der Öffentlichkeit verpflichtet worden ist.«[303]

Aus einem internen Bericht des Bonner Gesundheitsministeriums an die Länderregierungen vom Februar 1980:

»Beteiligt am illegalen Arzneimittelhandel sind die verschiedensten Berufsgruppen wie regionale Kleinhändler, regionale Mittelhändler (insbesondere Futtermittelhändler), Tierheilpraktiker, pharmazeutische Unternehmer und Großhändler, Tierärzte und Apotheken sowie Tierhalter:

Regionale Kleinhändler versorgen eine begrenzte Zahl von Betrieben über sogenannte Bekanntengeschäfte oder Kompensationsgeschäfte mit Arzneimitteln aller Art in begrenzten Mengen. Regionale Mittelhändler versorgen in einem Flächenbereich von zwei bis drei Landkreisen bereits eine größere Anzahl von Betrieben. Sie arbeiten vielfach schon mit sogenannten V-Leuten zusammen, verfügen über ein gutes Warnsystem und setzen teils gute, teils schlechte Waren allein unter dem Gesichtspunkt des bestmöglichen Verdienstes ab. Tierheilpraktiker, deren Zahl weit höher liegen dürfte als angenommen, verfügen über praktisch alle erforderlichen Arzneimittel und versorgen den Bereich ihrer Kunden. Angemeldete Groß- und Zwischenhändler sind in großem Umfang am grauen Arzneimittelmarkt beteiligt und rechnen vielfach nur bar oder mit ›gezinkten‹ Quittungen ab. Pharmazeutische Unternehmer wurden ermittelt, die in erheblichem Umfang Falsifikate herstellten und vertrieben. Bestellkarten werden ohne Überprüfung der Richtigkeit der Absenderangabe beliefert. Pharmaberater vermitteln Apotheken, in denen verschreibungspflichtige Arzneimittel ohne Verschreibung abgegeben werden. Zunehmend betätigen sich öffentliche Apotheken als Versandapotheken, die auf Verschreibung eines an dem Geschäft beteiligten Tierarztes große Mengen von Arzneimitteln an die Tierhalter liefern. Einige beteiligte Tierärzte bereisen die gesamte Bundesrepublik Deutschland, fahren von Hof zu Hof und stellen Rezepte aus, ohne die Tiere in Behandlung zu haben. Manche Tierärzte benutzen sogenannte Betreuungsverträge als Alibi für einen Arzneimittelhandel oder Nebenbetriebsräume tierärztlicher Hausapotheken als Auslieferungslager für Arzneimittel.

Auf die geschilderte Art und Weise kommen praktisch alle denkbaren Arzneimittel von allen Firmen, einschließlich der verbotenen Masthilfsmittel, zu den Tierhaltern. Bei Tierhaltern werden oftmals ganz erhebliche Bestände von Arzneimitteln festgestellt. Es muß davon ausgegangen werden, daß den Tieren in einem absolut unvernünftigen Maß Arzneimittel zugeführt werden und daß dementsprechend Rückstände in den Lebensmitteln in einem weit stärkeren Maß vorhanden sind, als dies bisher angenommen wurde.«

Dr. Pschorn schätzt aufgrund von Erfahrungsberichten, »daß 70 Prozent aller in der Bundesrepublik vertriebenen Tierarzneimittel illegal auf den Markt gelangen«. Mit dieser Einschätzung steht er aber nicht allein. Von Fachleuten wird diese Zahl heute nicht mehr bestritten.

Anders die Interessenvertreter. Prompt meldete der Bundesverband der Pharmazeutischen Industrie Widerspruch an und bezeichnete die Beurteilung »als unhaltbar«. Bauernverbände und Regierungen pflichteten ihm bei. Die Pharmaindustrie wußte nur von krummen Geschäften ihrer Nachbarn zu berichten. In Holland beispielsweise, da fänden illegale »Antiparasitika und Hormone... Interesse«. Außerdem gab sie zu bedenken, daß der Landwirt ja auch Pestizide in gewünschter Menge bezöge, die »mit einer den Tierarzneimitteln ähnlichen Problematik« belastet wären. Dazu bräuchte er nur »im Lagerhaus« einzukaufen.

...und ihre Kunden

Medikamente sind viel bequemer zu erhalten. Auch die Mengen stehen einem direkten Bezug vom Lagerhaus in keiner Weise nach. Ein Gericht konnte einem Landwirt den Erhalt von Arzneimitteln im Gesamtgewicht von über einer Tonne von einem Schwarzhändler beweisen. Sie wurden im Verlauf von weniger als 4 Monaten als Expreßgut an den Schweinemäster geliefert. Er behauptete, etwa die Hälfte, also rund 10 Zentner, seinen 4000 Schweinen verabreicht zu haben. Die andere Hälfte wurde unbekümmert an Bekannte verteilt. Ein Klosterbruder, der für »sein« Ordensgut jährlich für Tausende von Mark illegal Medikamente besorgte, verglich seinen Lieferanten »mit Jesus Christus«, der auch »nur Gutes getan« habe. In einem anderen Fall genügt der Hinweis des Bauern, »daß eine Kuh so laut schnaufe«, um an Arzneimittel zu gelangen.

Zum Kundenkreis des Schwarzhandels zählen große wie kleine Landwirte gleichermaßen. Erwischte Futtermittelhändler verteidigten sich, die Bauern hätten nur noch dann von ihnen gekauft, wenn sie auch die verbotenen Medikamente mitlieferten. Gerichtsakten bestätigen, daß »der Arzneimittelhandel praktisch der Türöffner für die Futtermittelvertreter« war.[1000] Als 1987 in Traunstein ein umfangreiches illegales Arzneimittellager eines Futtermittelhändlers ausgehoben wird, findet sich darin »nahezu alles, was man so täglich gebrauchen kann«, staunte ein Veterinär.

Schwer beizukommen ist den schwarzen Schafen unter den Tierärzten. Schließlich dürfen Tiermediziner im Rahmen einer Behandlung Arzneimittel verkaufen. Das ermöglichte einem bayerischen Großhändler, gleich von 36 Pharmaunternehmen mehr als 500 verschiedene Präparate zu beziehen. Da er Veterinär war, lief alles völlig legal – für die Hersteller. Erst danach flossen die Medikamente tonnenweise in »schwarze« Kanäle ab. Auf diesem Weg setzten die Farbwerke Hoechst über ein Schwarzhändlerduo 6 Millionen Einzeldosen eines einzigen Mittels ab. Das entsprach dem Jahresbedarf der Bundesrepublik.

Der Skandal mit dem Asthmamittel und »Magerfleischhormon« Clenbuterol läßt eine international operierende Drogenmafia erkennen. 1987 werden aus Südamerika ganze Ladungen im Rotterdamer Hafen angelandet. Professor Karg von der Technischen Universität München weiß von einem »reißenden Absatz«.[663] Und die Lebensmittelüberwachung berichtet, daß ein Schwarzhändler »allein pro Woche 1 Tonne dieser Substanz vermarktet« hat.[1731] Da geht kein Kalb leer aus.

1988 kann die Branche sogar einen Sieg vor dem Bayerischen Obersten Landesgericht erringen. Zwei Tierärzten wurde die Abgabe der Psychodroge Stresnil an einen Ferkelerzeugerring vorgeworfen. Sie ließen das riskante Präparat den Fahrern der Viehtransporter zukommen, mit dem Auftrag, ihr Vieh beim Verladen zu spritzen. Obwohl damit routinemäßig Zigtausende von Ferkeln behandelt wurden, sprach das Gericht die Angeklagten frei: »Durch Besprechungen mit dem Geschäftsführer« des Ferkelerzeugerrings über die »Anwendung von Stresnil« sei dem Gesetz bereits Genüge geleistet. Dies könne im übrigen »auch telefonisch erfolgen«.[1726] Verbraucherschutz ade – denn welcher Drogenbaron und welcher Mäster hat noch kein Telefon?

1989 hat die Justiz erneut einen dicken Fisch am Haken – um ihn alsbald wieder freizulassen. Allein seine Stresnillieferungen hätten für 400000 überzüchtete Ferkel ausgereicht. Der Tierarzt erwirtschaftete Millionenumsätze. Hunderte von Landwirten wurden als Kunden ausfindig gemacht und nicht wenigen schickte der Staatsanwalt Strafbefehle ins Haus. Seltsam nur, daß das Verfahren gegen den Haupttäter ins Stocken gerät. Zunächst zögert das Gericht, die Klage überhaupt zuzulassen. Schuld sei »der beachtliche Umfang der Akten und insbesondere der Beiakten«.[1729] Schlußendlich wird das Verfahren in Sachen Arzneimittelverstöße eingestellt: »Wegen Geringfügigkeit und fehlenden öffentlichen Interesses«. Das Wort vom »Justizskandal« macht die Runde.[1730]

Jahrelang deckte § 12 der Tierärztlichen Hausapotheken-Verordnung (TÄHAV) das Dealen mit Mastdrogen. 1977 machte das Landgericht Landshut damit kurzen Prozeß. Es erklärte § 12 für rechtsunwirksam: »Wenn dieser § 12 TÄHAV rechtsgültig wäre«, dann wäre »dem unkontrollierten Arzneimittelhandel Tür und Tor geöffnet, und der Verbraucherschutz wäre dann in diesem Sektor weitgehend ausgehöhlt«. Im übrigen entbehre der Gummiparagraph sowieso der Rechtsgrundlage und sei damit gesetzwidrig. Andernfalls könnte »die Tierarzneimittelabgabe ebensogut weitgehend oder ganz freigegeben werden«.[1000]

Nur zögerlich wurde das Arzneimittelrecht angesichts immer neuer Skandale nachgebessert, was einzelne Zweige des Schwarzhandels erschwerte, insgesamt aber zu keiner Besserung führte. Zudem sorgte der Gesetzgeber für neue Lücken. Von listiger Eleganz erweist sich die sogenannte »Wartezeitenregelung«. Werden Rückstände nachgewiesen, kann der Tierhalter nur dann belangt werden, wenn er die Absetzfristen nicht eingehalten hat. Rückstände sind jedoch kein zwingender Beweis für einen Verstoß gegen die Wartezeiten. Das hat nebenbei bemerkt zur Folge, daß arzneihaltige Lebensmittel auch verkauft werden dürfen.[1177]

Dazu konstatiert das Bayerische Landgericht Traunstein in einem Arzneimittelverfahren gegen einen Kälbermäster: Es muß »das hochgradig unbefriedigende Ergebnis hingenommen werden, daß verbraucherschädliches Verhalten gewinnorientierter gewerblicher Betreiber ungeahndet bleiben muß«. Für den Gesetzgeber gibt's wieder Watschen: Eine »völlig mißglückte Gesetzesfassung« und »gesetzgeberisches Regelungsunvermögen« sei schuld an der Misere. Die Wartezeitenregelung ließe »die gebotene Verfolgung und Ahndung« der Arzneimittelverfehlungen im Stall »nicht zu«.[1728]

Eine Änderung ist nicht in Sicht, vielmehr wird die Überwachung ausgetrickst. Sie bekommt nicht einmal »ein veröffentlichtes, amtliches Verzeichnis der zugelassenen Tierarzneimittel«.[1177] Oder: Der Hersteller muß eine Nachweismethode für seine Arzneimittel entwikkeln und beim Bundesgesundheitsamt hinterlegen. Aber bislang steht »die Weitergabe der Methoden an die Überwachungsbehörden noch aus«.[1727] Liegt endlich eine Methode vor, erweist sich der Bezug von Nachweis-Reagenzien als »äußerst beschwerlich, zum Teil sogar unmöglich«, klagt die Gesellschaft Deutscher Chemiker in einem Memorandum zum Arzneimittelmißbrauch.[974]

Angesichts von 14000 mit dem »Killerhormon« Medroxyprogesteron behandelten Kälbern räsoniert der Schwarzhandelsexperte Dr. Johann Wiest: »Wenn es nicht so ernst wäre, könnte man schadenfroh über die Beteuerungen der Opportunisten und Schönredner lachen, die ständig glauben machen wollten, die Arzneimittelverfehlungen seien vorbei... Der graue und schwarze Arzneimittelmarkt floriert wie eh und je. Es ist kein bißchen besser geworden. Ein Gespräch, das ich unlängst mit einem Dorfgastwirt – er ist selbst Landwirt, und kein schlechter – führte, kommentiert einfach und treffend die ganze Situation...: ›Jetzt haben sie halt wieder ein paar erwischt. Was ist das schon. Wenn ich bei mir in der Wirtschaft die Biertischgespräche der sogenannten fortschrittlichen Landwirte höre, dann kann es einem angst werden. Was die mit ihren Schweinen und Bullen machen, das ist eine Sauerei. Die spritzen die Viecher bis zum Umfallen. Warum darf denn so was sein? Was haben wir für einen Staat, und was haben wir für Politiker?‹«[1600]

Fleisch

Die Apotheke auf dem Teller: Medikamente zur Mast

Die Pille fürs Vieh – Sexualhormone

Getickt hat sie schon zwei Jahrzehnte, die Hormon-Zeitbombe. Endlich, Anfang Oktober 1980, platzte sie: »Drogen im Fleisch«, warnte die ›Süddeutsche Zeitung‹, »Hände weg vom Kalb«, forderte beschwörend der Hamburger ›Stern‹, und die ›Abendzeitung‹ (München) konfrontierte die Münchner mit der bangen Frage: »Wie gefährlich ist denn die Weißwurst?«

Immer neue Enthüllungen aus der Branche und allmählich nachgelieferte Analyseergebnisse der amtlichen Überwachung demonstrierten auch dem gutgläubigsten Bürger, daß der Drogeneinsatz zur Fleischproduktion ein Ausmaß angenommen hat, dem nur noch durch konsequenten Verzicht begegnet werden kann. Das taten die Käufer denn auch. Binnen 14 Tagen sank der Kalbfleischpreis auf weniger als die Hälfte.

Inzwischen haben sich die Wogen geglättet. Die Arzneimitteldealer dealen und die Mäster mästen wieder.

Gewöhnlich werden die Sexualhormone ins Kraftfutter gemischt oder direkt an die Tiere verspritzt. Profis pflanzen ihren Mast-Schützlingen gleich Depot-Kapseln ein, gewissermaßen als Langzeit-Tablette unter der Haut; bei Schweinen, Schafen und Rindern vorzugsweise zwischen die Klauen, hinter die Ohren und in den Nacken, bei Geflügel vor allem in den Hals. Ein Ochse zum Beispiel bekommt dabei auf einmal bis zu 220 Milligramm Wirkstoff[3] verpaßt, immerhin genausoviel wie in zirka 1500 gewöhnlichen Antibabypillen enthalten ist.

Die Wirkung ist zweifach: Erstens nutzen die Drogen dem Geldbeutel des Mästers und zweitens schaden sie der Gesundheit des speisenden Verbrauchers. Bis zu 30 Prozent mehr Fleischanteil kann der Halter bei seinen Kälbern und Jungbullen erzielen.[7, 8, 31, 454–457]

Geflügel lagert etwas mehr Fett ins Gewebe ein[3], sein Fleisch wird dadurch heller und zarter.[1208] Der Fachmann spricht dann von einer »Qualitätsverbesserung«[3], die ebenso bares Geld ist wie die möglichen Futtereinsparungen, die bis zu 15 Prozent betragen können.[455-457]

Die Beschaffung der Sexualhormone erfolgt entweder über den preisgünstigen Schwarzmarkt, oder der Mäster wendet sich an einen Tierarzt »seines Vertrauens«. Dieser verschreibt sie dann zur »Konstitutionsverbesserung«, was, veterinär-medizinisch abgesichert, nichts anderes als »Mast« bedeutet. Wem das zu augenfällig erscheint, der nennt als Therapieziel »sexuelle Ruhigstellung«.[1225]

Daneben lassen sich Sexualhormone gewinnbringend auch noch zur chemischen Kastration von Geflügel, Stieren und Ebern einsetzen.[1220] Letztere verlieren dadurch vor allem ihren »jauchigen« Beigeschmack.[1288]

Verwendung finden sowohl natürlich vorkommende Hormone (die zum Teil auch in der Antibabypille enthalten sind) als auch künstliche. Die natürlichen kann der Säugetierorganismus problemlos abbauen und damit entgiften, nicht jedoch die künstlichen. Ein besonders wirksamer und entsprechend gefürchteter Vertreter ist das synthetische DES (Diäthylstilböstrol). Sein günstiger Preis – eine Spritze kostet etwa 10 Pfennig – sichert ihm, obwohl verboten, einen hervorragenden Platz unter den illegalen Masthilfen. Einmal verabreicht, wird das Vieh diese körperfremde Chemikalie nicht mehr los. Ein verhängnisvoller Kreislauf beginnt: Das Medikament gelangt von der Blutbahn in die Leber und wird über die Galle ausgeschieden. Anschließend nimmt sie der Darm erneut auf, und so gelangt es wieder ins Blut.

Säugetiere sind hochempfindlich gegenüber Sexualhormonen. Schon mit einem Zehntausendstel Milligramm Hormon im Fleisch lassen sich bei der Maus die ersten Veränderungen an den Geschlechtsorganen beobachten.[231] Derartige Wirkungen an Mäusen, Ratten, Kaninchen oder Küken verwandte die Wissenschaft zum biologischen Nachweis verbotener Hormone in Lebensmitteln.[3,217-221] Und damit konnten schon manches Mal ganz erhebliche Rückstände ermittelt werden.

1971 wird in Niedersachsen festgestellt, daß in 91 Prozent der Kälberbestände Sexualhormone verwendet werden; »fast ausschließlich« DES, wie die Untersucher vermerken.[1240]

1972 wird vom Untersuchungsamt Karlsruhe das gefährliche DES in knapp der Hälfte der geprüften Kalbfleischproben ermittelt.[216]

1974 werden vom Untersuchungsamt München in 9 von 10 Hähnchenlebern Östrogenrückstände gefunden[214], die bis zum Hundertfachen über dem körpereigenen Hormonspiegel lagen.[3]

1975 werden von der Oldenburger Lebensmittelüberwachung in 9 von 13 männlichen Schweinen (= 70 Prozent) Östrogenrückstände nachgewiesen.[68]

1975 wird von Berliner Lebensmittelchemikern mit einer neuartigen Methode auf das ausgefallene Zeranol geprüft. Jede dritte Kalbfleischprobe ist verseucht; höchster Wert: 4 Milligramm pro Kilo.[27]

1977 wird im Raum Weser-Ems in jedem 13. Kalb das giftige DES nachgewiesen.[1228]

1979 werden in Hamburg in »40 Prozent der untersuchten Mastkälber« DES-Rückstände ermittelt.[1395]

1980 werden in München durch ein neuartiges Verfahren in 20 Prozent der Kälber unerlaubte Hormonrückstände gefunden.[1232, 1233]

1980 wird das künstliche Hormon DES in Italien auch in der Säuglingsnahrung entdeckt, ein Befund, der wohl niemanden unter den Fachleuten überraschte. Die italienischen Behörden beschlagnahmten darauf die beanstandeten Produkte – darunter auch Waren einer deutschen Firma. Obwohl zu erwarten war, daß die Hersteller nun auf den deutschen Markt ausweichen würden, war man hier in der Bundesrepublik bemüht, den Skandal abzuwiegeln. Es bedurfte einer Initiative von seiten der Öffentlichkeit: Das Wochenmagazin ›Stern‹ beauftragte ein Universitätsinstitut, unsere Babykost zu untersuchen – und prompt konnten auch darin Medikamente nachgewiesen werden.[1239] Erst danach wurden die staatlichen Untersuchungsämter aktiv – und fündig. Das Krefelder Amt war das erste. Es entdeckte in 20 von 48 Proben das Hormon DES.[1267] Zu vergleichbaren Resultaten gelangten daraufhin auch die Amtschemiker in anderen Bundesländern.[1268–1270] Immer wieder war DES dabei, ein Befund, der um so besorgniserregender ist, als dieses Hormon in den letzten Jahren im Mittelpunkt eines beispiellosen medizinischen Skandals stand:

Denn neben seiner illegalen Anwendung in der Viehmast als billiges »Wachstumshormon« wurde es auch in der Humanmedizin verordnet, überwiegend zur Erhaltung der Schwangerschaft bei drohendem Abort. Vor allem in den USA wurden 2 bis 3 Millionen Schwangere damit behandelt.[1394] Der Nachweis der völligen Wirkungslosigkeit konnte den Siegeszug dieser Modedroge ebensowenig stoppen wie die Kenntnis schwerwiegender Gesundheitsschäden.[18, 45, 514, 1286, 1394] Selbst eine abtreibende Wirkung von DES, die man flugs für eine »Pille danach« zum sofortigen Abbruch der Schwangerschaft nutzte, machte die Fachwelt nicht stutzig.[365, 1394]

Anfang der siebziger Jahre kam es – wie vorauszusehen war – zu einer »von Ärzten verursachten Katastrophe«.[64] DES wurde zum erstenmal als eine Ursache für Gebärmutterkrebs beim Menschen verantwortlich gemacht.[226] Aber die Kinder der DES-behandelten Frauen waren schlimmer dran: Bei sieben Mädchen und jungen Frauen im Alter von fünfzehn bis zweiundzwanzig Jahren wurden Krebsgeschwulste in der Scheide entdeckt;[228] eine Erkrankung, die bei so jungen Menschen noch nie beobachtet worden war. Bis heute sind bereits über 300 Fälle aktenkundig, unter ihnen befand sich sogar ein siebenjähriges Kind.[212, 1395] Einige der jungen Patientinnen starben.[215]

Das Medikament aber wurde weiterhin verordnet und wurde weiterhin illegal als Masthilfsmittel eingesetzt. Erst 1977 entschließt sich die Arzneimittelkommission der deutschen Ärzteschaft zu einer Warnung. Darin wird ausdrücklich auf Mißbildungen von Scheide und Gebärmutter von DES-Töchtern hingewiesen. Auch habe man »bei männlichen Nachkommen DES-behandelter Mütter Fehlentwicklungen« aufgedeckt, vor allem Zysten an den Nebenhoden und einen unterentwickelten Penis.[227, 365] Bei vielen ist der Samen krankhaft verändert bis hin zur Unfruchtbarkeit.[446, 533] Im März 1983 erscheint der erste Bericht über Hodenkrebs bei DES-Söhnen. Mit weiteren Fällen wird aufgrund der Altersstruktur der Kinder noch in diesem Jahrzehnt gerechnet.[1415]

Inzwischen sind manche der DES-Töchter ihrerseits Mütter geworden. Aber nur die Hälfte der Schwangerschaften verlief ohne Komplikationen. Abgänge, Fehl-, Früh- und Totgeburten treten zwei- bis dreimal so häufig auf wie in der Normalbevölkerung.[230, 1437–1441] Damit hat DES auch noch die dritte Generation erreicht und geschädigt.

Nachträglich durchgeführte Tierversuche bestätigten die Erfahrungen am Menschen vollauf.[515, 1244, 1245, 1287, 1416]

Nach dem Bekanntwerden des Hormonskandals um die Baby- und Kleinkinderkost wurde auch die Industrie rührig und ließ Meldungen verbreiten, wonach man die beanstandeten Kalbfleisch-Gläschen vom Markt genommen hätte.[1272, 1273] Eine Überprüfung durch die Hamburger Verbraucherzentrale ergab jedoch, daß etwa die Hälfte aller Geschäfte die Gläschen ungehindert weiter verkaufte.[1246]

In der Presse erschienen in regelmäßigen Abständen Meldungen, denen zufolge »auch im ungünstigsten Fall diese Rückstände unbedeutend« wären.[1229, 1247] Keinesfalls könnten, so beispielsweise der Schweizer Professor Schlatter, Kleinkinder durch eventuelle Rückstände in der Kindernahrung geschädigt werden.[1238] In ein ähnliches Horn stieß auch Professor Baltes, Direktor des Instituts für Lebensmittelchemie der Technischen Universität Berlin: »Tatsache ist, daß die Rückstände, soweit überhaupt welche gefunden wurden, im Bereich von Mikrogramm pro Kilogramm lagen. Um es einmal mit einem einfachen Beispiel zu sagen: Das ist etwa so, wie wenn die ganze Weltbevölkerung blaue Pullover trüge, und man darunter drei oder vier Leute in roten suchen wollte. Eine konkrete Gefahr hat nach Auffassung kompetenter Wissenschaftler zu keiner Zeit bestanden.« Es käme schließlich auf die Dosis an, und die würde, so fürchtet Baltes, »oft auch ... absichtlich unterschlagen«.[1397] Zufällig hat er jedoch bei seiner Unterstellung vergessen, die Wirksamkeit der »Dosis« klarzustellen:

1. Der höchste (bekanntgewordene) Rückstandswert, berechnet auf ein 150-Gramm-Gläschen, betrug tatsächlich »nur« 11 Mikrogramm DES.[1237] Was sind schon 11 Millionstel Gramm für einen Verbraucher, der in Pfund und Kilo einkauft? Rechnet man diese Dosis auf die Östrogenwirksamkeit von Antibabypillen um, so sieht die Sachlage etwas anders aus: Ein Mikrogramm DES entspricht etwa der Wirksamkeit von 50 Mikrogramm Östradiol[1237] – exakt der Menge, die in einer Antibabypille enthalten ist. Das heißt, in diesem Gläschen Babynahrung waren östrogenwirksame Dosen von 11 »Pillen« enthalten – und das von einem Medikament, das Krebs auslösen kann.[1231] *
2. Im Rahmen der Lebensmittelüberwachung wurden immerhin

* Derart hohe Werte traten vorzugsweise in Importerzeugnissen auf. Als Erklärung wird angenommen, daß in erster Linie die billigen Fleischstücke des Kalbes verarbeitet wurden, wie zum Beispiel Nacken und Beine, und in diese Körperteile wird gewöhnlich gespritzt.[1396]

schon bis zu 2,5 Milligramm DES in einem Kilogramm Kalbfleisch nachgewiesen.[584] Es ist anzunehmen, daß hier zufällig eine Injektionsstelle analysiert wurde. Bei einem Verzehr dieses »Stückes Lebenskraft« würde die Östrogenwirksamkeit von 2500 Antibabypillen erreicht. Das Vorhandensein solcher Injektionsstellen darf prinzipiell bei jedem Tier erwartet werden, in dem überhaupt Hormonrückstände nachweisbar sind.

3. 1979 erregte ein in Mailand aufgetretener Fall internationales Interesse: Hunderten von Kindergarten- und Schulkindern, vor allem Buben im Alter von drei bis zehn Jahren, wuchs ein beachtlicher Busen, nachdem sie in ihrer Cafeteria Rindfleisch verzehrt hatten. Erst ein halbes Jahr nach dieser Mahlzeit war die Brustvergrößerung wieder abgeklungen.[121]
4. Sogar beim Erwachsenen können die im Fleisch enthaltenen Mengen direkte Wirkungen zeigen, wie ein Bericht von Professor Eichholtz belegt: »Im klinischen Versuch an Frauen [ist] gezeigt worden, daß eine Verfütterung von 4 bis 5 Hühnerlebern täglich, 3 Tage lang, zur Menstruation geführt hat.«[461]

Der Skandal, zweiter Teil

Nachdem die Öffentlichkeit durch verantwortungsbewußte Tierärzte, Chemiker und Journalisten alarmiert war, mußte etwas geschehen. Nicht nur die Landwirtschaft war in Mißkredit geraten. Auch der über den grünen Klee gelobte Verbraucherschutz hatte etwas von seiner Glaubwürdigkeit eingebüßt und mit ihm natürlich auch unsere Gesundheitspolitiker – insbesondere nachdem allmählich durchsikkerte, daß die Tatbestände praktisch allen Beteiligten seit über zehn Jahren recht genau bekannt gewesen sein mußten.

Ein bemerkenswertes Lehrstück lieferte der Freistaat Bayern. Der Münchener Schlachthof, einer der größten in der Bundesrepublik, prüfte nun wöchentlich nicht mehr nur die vorgeschriebenen zwei Kälber, sondern deren gleich zehn. Das war auch dringend geboten, wie die Ergebnisse zeigten. Die Strafe für diesen offenbar unerwünschten Eifer folgte auf dem Fuß: »Das Bayerische Innenministerium änderte das Lebensmittelrecht, der Schlachthof hat – rückwirkend für das Jahr 1980 – die Kosten für die über das Gesetz hinausgehenden Untersuchungen selbst zu bezahlen.«[1243] Seitdem wird dort, wie bisher, nur noch jedes zehntausendste Tier auf Hormone geprüft. Ein Einzelfall? Sicher nicht.

Im Gegenzug trat der bayerische Landwirtschaftsminister die Flucht nach vorne an, indem er auf die Ergebnisse »seines« Tiergesundheitsdienstes zurückgriff. Dieser Tiergesundheitsdienst e. V. ist laut Selbstdarstellung »eine Selbsthilfeeinrichtung« der »bayerischen Tierhalter« und führt, vom Landwirtschaftsminister bezuschußt, auch zentrale Aufgaben der amtlichen Lebensmittelüberwachung parallel in eigener Regie aus.[13] Seine Resultate können niemanden überraschen: Nicht in bis zu 20 Prozent der Mastkälber sei DES enthalten, wie die Schlachthofveterinäre festgestellt hatten, sondern nur in 7 Promille.[1241] Damit war der politisch so dringend benötigte Beweis erbracht, daß es eben doch nur einige schwarze Schafe seien, die den Ruf der Landwirtschaft schädigen würden. Die weniger schmeichelhaften Ergebnisse der von landwirtschaftlichen Interessen unabhängigen Untersuchungen rückten damit – zumindest in der Presse – in den Hintergrund. Und in der Folgezeit sorgte man auch in wissenschaftlichen Zeitschriften für Klarstellungen: »Nach dem Stand der Dinge ist es nicht gerechtfertigt, im Zusammenhang mit Anabolika und Tierzucht von einem ›Skandal‹ zu sprechen. Skandalös ist vielmehr die Art und Weise, in der seit geraumer Zeit aus dieser Problematik Kapital geschlagen wird.«[1290] Fazit: Schuld am unbehelligten Medikamentenmißbrauch in der Tierproduktion sind die, die die Öffentlichkeit auf diese Mißstände überhaupt erst aufmerksam gemacht hatten.

Und hier beginnt des Skandals zweiter Teil. Während in Presse, Funk und Fernsehen in einer gezielten Kampagne die vorzügliche Qualität unserer Lebensmittel herausgestellt wurde, lief der Arzneimittelhandel munter weiter. Binnen kürzester Zeit hat er sich auf die neue Analysenmethode für DES eingestellt: Seit 1980 verfügt man über einen praktikablen Nachweis, 1981 wird endlich DES in der Tiermedizin generell verboten. Und seitdem werden statt dessen zwei neue Drogen namens Dienöstrol und Hexöstrol illegal vertrieben. Chemisch sind sie dem DES sehr ähnlich. Es ist wie der Wettlauf zwischen Hase und Igel. Kaum hat der Analytiker einen Stoff im Griff, schon präsentiert die andere Seite zwei neue Probleme, und das Spiel beginnt von vorne. Der erstaunten Öffentlichkeit wird der Rückgang der DES-Beanstandungen als Erfolg von Politik und Wissenschaft werbewirksam verkauft.

Inzwischen wurde die Analytik weiter verfeinert, so daß neben DES auch Dienöstrol und Hexöstrol erfaßt werden können. Eine neue Verschiebung in der Wahl der Mittel ist die Konsequenz. Baden-Württemberg scherte aus dem bundeseinheitlichen Nachweis aus und verwandte eine eigene Methode, die zwar etwas teurer ist, dafür aber mehr Hormone erfaßt. Ende 1981 berichtet das Untersuchungsamt Stuttgart folgenden Fall: Ein Kälbermäster, der bereits 1979 wegen der Verwendung von DES zur Rechenschaft gezogen wurde, wird erneut kontrolliert. Dabei wird ein neues Östrogen (Äthinylöstradiol) festgestellt. »Der Tierhalter... versicherte, das Tier sei unbehandelt. Nach den üblichen Einwänden, wie Anzweifeln der Richtigkeit der Analyse, mögliche Verwechslung der Probe und so weiter, ergab sich bei den Ermittlungen, daß ein Futtermittelhändler äthinylöstradiolhaltiges Futter geliefert hatte. Der Händler gab den Tatbestand zu mit der Bemerkung, in Baden-Württemberg werde ja nur auf DES geprüft!« Soweit das Untersuchungsamt Stuttgart, das diesen Fall als »beispielhaft« bezeichnet.[1396]

Offenbar ist der Schwarzhandel sehr genau über die Grenzen der Analytik informiert und probiert neue Tricks, um die Überwachung irrezuführen. Mit Kombinationspräparaten versucht man die Dosis der einzelnen Mittel »so niedrig zu halten, daß sie bei einer Kontrolle nicht auffallen«.[1396] In einer Kalbsniere fanden sich einmal nebeneinander folgende Sexualhormone: DES, Dienöstrol, Äthinylöstradiol, Östron, Östriol, Alpha-Östradiol, Beta-Östradiol, Testosteron und Androsteron.[1396] Es ist anzunehmen, daß einige dieser Rückstände schon wieder die Umwandlungsprodukte eines anderen Hormons darstellen.

DES-Rückstände in Kalbfleischkonserven
Ergebnisse des Landesuntersuchungsamtes Südbayern[1510]:

	Ragout fin		Kalbsfrikassee	
Jahr	Proben	DES	Proben	DES
1981	255	53	36	3
1982	269	40	59	6
1983	108	7	3	–
1984	64	5	2	–

Zum Jahreswechsel 1981/1982 wenden sich die Untersuchungsanstalten vermehrt Kalbfleischkonserven zu. Hintergedanke war wohl die Erwartung, daß die EG-Kalbfleischbestände, die anläßlich des Käuferboykotts eingelagert wurden, irgendwann wieder auf den Markt kommen müßten. In den Erzeugnissen von mehr als einem Dutzend Herstellern wurde man fündig: vornehmlich DES, aber auch Hexöstrol tauchte auf.[1402–1406] Es ist allerdings nicht klar, ob es sich dabei tatsächlich schon um das subventionierte »EG-Eingemachte« handelte.

Ende 1982 wird von der Deutschen Forschungsgemeinschaft ein Bericht über den Medikamentenmißbrauch in der Tierproduktion der Öffentlichkeit übergeben. Obwohl der Inhalt wesentliche Punkte der ersten Ausgabe von ›Iß und stirb‹ bestätigte, wird der Bericht in Presse, Funk und Fernsehen in der Vorweihnachtszeit unter Überschriften wie »Der Sonntagsbraten darf jetzt wieder schmecken« dem Verbraucher vorgesetzt. Im Forschungsbericht selbst heißt es beispielsweise über die Hormone: »Der Anreiz zur mißbräuchlichen Verwendung... besteht jedoch offensichtlich nach wie vor, da ihr Nachweis im Rahmen der routinemäßigen Schlachttieruntersuchung kaum und bei der Fleischuntersuchung in der Regel nur nach Einleitung weiterführender Untersuchungen... möglich ist.«[1400] Weiterhin werden die zuständigen Ministerien in einem Schreiben der Deutschen Forschungsgemeinschaft darauf hingewiesen, daß die bestehenden rechtlichen Regelungen wertlos seien, da sie nicht ernstgenommen würden.[1407] Damit werde »die illegale Handhabung zur Norm gemacht«.[1414] Schließlich könnten »die erwähnten Stoffe auch im Chemikalienhandel – unter Umgehung des Bezugsweges über die Apotheke oder den Tierarzt – erworben werden«.[1400]

1983 deckt die Münchner Lebensmittelüberwachung 50 Fälle von Hormonanwendungen auf, mutmaßlich mit Östradiol-Testosteron-Präparaten.[1455] Da keine Höchstmengen für Hormone existieren, muß die Überwachung die Mäster gewähren lassen. In anderen Bundesländern wird das hochwirksame Trenbolon »in einer Reihe von Viehbeständen« nachgewiesen.[1399, 1298]

Rechtsstaat ade!

1984 – Meldungen über Hormone haben praktisch keinen Neuigkeitswert mehr – geht man zur Sache. Die EG will die Hormone Östradiol, Testosteron und Progesteron allgemein zur Mast freigeben. Und damit auch das gesamte EG-Volk bei Tisch in den Genuß der Segnungen moderner Tiermedizin kommt, empfiehlt die EG-Kommisson, jene »innergemeinschaftlichen Schranken« schnell zu beseitigen, die sich aus den »unterschiedlichen gesundheitlichen Anforderungen der Mitgliedsstaaten ergeben«.[1460]

Frankreich ist dem Vorschlag der Kommission schon vor der Verabschiedung gefolgt. Seit Anfang 1985 wird neben den genannten

Drogen auch noch das umstrittene Trenbolon implantiert. Unvermutet bekam die Agrarlobby bei ihrem Versuch, die Rindfleisch-Überproduktion hormonell weiter zu stimulieren – Milliarden überflüssiger Pfunde lagern bereits in den EG-Kühlhäusern –, deutsche Schützenhilfe: »Bei vorschriftsmäßiger Anwendung ist... ein Verbot nicht zu rechtfertigen«, erklärte Professor Karg aus Weihenstephan. »Politisch opportun erscheinende Totalverbote der Hormonanwendung« sind seiner Ansicht nach »unrealistisch, da sie... erfahrungsgemäß illegale Manipulationen direkt herausfordern«.[1398] Da hat er schon recht, der Professor: Ohne Gesetze gibt's auch keine Verstöße – ein interessanter Vorschlag zur Abschaffung von Kriminalität.

1985 erklärt Dr. Santarius von der bayerischen Lebensmittelüberwachung reichlich desillusioniert: »Masthilfe wird weiter betrieben. Die Untersuchungen wurden wegen Wirkungslosigkeit eingestellt.«[1455]

Zum Jahresende fliegt in Norddeutschland ein neuer Fall von Kälberdoping auf: Staatsanwaltschaft und Kriminalpolizei beschlagnahmen in einer beispiellosen Großaktion in Dutzenden Betrieben 11000 Kälber. Die Tiere hatten illegal Medroxyprogesteron erhalten.

1986 untersucht die Stuttgarter Lebensmittelüberwachung insgesamt 20 Kälbernieren, darunter auch einige Verdachtsproben. Ergebnis: 15mal Testosteron, 14mal Progesteron und hin und wieder Estradiol. Die folgende Tabelle gibt Aufschluß über die Befunde der letzten Jahre. Dabei fallen die geradezu lächerlich kleinen Probenzahlen auf, die zur Untersuchung gelangten.[1744]

1988 finden die Chemiker bei der Kontrolle großer Kälberbestände in Niedersachsen »in über 90% der Proben« das Hormon Nortestosteron.[631] In Nordrhein-Westfalen müssen aus dem gleichen Grund 47 Bestände mit 14000 Tieren gesperrt werden.[1491] 9000 Tiere kommen in die Abdeckerei und werden offenbar wieder zu Futtermitteln verarbeitet.

1990 resümiert die Münchner Lebensmittelüberwachung: »Die illegale Hormonszene paßte sich veränderten Situationen an, stieg auf neue Wirkstoffe um, kombinierte mehrere, um den Nachweis des einzelnen Wirkstoffs zu erschweren, in sogenannten Cocktails und verabreichte diese mit größerer Raffinesse.« Mit der derzeit erlaubten Form der Kontrolle fände man Mißbräuche nur noch, »wenn dem versierten Kälbermäster ein Versehen unterläuft«.[1513]

Rückstände von Sexualhormonen in Kalb- und Rindfleisch ermittelt von der Chemischen Landesuntersuchungsanstalt Stuttgart[1744]

Jahr	*Lebensmittel*	*Proben*	*Rückstände* Anzahl	Wirkstoffe
1985	Kalbsnieren	33	27	Testosteron
			14	Progesteron
1986	Kalbsnieren	20	15	Testosteron
			14	Progesteron
			4	α-Estradiol
			3	β-Estradiol
	Kalbfleisch	10	5	Testosteron
	Rindfleisch	3	–	–
1987	Kalbsnieren	15	12	Testosteron
			2	Progesteron
	Kalbfleisch	11	5	Testosteron
			1	Progesteron
1988	Kalbsnieren	15	8	Testosteron
			3	Progesteron
			2	α-Estradiol
			2	β-Estradiol
	Bullennieren	5	5	Testosteron
	Rinderleber	10	1	α-Estradiol
			1	β-Estradiol
	Kalbfleisch	11	–	–
	Rindfleisch	8	–	–
	Kalbfleisch in Dosen	6	1	19-Nortestosteron
	Corned Beef	2	–	–
	gepökeltes Rindfleisch in Gelee	5	2	Dienestrol
	Babykost	5	–	–

»Wie gefährlich sind Hormonpräparate für den Menschen?«

Die Liste der Hormone, die in der Tierproduktion zu Mastzwecken mißbraucht werden können, ist recht umfangreich. Hierzu gehören sowohl die Wirkstoffe der Antibabypille, nämlich Östrogene (weibliche Sexualhormone) und Gestagene (Schwangerschaftshormone), als auch Androgene (männliche Sexualhormone) und reine Anabolika wie Zeranol. Gängige Hormonpräparate für Kälber enthalten die Östrogendosis von mehreren hundert Antibabypillen. Bis zu 15 Pellets fanden sich bei Rückstandsuntersuchungen in einem einzigen Stück Fleisch.[1747] Die Konzentrationen, die an den Injektions- und Implantationsstellen auch noch nach Monaten erwartet werden können, lassen einen Vergleich mit der »Pille« durchaus gerechtfertigt erscheinen.

Eigentlich muß es ja erstaunen, wenn Wirkstoffe, die beim Menschen zur Empfängnisverhütung dienen, bei anderen Säugetieren zur Mast eingesetzt werden. Aber wenn bei Frauen eine Gewichtszunahme durch die Pille beobachtet wird, dann handelt es sich um eine »Nebenwirkung«. Es ist ein offenes Geheimnis, daß bei empfindlichen Frauen außerdem auch das Allgemeinbefinden beeinträchtigt wird und »psychische Störungen in Form von Libidoverlust, Depressionen, Reizbarkeit, Antriebsschwäche und so weiter« auftreten können.[229] Erheblich schwerwiegender ist bei ihrer regelmäßigen Einnahme die Zunahme von Thrombosen und Embolien »um etwa das 9- bis 10fache«, gleichzeitig steigt auch das Herzinfarktrisiko.[1253, 1417, 1418]

Zudem stehen Sexualhormone im dringenden Verdacht, Mißbildungen zu verursachen.[40, 1253, 1419, 1421] Zwar wird die Pille während einer Schwangerschaft üblicherweise nicht verzehrt, aber beim Kalbfleisch kann heute niemand die Abwesenheit noch wirksamer Depots garantieren.

Am heftigsten umstritten ist die Rolle von Hormonpräparaten bei der Krebsentstehung. Meldungen wie »Die Pille schützt vor Krebs« werden wohl so lange durch die Presse geistern, wie ein erhebliches wirtschaftliches Interesse am Verkauf derart gewinnträchtiger Erzeugnisse besteht. Ähnliches konnte übrigens auch beim DES beobachtet werden. Allerdings sind die möglichen Krebswirkungen dieser Hormone schwerer überschaubar. Die ersten Berichte über östrogenabhängigen Krebs stammen aus den dreißiger Jahren.[539–541] Obwohl in der Folgezeit diese ersten Tierversuche vollauf bestätigt wurden und sich Verdachtsmomente für ein ähnliches Wirkungsgefüge beim Menschen ergaben, nahm man sie offenbar nicht ernst.[489, 493, 522–529, 1275, 1293] Das änderte sich erst Anfang der siebziger Jahre, als es in den westlichen Industrienationen zu einem deutlichen Anstieg von Gebärmutterkrebs kam.[224, 530] Ein ursächlicher Zusammenhang mit dem Gebrauch von Sexualhormonen ist heute aufgrund umfangreicher Studien nicht mehr von der Hand zu weisen.[222, 225, 487, 490–492, 534–538, 1422, 1423]

Inzwischen wurden mehrere Todesfälle junger Frauen bekannt, die an einer gutartigen Lebergeschwulst starben.[32, 517, 518] Die »gutartigen Adenome« waren aufgebrochen, und die Patientinnen verbluteten innerlich. Solche – wenn auch seltenen – Geschwulste gelten als typische Folge einer längeren Behandlung mit Sexualhormonen.[32, 513, 519, 520]

Wie der Mäster dem Kunden was hustet – Beta-Agonisten

1987 findet eine andere Gruppe von Hormonen, die sogenannten Beta-Agonisten (nicht zu verwechseln mit den Betablockern; siehe Seite 47), reißenden Absatz. Das sogenannte »Hustenmittel« Clenbuterol, tatsächlich ein Arzneimittel gegen Asthma, wurde tonnenweise illegal an Landwirte verschoben.[1731] An Mastvieh verabreicht, bildet dieses besonders mageres Fleisch, so wie vom Markt gewünscht.[1745]

1988 geraten diese Stoffe auch ins Visier der Chemiker. Rückstände werden alsbald in belgischen Schweinen und deutschen Kälbern nachgewiesen.[1742] Sofort reagiert die bundesdeutsche Branche auf den analytischen Durchbruch. Clenbuterol verschwindet vom Schwarzmarkt.

1989 weiß man, warum: Die Ersatzdroge Salbutamol machte die Runde. Als die Analytiker gezielt nach Salbutamol suchen, sind hohe Rückstandwerte »normal«. Schließlich wird die Untersuchungsaktion den Mästern bekanntgegeben, prompt sinken die Gehalte.[1743]

1990 kann auch die holländische Lebensmittelüberwachung nicht länger die Augen vor den Beta-Agonisten verschließen. Entsprechende Untersuchungen beweisen einen erheblichen Gebrauch von Clenbuterol und Salbutamol.[1749, 1750]

1991 folgt die belgische Vollzugsmeldung. Obwohl alle Mäster eigentlich gewarnt sein müßten, wird trotzdem in 10% der Proben Salbutamol nachgewiesen.[1750]

Da diese Stoffgruppe noch zahlreiche weitere Vertreter umfaßt, hatte Professor Karg den richtigen Riecher, als er von Anfang an fürchtete: »Clenbuterol ist die erste Verbindung dieser Art in der Szene, andere werden folgen.«[1751] Wie viele noch?

Voller Darm und dickes Fell – Thyreostatika

Thyreostatika (Schilddrüsenhemmer) wurden laut dem Bonner Lebensmittelexperten Konrad Pfeilsticker »in größerem Umfang dem Mastfutter beigegeben«.[71] Obwohl verboten, ist dies vor allem in der Rindermast rentabel, mit 5 Gramm pro Tier und Tag lassen sich Gewichtsmehrzunahmen zwischen 30 und 100 Prozent erzielen.[1276]

Dafür wird dann auch nur ganz selten kontrolliert. Die angewandte Methode läßt nach Ansicht von Professor W. Kreuzer von der Universität München »nicht auf die Anwesenheit von Thyreostatika schließen«.[6] Warum? Weil »nur bei 2 Prozent der behandelten Tiere eindeutige histologische Befunde auftreten«.[1277] Damit weiß auch der Laie, daß es nicht viel besagt, wenn der Tiergesundheitsdienst nach eigenen Angaben nur »bei 1,98 Prozent der untersuchten Mastbullen« fündig wurde.[1401] Durch Thyreostatika werden die Tiere träge, ihr Fleisch wird aufgeschwemmt und wäßrig. »Bei dem günstigen Einfluß der Thiouracile auf Mastendgewicht, tägliche Zunahmen, Futterverwertung und Transportverluste ist die thyreostatische Wirkung nicht die allein ausschlaggebende.«[1409] Vielmehr beruht, wie es die Deutsche Forschungsgemeinschaft formulierte, auch eine »erhebliche Gewichtszunahme auf dem vermehrten Füllungsgrad der Eingeweide« und darauf, daß »die Haut der betroffenen Tiere dicker und schwerer wird«.[1276]

Dr. Holger Herbrüggen von der Veterinärmedizinischen Universität Wien 1983: »Diese Effekte kommen vor allem dann zum Tragen, wenn die Absetzfristen vor der Schlachtung kurz sind. Dies bedeutet eine besondere Gefahr hinsichtlich möglicher Rückstände bei der zu erwartenden unkritischen Anwendung dieser Substanzen.«[1409] Herbrüggen verweist darauf, daß bei Kindern »die Reifung der wachsenden Hirnrinde« gestört wird, bei Erwachenen können Thyreostatika zu »psychischen Veränderungen wie Störungen der Denkfähigkeit« führen.[1409] Als bedeutsamste Nebenwirkung gilt die hohe Zahl der

Allergien[40,45], insbesondere »die unter Umständen tödlich endende Agranulozytose«, eine schwere Blutkrankheit.[1409,1425]

Herzmittel fürs Schwein – Glucocorticoide

Bestimmte Hormone der Nebennierenrinde, wie zum Beispiel Cortison, befähigen den Organismus, starke Belastungen zu ertragen. Deshalb werden sie beim Transport der Schweine zum Schlachthof eingesetzt, um den gefürchteten Streßtod der Tiere zu verhindern.[29] Dabei lassen sich noch zwei weitere Wirkungen dieser Hormone ausnutzen: Zum einen können sie die Fähigkeit des Fleisches, Wasser zu binden, erhöhen, was für den Verkäufer bei der Bestimmung der Fleischqualität vorteilhaft sein kann; zum anderen ist bei bestimmten Infektionen der Tiere eine Verschleierung möglich. Wahlspruch der Tiermediziner: »Zur Verdeckung der Symptome spritzen wir die Cortisone.« Bei der Schlachttierbeschau können dann kranke Tiere nicht mehr erkannt und ausgesondert werden. Aber auch die Vorteile einer langfristigen Behandlung des Mastviehs liegen auf der Hand. Ihre aufschwemmende Wirkung ist allgemein bekannt. In der Humanmedizin ist dies ein äußerst unerwünschter Effekt, der auf eine Beeinflussung des Wasserhaushaltes von Zellen und Geweben beruht. Beim Mästen ist dies ebenso interessant wie eine andere bekannte Nebenwirkung, das Cushing-Syndrom. Das bedeutet letztlich eine Fettsucht an Rumpf und Kopf. Auch eine Appetitsteigerung wird ihnen zugeschrieben.[40]

Rückstände, die Arzneimitteldosen entsprechen, sind zumindest an den Injektionsstellen zu erwarten – vor allem dann, wenn die Tiere vor dem Transport zum Schlachthof damit behandelt werden. Bis heute liegen außer einem Zufallsfund keinerlei Rückstandsuntersuchungen vor.[1408] Folgende Nebenwirkungen dieser hochwirksamen Medikamente sind bekannt: Verzögerte Wundheilung und Wachstumsstörungen bei Kindern, psychotische Reaktionen, Aktivierung von Magengeschwüren, Abbau der Knochengrundsubstanz und eine Schwächung der Infektabwehr, die so stark sein kann, daß sogar Keime, die keine Krankheiten auslösen können, gefährlich werden. Während der Schwangerschaft und Stillperiode müssen sie strikt gemieden werden.[1253] Vor allem dürfen sie »bei Patienten mit Virusinfektion oder mit bakteriellen Infektionen ... mit Ausnahme lebensbedrohlicher Situationen nicht gegeben werden«.[1253]

Antibiotika fürs Schwein – Kontrolle für die Katz

Die Probleme kamen mit der Intensivtierhaltung. Durch die Züchtung widernatürlicher Fleischberge, denen die moderne Haltungsform die letzte Möglichkeit nahm, Abwehrkräfte zu entwickeln, wurden die Tiere hochanfällig und erkranken heute schon beim geringsten Anlaß. Zusätzlich wird der Stall, wie der Fachausdruck heißt, »optimal« belegt. Und das bedeutet: so viele Tiere in einer Box wie nur irgend möglich. So lassen sich zum einen mehr Schweine mästen und zum anderen können sie nicht mehr herumlaufen – denn Bewegung macht bekanntlich schlank. Unter den eingepferchten Tieren breitet sich natürlich jede Infektion binnen kürzester Zeit aus, was schließlich einen erheblichen Verlust für den Mäster bedeutet. Deshalb wurde die problematische Intensiv- und Massentierhaltung erst durch den Einsatz von Medikamenten wirtschaftlich, die den Ausbruch von Krankheiten von vornherein verhindern.[23] Als geeignet hierfür erwiesen sich die sogenannten Antibiotika, die Bakterien abtöten oder ihr Wachstum hemmen.

Doch das ist noch nicht alles. Antibiotika hemmen nicht nur die Bakterien, sondern sie fördern zugleich das Wachstum von Hühnchen, Kälbern und Schweinen. Und mit dieser Entdeckung[233,302] begann der massive Einsatz von Antibiotika zu Fütterungszwecken. Heute wird schätzungsweise die Hälfte der gesamten Weltproduktion an Antibiotika an Tiere verspritzt, implantiert und verfüttert.[71,1504] Bei Kälbern und Ferkeln steigt dadurch die Gewichtszunahme, die Futterverwertung verbessert sich um bis zu 10 Prozent.[5,26,579] Die Vorteile wirken sich vor allem bei minderwertigem, sprich: billigerem, Futter aus: Mineralstoff-, Vitamin- und Eiweißmangel können damit verschleiert werden.[152,251,634] Bei Geflügel wird zusätzlich die Legeleistung erhöht und, durch einen Übergang (»Carry-over«) der Antibiotika in die Eier, auch noch das Wachstum der ausgeschlüpften Küken gesteigert.[5,16,578]

Und noch ein weiterer Vorteil für den Mäster verdient erwähnt zu werden, auch wenn er erst nach dem Schlachten zur Geltung kommt: Krankheitserreger wie zum Beispiel Salmonellen werden im Fleisch maskiert, das heißt »so weit in ihrer Vermehrungsfähigkeit eingeschränkt..., daß sie dem Untersucher entgehen«.[300] Auch das Umweltgutachten 1978 bestätigt: »Nicht verkehrsfähige Produkte von nicht erkannten kranken Tieren können so in den Handel gelangen.«[17] Den Schaden hat der Verbraucher: Manche Salmonellen-Erkrankung findet hierdurch ihre Erklärung (siehe Seite 144).

Als Anfang der siebziger Jahre ein einfacher Antibiotika-Nachweis verfügbar wurde, der sogenannte Hemmstofftest, waren die Untersuchungen sogleich erfolgreich: 1972 wurden an den Schlachthöfen Gießen und Frankfurt in 82,5 Prozent des Kalbfleisches Antibiotika gefunden.[580] Da geschlachtete Tiere, in denen Hemmstoffe nachgewiesen wurden, per Gesetz »untauglich zum Genuß für Menschen« sind,[241] hätte eine konsequente Durchführung der Kontrolle zu erheblichen Engpässen in der Fleischversorgung führen müssen. Dieses Problem erkannten wohl auch die Behörden. 1974 trat dann eine genaue Vorschrift zur Durchführung des Hemmstofftests in Kraft.[592] So werden jetzt (nur) bis zu 1 Prozent der geschlachteten Tiere geprüft,[241] die restlichen 99 Prozent gelangen, egal ob sie Antibiotika enthalten oder nicht, zum Verkauf.

Und das besagte eine Prozent wird nicht, wie man annehmen sollte, auf Herz und Nieren geprüft, im Gegenteil, der amtliche Hemmstofftest ist so gestaltet, daß man – praktisch – so gut wie nichts finden kann; hierzu einige Beispiele:

- Es »fehlen jegliche Möglichkeiten zur Kontrolle der tatsächlichen Einhaltung der vorgeschriebenen Wartezeiten«, stellt die Deutsche Forschungsgemeinschaft 1983 fest.[1400]
- Zudem werden nur Muskelfleisch und Niere untersucht – die Tetracycline reichern sich jedoch im Tierknochen an und werden deshalb nicht erfaßt.[239] Nun verzehrt man den Knochen zwar im allgemeinen nicht mit, aber beispielsweise bei der Zubereitung von Kasseler mit Sauerkraut herrschen optimale Bedingungen, um die Tetracycline herauszulösen.[239] Wird zuwenig Calcium aufgenommen, wie es nach Feststellung des Ernährungsberichts der Deutschen Gesellschaft für Ernährung besonders bei Kindern der Fall ist,[49] resorbiert der Körper vermehrt Tetracycline.[24] »Beim fortwährenden Verzehr kleinerer Tetracyclinmengen« muß damit gerechnet werden, daß »im menschlichen Knochen diese Antibiotika abgelagert werden«.[5]
- Medikamente wie Chloramphenicol oder gar Sulfonamide kann man im Fleisch mit dem Hemmstofftest praktisch nicht erfassen.[1278] »Die schlechte Nachweisbarkeit von Chloramphenicol hat sicherlich zur Popularität dieses Chemotherapeuticums in der Veterinärmedizin beigetragen, da selbst eine Verabreichung kurz vor dem Schlachten (zum Beispiel Notschlachtungen) nicht nachweisbar ist.«[1410] So ist es kein Wunder, daß gerade Chloramphenicol – so das Bundesgesundheitsamt – »häufig ohne zwingende Indikation und unter Mißachtung von Wartezeiten bei Schlachttieren eingesetzt wird«.[1411]

Wie auf einer Arbeitstagung der Deutschen Veterinärmedizinischen Gesellschaft verlautete, ist eine Verminderung des Schlachttieranteils mit Arzneimittelrückständen, insbesondere mit Antibiotika, »nicht zu erkennen«. Deshalb wurde gefordert, endlich die gesetzlichen Möglichkeiten der Kontrolle voll auszuschöpfen, »auch wenn es dadurch« – man lese und staune – »zu einem Konflikt mit landwirtschaftlichen Interessengruppen kommen mag«.[1426]

Prüft man außerhalb des amtlichen Tests auch auf Sulfonamide, wird »die Zahl der Hemmstoff-postiven Befunde ... deutlich erhöht«, fand das Landesuntersuchungsamt Rheinland-Pfalz.[1012] Wird Chloramphenicol mit einbezogen, so steigt die »amtliche« Beanstandungsrate, so das Ergebnis des Landesuntersuchungsamtes Nordbayern 1985,[1410] von weniger als 1 Prozent auf insgesamt 15 Prozent der geprüften Fleischproben.

Professor Hapke von der Tierärztlichen Hochschule Hannover berichtet 1988, daß sich in fast jeder zehnten Probe Sulfonamid-Rückstände nachweisen lassen, sobald man außerhalb des engen amtlichen Untersuchungsrahmens tätig wird. Hapke weiter: »Wenn die Untersuchung mit dem variierten speziellen ›Hemmstoff-Test‹ durchgeführt wird, dann erhöht sich die Anzahl positiver (Antibiotika-)Befunde bis auf 50% der so untersuchten Proben.«[1746] Man kann sich des Eindrucks nicht erwehren, daß unser Lebensmittelrecht weniger dazu dient, Arzneimittelvergehen zu vereiteln, als zu erleichtern.

Diese Probleme bekamen auch die vielgepriesenen Markenfleischprogramme zu spüren. Obwohl Rückstände bereits für gewöhnliches Fleisch ausgeschlossen sein sollten, wird gerade beim Markenfleisch versucht, die Landwirte zur Einhaltung der Gesetze zu veranlassen und darüber hinaus zum Verzicht auf Arzneimittel in der Endmast zu bewegen. Als Mitarbeiter der Universität Bonn die Werbeversprechen überprüften, deckten sie allerlei vertragswidrige Praktiken auf, wie Behandlungen mit Sulfonamiden, Tiamulin, Chlortetracyclin und Ronadizol sowie Verschleppungen von Olaquindox aus dem Vor- ins Endmastfutter.[1748] Durch diese unabhängige Kontrolle soll sich die Situation erheblich gebessert haben.

Rückstände in Lebensmitteln, auch wenn sie gering erscheinen, stellen trotzdem ein Risiko dar. Bei Antibiotika-Allergikern wurden schon wiederholt lebensbedrohliche Reaktionen (anaphylaktischer Schock) durch hemmstoffhaltige Speisen beobachtet.[1501–1503]

Das besondere Problem eines unkontrollierten Einsatzes von Antibiotika bei unseren Nutztieren liegt tiefer: Die Wirksamkeit dieser so nützlichen und oft lebensrettenden Medikamente ist gefährdet. Bereits 1956 schrieb Professor Eichholtz: »Antibiotika haben nämlich in kleinen unwirksamen Konzentrationen die Eigenschaft, daß sie zur Resistenz der Bakterien führen.«[45] Resistenz heißt: Diese Bakterien sind nun völlig unempfindlich gegen die angewandten Medikamente.*

1967 wurden auf einem vielbeachteten Kongreß in Washington die Gefahren des massiven Antibiotika-Einsatzes in der Tierproduktion diskutiert. Im Mittelpunkt stand die beängstigende Entwicklung der Resistenz bei typischen »Lebensmittelvergiftern« wie Salmonellen.[581] Aber alle Warnungen wurden in den Wind geschlagen.

Chloramphenicol

1947 entdeckt, gelingt 1949 die billige chemische Synthese von Chloramphenicol. Nachdem Fütterungsversuche mit Tieren dem neuen Medikament völlige Unbedenklichkeit attestiert hatten,[1336] setzte man es in der Humanmedizin bei allen nur denkbaren Indikationen ein. Schon ein Jahr später wird der erste Todesfall nach einer Chloramphenicol-Therapie berichtet.[1329] In der Folgezeit häufen sich die Fälle, darunter Kinder, die nur geringe Mengen eingenommen hatten.[1330–1334] Alle starben sie an einer unheilbaren Blutkrankheit, der sogenannten aplastischen Anämie, bei der das Knochenmark keine Blutzellen mehr bilden kann und zugleich Blut aus Haut und Organen austritt. Zutiefst beunruhigt riet

* Neben den Antibiotika wurden inzwischen verwandte Chemikalien zur Stimulation des Wachstums entwickelt, die sogenannten Wachstumsförderer.[595,596] Zugelassen sind heute, trotz »erheblicher Wissenslücken«, Carbadox und Olaquindox.[238,298] Der Einsatz dieser Mittel ist durchaus fragwürdig. Carbadox und Olaquindox entfalten »erhebliche mutagene Wirkungen«.[298] Olaquindox führt, obwohl es definitionsgemäß kein Antibiotikum ist, ebenfalls zur Resistenz von Bakterien, die dann auch auf echte Antibiotika wie zum Beispiel Chloramphenicol überempfindlich reagieren.[298] Somit sind die Wachstumsförderer von ihrem schädigenden Potential her eindeutig den Antibiotika zuzuordnen.

deshalb die amerikanische Ärztevereinigung 1954 ihren Mitgliedern, Chloramphenicol nur noch bei schwersten Erkrankungen anzuwenden, insbesondere bei Typhus, ansonsten nur dann, wenn kein anderes Heilmittel mehr wirksam ist.[1335]

Man geht heute davon aus, daß 1 Patient unter 10000 Chloramphenicol-empfindlich ist;[1253] das wären in der Bundesrepublik etwa 6000 Menschen. Sie müssen als potentielle Opfer dieser Krankheit angesehen werden, die oft erst bei wiederholter Berührung mit diesem Medikament, ähnlich einer Allergie, eintritt.[1331, 1332] Ein Nachweis der Krankheitsursache ist schwierig, da meist Wochen und Monate vergehen, ehe die ersten Symptome erkennbar sind.[1253, 1332–1334] Die Konzentration des Chloramphenicols spielt dabei nur eine untergeordnete Rolle[40, 1253], weshalb »auch sehr geringe Mengen«, so der Toxikologe Dr. Löscher von der Freien Universität Berlin, »beim Menschen zu Knochenmarksschäden führen können«.[1410] Auch die oberste amerikanische Gesundheitsbehörde (FDA, Food and Drug Administration) geht davon aus, daß »Rückstände in Lebensmitteln ... eine aplastische Anämie auslösen können«.[1410]

Heute müssen die Mediziner erkennen, daß Antibiotika nicht nur wirkungslos sein können, sondern bei resistenten Erregern sogar besonders schwere Infektionen auftreten können. »Man spricht dann von einer Super-Infektion«, schrieb das Fachblatt ›Münchner Medizinische Wochenschrift‹. »Das hat schwerwiegende Folgen für Klinik-Patienten, die oft an Komplikationen sterben, die gravierender sind als die Grunderkrankung.«[1505]

Die fatalen Folgen des Einsatzes von Antibiotika ließen auf sich warten, aber sie kamen:

- 1968 sterben in Guatemala mehr als 12000 Menschen an Ruhr. Der Infektionserreger ist gegen alle gebräuchlichen Antibiotika resistent.[23, 593]
- 1972 erkranken in Mexiko und den USA 100000 Menschen an Typhus; 14000, vor allem Kinder und Jugendliche, sterben. Auch dieser Erreger ist resistent gegen mehrere Antibiotika.[23]
- 1977 wird zum ersten Mal der Nachweis erbracht, daß Antibiotika, in der Tierproduktion angewendet, direkt zu schwer beherrschbaren Infektionen beim Menschen führen können. In britischen Mast-

betrieben breiten sich binnen Monaten zwei neue resistente Salmonellenstämme aus. Wenig später erkranken zahlreiche Menschen an Salmonellosen mit exakt dem gleichen Resistenzmuster; ein dreijähriges Kind stirbt.[582, 1412, 1413]

- 1977 will die oberste amerikanische Gesundheitsbehörde (FDA, Food and Drug Administration) bestimmte Antibiotika zur Masthilfe verbieten.[1506] Sie scheitert am Widerstand der Arzneimittelkonzerne. Der Jahresumsatz für Fütterungsantibiotika beträgt in den USA eine viertel Milliarde Dollar.[1507]
- 1978 wird das neuentwickelte Gentamycin in der Bundesrepublik in der Putenproduktion mißbraucht. Schon ein Jahr später werden, so das Bundesgesundheitsamt, »14 gentamycinresistente Salmonellenstämme isoliert, davon 13 von Puten«.[298]
- 1979 erweisen sich sämtliche Darmflora-Bakterien von bundesdeutschen Schweinen als restistent. Drei Viertel sind mehrfachresistent, manche sogar gegen sieben verschiedene Antibiotika gleichzeitig.[1328] Aus diesen Zahlen läßt sich zugleich die Anwendungsquote von Antibiotika in der Schweinehaltung ablesen.
- 1980 wird für einen Salmonellose-Ausbruch in einem Kinderheim ein Kälbermastbetrieb verantwortlich gemacht. Die Tochter des Mästers, die als Säuglingsschwester arbeitete, hatte die resistenten Keime ins Heim eingeschleppt.[1596]
- 1982 wird an der Universität München festgestellt, daß sämtliche Salmonellen von Rindern mehrfach resistent sind.[1508]
- 1983 wird ein Rindermäster ausfindig gemacht, der seinem Futter Tetracycline beimischte. Daraus hergestellte Hamburger führten bei 18 Personen, die durch andere Infektionen geschwächt waren, zu einer schweren Salmonellose; ein Patient starb.[1471]
- 1984 ergibt eine amerikanische Studie, daß das Risiko eines tödlichen Ausgangs mit *resistenten* Salmonellen aus tierischen Lebensmitteln auf das Zwanzigfache ansteigt.[21]
- 1986 wird an der Universität Bonn nachgewiesen, daß vom Tier ausgeschiedene Antibiotika in der Gülle wieder in ihre aktive Form umgewandelt werden. Der Abbau auf dem geodelten Acker erfolgt nur sehr langsam, so daß auf dem Erntegut noch mit Resistenzen gerechnet werden darf.[1597]
- 1990 verweist das Bundesgesundheitsamt auf Befunde, daß vor allem frisches Gemüse und Salate als Quellen resistenter Keime in Frage kommen.[1601] Die Hinweise verdichten sich, daß sowohl aktive Antibiotika als auch resistente Keime mit der Gülle auf die Pflanzen gelangen.[1752, 1753]

Inzwischen fordert die Weltgesundheitsorganisation (WHO, World Health Organization) ein striktes Verbot von Fütterungsantibiotika. Antibiotika seien »kein Ersatz für richtige Fütterung, Hygiene und artgerechte Unterbringung«. Die Befürchtung der WHO: »Wenn gegen falschen Gebrauch von Antibiotika nicht eingeschritten wird, ist eine der effektivsten Waffen der Menschheit zum Schutz und zur Erhaltung der Gesundheit in Frage gestellt.«[1505]

Seelentröster fürs Schwein – Psychopharmaka

Die Psychopharmaka sind neben den Antibiotika und den Hormonen die dritte große Gruppe von Medikamenten, die in der Intensivtierhaltung in großem Stile eingesetzt werden. Neben den bekannten Beruhigungsmitteln und Tranquilizern zählen hierzu auch noch erheblich stärkere Drogen wie die Neuroleptika, die in der Humanmedizin unter anderem zur Behandlung der Schizophrenie dienen.[1253]

Der Deutschen Forschungsgemeinschaft zufolge werden Psychopharmaka »vor allem bei Schlachtschweinen und Jungbullen« für »eine Verbesserung der Mastleistung, das Ruhigstellen der Tiere während der Mast und eine Verminderung der Streßanfälligkeit« eingesetzt.[1400]

Gerade in der Intensivmast erscheint eine Beruhigung der normalerweise lebhaften Schweine aus wirtschaftlichen Überlegungen heraus nützlich, da sie zusammengepfercht auf engem Raum schnell aggressiv werden. Zudem sollen die Seelentröster das Wachstum beschleunigen[39, 543]: »Immer bewirkt eine längere Therapie eine Zunahme des Appetits bis zum Heißhunger, oft mit entsprechender Gewichtszunahme.«[232] Ein vielversprechendes Masthilfsmittel also.

Was für den Verbraucher weitaus bedeutsamer ist als die tägliche Verabreichung kleinerer Dosen mit dem Futter, ist die Injektion einer erheblichen Menge kurz vor dem Verladen zum Schlachthof. Durch die Züchtung des Schweines auf maximale Fleischausbeute wurde es hochempfindlich, schon bei geringster Belastung bricht sein Stoffwechsel zusammen.[544] Allein eine zugeknallte Stalltür kann zum Herztod einzelner Tiere führen. Professor Sommer von der Universität Bonn spricht hier vom »schädlichen Einfluß züchterischer Maßnahmen«[1300]: Noch um das Jahr 1863 hatten die Borstentiere einen Speck- und Flomenanteil von 45 Prozent. Heute, fast hundertdreißig Jahre später, liegt er in der Handelsklasse E gerade noch bei 6,7 Prozent. Nicht nur der Fettanteil wurde auf ein absurdes Minimum heruntergedrückt, auch die Mastdauer verkürzt, die Futterverwertung erhöht und der Anteil sogenannter wertvoller Fleischteile wie Schinken oder Kotelett erreichte eine extreme Steigerung.[1431] Alles, was im wirtschaftlichen Sinne am Schwein als wertlos gilt, wie die inneren Organe oder die Funktionstüchtigkeit des Organismus selbst, wurde vernachlässigt. So verkleinerte man beispielsweise den Herzmuskel der Schweine durch züchterische Manipulationen um zwei Drittel (bezogen auf das Gesamtgewicht).[833]

Extremer Fleischreichtum, Schnellwüchsigkeit und ein schwacher Kreislauf sind unmittelbar mit einer erhöhten Streßempfindlichkeit gekoppelt, so daß selbst »minimale Belastungen, wie sie beim Transport zur Schlachtstätte unumgänglich sind, ... zwangsläufig zu einer blassen, weichen, wäßrigen Beschaffenheit des Fleisches« führen müssen.[1431] Der Fachmann spricht dann vom PSE-Fleisch (pale, soft, exudative = bleich, weich, wasserreich). Sein Gehalt an Vitaminen und Mineralstoffen ist vermindert, seine Verarbeitung beinträchtigt.[72] Es kommt zu erheblichen Verlusten beim Pökeln und Räuchern.[544] Deshalb gelangt diese miserable Fleischqualität weniger in die Wurstfabrik, sondern – oftmals als günstiges Sonderangebot – direkt an den Endverbraucher. Der bemerkt es spätestens dann, wenn das Schnitzel in der Pfanne zusammenschrumpft, zäh und fade wird.

Mindestens ein Drittel aller Schweineschlachtkörper ist mit diesen Mängeln behaftet. Professor Bethcke, Münchener Schlachthofdirektor: »Wenn alles PSE-Fleisch beanstandet würde, läge die Beanstandungsrate bei 10 Millionen Schweinen pro Jahr« – ein Verlust, der »volkwirtschaftlich nicht tragbar« wäre.[1432] So verweist man heute statt der angemessenen 30 Prozent der Schlachtkörper nur noch 2 Promille zur Freibank.[1432] Kein Blatt vor den Mund nimmt auch Professor Sommer. Seiner Erfahrung nach haben »die meisten auf den Markt kommenden Schweine – wenn man das Fleischbeschaugesetz streng auslegt – minderwertiges Fleisch«. Trotzdem wird es »dem Verbraucher als vollwertiges Nahrungsmittel angeboten«[1300]. Und nicht immer bleibt es beim PSE-Fleisch, oft genug krepieren die sensiblen Schweine während des Transportes. Im Jahr sind es in der Bundesrepublik immerhin zirka 400000 Tiere, die schon verendet am Schlachthof ankommen.[51] Der volkswirtschaftliche Schaden beträgt etwa 75 Millionen DM.[1300] Allein das unterstreicht den wirtschaftlichen Druck zum Einsatz von Psychopharmaka.

Inzwischen schlägt sich die Überwachung mit einer neuen Variante der »Schadensminderung« herum – den sogenannten Scheinschlachtungen: »Aus Gerichtsentscheidungen ist ersichtlich, daß transportverendete Schweine in den normalen Schlachtprozeß eingeschleust werden. Dabei wird von erheblichen Dunkelziffern gesprochen«, teilt die Bundesanstalt für Fleischforschung mit.[1434] Bis heute existieren keine geeigneten Nachweismethoden zur Erkennung »unzulässig gewonnenen Schweinefleisches«.

Als zweiten maßgeblichen Faktor für die hohen Transportverluste nennen Fachleute »menschliches Fehlverhalten«. Gemeint ist damit »schlechte Verladetechnik, Überladung und insbesondere ungleichmäßige und robuste Fahrweise bei Lkw-Transporten«.[1429] Hinzu kommt »leider zu oft«, wie der Veterinärdirektor am Schlachthof Bonn, Dr. Drawer, beobachtete, ein »unnötig und ungerechtfertigt roher Umgang« mit »der Ware Tier«.[1436] Dazu zählen »Schläge oder Stöße auf besonders empfindliche Körperteile wie Auge, Nase oder Geschlechtsteile«, oder »das Drehen, Quetschen oder Brechen des Schwanzes bei Rindern«.[1436] Unlängst wurde man auf eine neue Quälerei aufmerksam, wie Dr. Drawer seinen Kollegen auf einer Fachtagung mitteilte: Bei Schweinen war der Mastdarm frisch durchlöchert, was »nur durch gewaltsames Hineinstoßen eines dünnen Gegenstandes, vermutlich eines Treibstockes, in den After erklärt werden kann«.[1436]

Den Gipfel dieser Tierquälereien stellte ein »durchdachtes« Verfahren aus der Geflügelproduktion dar: In den USA entwickelten findige Techniker zur Rationalisierung des Einfangens von zukünftigen Brathähnchen einen sogenannten Hühnerstaubsauger. »Hierbei werden die Hühner mittels eines Sog- oder Druckgebläses durch ein geschlossenes Rohrsystem direkt aus dem Stall auf das Transportfahrzeug geschleudert.«[1430] Wie zu erwarten waren die Verluste bei dieser haarsträubenden Verlademethode so hoch, daß sie heute »kaum noch zur Anwendung kommt«.[1430]

Die Transportverluste von Schweinen eröffnen offenbar einen neuen Markt. Schon vor Jahren wurde ein internationaler wissenschaftlicher Kongreß abgehalten unter dem Thema »Streß beim Schwein« – von einem Pharmaunternehmen, versteht sich.[2] Unter der Flagge des Tierschutzes bieten Arzneimittelunternehmen ihre medikamentösen Hilfen an: »Der Einsatz von Psychopharmaka«, erläutert Dr. Rehm von Hoffmann-La Roche auf einer tierärztlichen Fortbildungsveranstaltung, »ist allein schon aus tierschützerischen Erwägungen gerechtfertigt, abgesehen davon, daß sie auch für das Wartungspersonal den Umgang mit den Tieren erleichtern.«[1428]

Tierquälerei und Fehlzüchtung sind jedoch alles andere als ein pharmakologisches Problem, sondern zuallererst ein ethisches. Professor Sommer: Unsere Haustiere »sind Bestandteil unserer Kultur. Sie haben uns in einer gemeinsamen Entwicklung über Jahrtausende hinweg begleitet... Das Haustier verdient unseren Respekt und unsere Fürsorge, denn es lebt für uns... Unsere Produktionsmethoden [sollten] Ausdruck einer geistigen Haltung werden, der wir uns nicht schämen müssen.«[1300] Gleichzeitig muß es nach den Worten von Professor Großklaus (Bundesgesundheitsamt) das Ziel sein, gesunde Tiere zu züchten »und nicht Schweine ›im Krankenbett‹ zur Schlachtung zu bringen«.[1433]

Laut Hoffmann-La Roche kommen zur Milderung der Transportbelastung »fast alle Neuroleptika und Tranquilizer... in Frage«.[1428] Die Schlachtung erfolgt in der Praxis ohne Rücksicht auf Wartezeiten binnen vier Stunden nach der Injektion, so daß die Schweine dabei »noch unter der Auswirkung der Arzneimittel« stehen.[544, 1400] Der vollständige Abbau würde im lebenden Organismus mehrere Tage erfordern.[544, 1242] Vor allem an der Injektionsstelle werden »sehr hohe Rückstandsmengen« gefunden.[1435] Die Deutsche Forschungsgemeinschaft geht inzwischen davon aus, »daß Psychopharmaka bei Schlachttieren während der Aufzucht und bei Transport umfangreich eingesetzt werden«.[1400] Und der baden-württembergische Umweltqualitätsbericht 1983 spricht aufgrund der Untersuchungsergebnisse der Überwachung bezüglich »Neuroleptika bei Schweinefleisch und Innereien« von »einem recht massiven Einsatz«.[1404]

Rückstandsfunde sind hier eher Zufall, da eine regelmäßige Überwachung dieser Praktiken sowieso nicht stattfindet. Um so bemerkenswerter ist es, daß die Spezialisten der baden-württembergischen Untersuchungsämter 1989 »eine groß angelegte illegale Behandlung von Schweinen zur Ruhigstellung während des Transportes zum Schlachthof« aufdecken konnten. »Dies erklärt auch«, so die Chemiker, »die nachgewiesenen hohen Rückstandsgehalte an Chlorpromazin, einem bei speziell disponiertem Personenkreis gesundheitlich bedenklichen Stoff.«[1754]

Ein regelmäßiger Konsum im Fleisch »gibt zu schwersten Bedenken Anlaß«, schrieb das ›Bundesgesundheitsblatt‹.[544] Diese Schlußfolgerung ist nicht nur wegen der ausgeprägten Wirkung auf die Psyche eines Menschen gerechtfertigt. Solch potente Medikamente stellen eine ernstzunehmende Bedrohung für Schwangere und stillende Mütter dar. Sie sind sogar in der Lage, nach mehrmaliger Verabreichung an schwangere Frauen beim Neugeborenen schwere Entzugserscheinungen hervorzurufen, ohne daß bei den Müttern eine Abhängigkeit vorläge.[509, 1257] Hinzu kommt die Gefahr von Mißbildungen wie der Gaumenspalte, die von einigen Psychopharmaka ausgeht.[11, 40, 1255, 1256] Nur in Ausnahmesituationen werden die Folgen so deutlich sichtbar, in den meisten Fällen bleiben sie auf einer kaum nachweisbaren Ebene haften. Aus Tierversuchen weiß man, daß derartige Medikamente die Entwicklung der Nerven beim Fötus beeinträchtigen, was beim Versuchstier in Form von Verhaltensänderungen nachgewiesen werden kann.[1294]

Neu im Angebot – Betablocker

In den letzten Jahren faßte eine neue Gruppe von Medikamenten auf dem Tierarzneimittelmarkt Fuß: die Beta-Rezeptoren-Blocker, bewährt bei Angina pectoris, Herzrhythmusstörungen und Bluthochdruck. Ihre entlastende Wirkung auf das Schweineherz bei körperlichem und psychischem Streß machte sie als Transporthilfe interessant. Kurz vor dem Verladen zum Schlachthof bekommen die Tiere noch schnell eine Ampulle in den Hintern oder Nacken gespritzt. Damit hofft man nicht nur dem Herztod vorzubeugen, sondern auch Verschlechterungen der Fleischqualität empfindlicher Schweine zu verhindern.[1279–1281]

Kontrollen sind ein äußerst seltenes Ereignis. 1987 untersuchte die Universität Hamburg Stichproben vom Schlachthof. Obwohl die gewählte Methode nur Carazolol erfaßte und auch dieses nicht vollständig, fanden sich in acht von 23 Schweinen Rückstände.[1282] Ein Ergebnis, das wieder einmal die berühmte Spitze des Eisbergs sichtbar werden läßt.

Eine gewisse Pikanterie haftet den Ferkeln an, die der Züchter dem Mäster liefert. In aller Regel werden sie vor dem Transport vom Landwirt oder Fahrer mit dem Neuroleptikum Stresnil oder dem Betablocker Suacron gespritzt. Trotzdem kommen nicht immer alle lebend an. Wo die krepierten Ferkel manchmal landen, verrät ein Tierarzt: »Man macht halt Spanferkel daraus. Wer weiß, wie viele dieser Leckerbissen sich aus solchen ›Schlappmachern‹ rekrutieren?«[1283]

Die gesundheitlichen Folgen durch den Verzehr eines Suacron-Spanferkels oder einer gebratenen Carazolol-Leber sind unbekannt. Das Risiko muß aus den Erfahrungen der Humanmediziner am Patienten abgeschätzt werden. »Müdigkeit, Depressionen, Halluzinationen, Ohrensausen« werden »in rund 20 % der Fälle« beobachtet.[40]

Bei 5% treten »schwere unerwünschte Wirkungen« auf.[1253] Besonders gefährlich sind Betablocker bei Asthma bronchiale, Herzinsuffizienz, Diabetes und Heuschnupfen.[40, 1285, 1291] Sie erhöhen vor allem die Gefahr eines anaphylaktischen Schocks, der lebensbedrohliche Formen annehmen kann.[1284, 1733] Ein Schlachthof-Veterinär meinte zum Mißbrauch in der Schweinebucht: »Das ist ein Spiel mit dem Tod.«

Alles in Butter: Kraftfutter

Kunstdünger für die Kuh – Harnstoff

Die Verfütterung von EG-Butter und EG-Milchpulver an Kälber vermutlich zur billigeren Aufzucht von Kühen, um wiederum die Butterberge und Milchpulver-Halden zu erhöhen – bedarf keines weiteren Kommentars. Das Teuerste ist fürs liebe Vieh nur so lange gerade gut genug, wie es vom Verbraucher, sprich Steuerzahler, finanziert wird. Der darf dann die billigere Margarine kaufen...

Ansonsten kann es in der Futterkrippe nicht billig genug zugehen. Als Eiweißersatz hat sich Harnstoff, neben Wasser der Hauptbestandteil des Urins, und kondensierter Harnstoff (»Biuret«) bestens bewährt. Die Pansenflora der Wiederkäuer wandelt die Chemikalien in Protein um. Damit läßt sich bis zu einem Viertel wertvolles Eiweißfutter einsparen.[633, 641] Und so ganz nebenbei hemmt Harnstoff die Schilddrüse. Er gehört damit im weitesten Sinne eigentlich zu einer verbotenen Gruppe von Tierarzneimitteln, den Thyreostatika (siehe Seite 35f.).

Harnstoff, großtechnisch aus Ammoniak und Kohlendioxid erzeugt, wird in erster Linie als Kunstdünger verwendet. Damit steht er aber auch für die Tiermast billig zur Verfügung. Großtechnisch hergestellte Chemieprodukte sind gewöhnlich in mehr oder minder großem Ausmaß mit Begleitstoffen verunreinigt. Die Futtermittelverordnung trägt diesem Tatbestand auf ihre Weise Rechnung, indem sie immerhin 30 Gramm nicht definierbare Chemierückstände pro Kilo Futter-Harnstoff zuläßt.[238] Auch wenn das nicht unbedingt zur Appetitsteigerung des Mastviehs beiträgt, so erspart es dem Hersteller doch eine teure Reinigung seines Erzeugnisses.

Mancher Landwirt ahnt freilich nichts von dieser Zutat in seinem Kraftfutter. Harnstoff, Biuret und sogar Melamin, ein Ausgangsprodukt für die Kunststoffherstellung, eignen sich hervorragend zum Verfälschen von Futtermitteln. Sie täuschen dem Analytiker hohe Eiweißgehalte vor.[323]

Aber auch diese Manipulation hat ihre Grenzen. Bedauerlicherweise ist Harnstoff giftig. Es kann nur soviel gefüttert werden, wie die Bakterien im Pansen der Tiere verarbeiten können, sonst wird das

Zellgift Ammoniak freigesetzt. Und Ammoniak greift die Verdauungsorgane der Rinder an.[152]

Alles Beschiß – Fäkalien

Eine Kostprobe: ›Beurteilung der Feststoffe von Schweinegülle für die Bullenmast und Fleischqualität‹.[249] So lautet der Titel einer Forschungsarbeit aus einem der letzten Jahre. Es gibt einen bunten Strauß wissenschaftlicher Veröffentlichungen, die der Verfütterung von Tierkot das Wort reden. Immerhin handelte der Gesetzgeber hier nach gewissem Zögern. Zunächst verbot er die Verfütterung von Geflügelexkrementen,[638] schließlich, drei Jahre später, jeglicher Art von Fäkalien.[288] Die Früchte angewandter Forschung bleiben damit ungegessen.

Die Wissenschaft, einmal im Verdauungstrakt tätig, gab darin nicht so schnell auf. Ihre neue Idee: Der bei der Schlachtung von Rindern anfallende Mageninhalt, der zwar als Futtermittel bezahlt, aber noch nicht voll ausgenutzt ist. Professor Meyer von der Tierärztlichen Hochschule in Hannover: »Ein geringer Nutzen ... wird allenfalls bei der Verwendung als Dung erreicht. Diese Situation ist unbefriedigend.« Deshalb sein Vorschlag: »Eine Wiederverwendung des Vormageninhaltes in der Fütterung ist naheliegend aufgrund der Vorstellung, daß es sich um noch nicht oder teilweise verdaute Teile des Futters handelt.«[632]

Bisherige Versuche scheiterten »vor allem an der mangelnden Akzeptanz«, sprich dem schlechten Geschmack, und den »ungenügenden Konservierungsmöglichkeiten«. Mit den Forschungsgeldern des Umweltbundesamtes gelang dem Hochschullehrer der Durchbruch: Der Panseninhalt geschlachteter Rinder wird zunächst ausgepreßt, dann mit nahrhaftem Harnstoff konserviert und schließlich luftdicht in Rundsilos gelagert. Vor der Verfütterung empfiehlt er allerdings, »das Material durchschnittlich 24 Stunden zur Auslüftung auf der Stallgasse« zu lagern.

Da Rindern zum Schutz vor Verletzungen durch Nägel und scharfe Eisenteile im Futter ein spezieller Magnet in den Magen eingeführt wird, gelangt dieser ebenfalls beim Entleeren des Panseninhaltes in die Presse. So ist es kaum verwunderlich, daß Meyer im Enderzeugnis »zertrümmerte Käfigmagnete mit anhaftenden Metallstücken« vorfand, ja gelegentlich sogar »Glasabfälle«, die in der Umgangssprache wohl schlicht als Scherben bezeichnet werden.

Noch interessanter ist der Speisebrei in Schlachtschweinen: »Aufgrund seiner Zusammensetzung ist der Mageninhalt im Futterwert einem Kraftfuttermittel vergleichbar« und wird von Rindern sogar freiwillig gefressen. Allerdings empfiehlt die Wissenschaft, wegen der Übertragung von Krankheitserregern, vorher »ein Aufkochen des Mageninhalts«.[637]

Der gute Geschmack – Futteraromen

Es ist heute möglich, selbst ausgefallene Rohstoffe den Erfordernissen von Tierernährung und Rentabilität anzupassen. Der Futtermittelhersteller darf dabei nicht nur auf so unappetitliche Zusätze wie Harnstoff oder Biuret zurückgreifen, ihm stehen natürlich auch Vitaminpräparate, Antioxidantien, Mineralstoffgemische, Aminosäuren, Konservierungsmittel und Wachstumsförderer zur Verfügung. Nicht zuletzt verhindern spezielle Hilfsstoffe, wie Emulgatoren, Preßhilfsstoffe und Fließmittel, das Verstopfen der Fütterungsautomaten.[1599]

Jetzt fehlt eigentlich nur noch eins – der gute Geschmack: »Die Aromatisierung bestimmter Futterarten ist heute nicht mehr wegzudenken«, betont man im Duft-Unternehmen C. Georgi. Von ihm werden »Ferkelstarter, Milchaustauscher, Mineralfutter, Medizinalmischungen«[1509] für Schwein, Rind und Kalb erst richtig schmackhaft gemacht.

Das ist gar nicht so einfach, denn der Parfümeur muß zwei Interessen mit recht unterschiedlichen Geschmackspräferenzen unter einen Hut bekommen. Das Futter soll nicht nur die Freßlust des Viehs stimulieren, sondern auch den Appetit des Bauern anregen: »Eine langfristig gleichbleibende, angenehme Geruchsnote fördert die Lieferantentreue der Landwirte«, weiß der Hersteller aus eigener Erfahrung.[1509]

Aromen sind heute in der Schweinezucht »ein echter Wirtschaftlichkeitsfaktor«. Der mißliche Tatbestand, daß man mit dem erneuten Decken der Zuchtsau normalerweise so lange warten muß, bis die Jungen entwöhnt sind, und andererseits die Ferkel während der Säugeperiode noch nicht mit »Leistungsförderern« gemästet werden können, verschaffte den Aromen den Durchbruch. Ihr Zusatz zum »Ferkelstarter« ermöglicht es, die Jungen schon lange vor dem natürlichen Ende der Säugeperiode abzusetzen.[636]

In jüngster Zeit wurde die Rentabilität noch weiter gesteigert: »Die Entwöhnung der Ferkel wird dadurch erleichtert, daß dem Mutterschwein ein aromatisiertes Präparat verabreicht wird.« Die Aromen gelangen bis in die Sauenmilch und prägen damit die neugeborenen Ferkel auf die Geschmacksrichtung des Aromalieferanten. Hat sich der Nachwuchs daran gewöhnt, wird »das gleiche Präparat dem Ferkelfutter beigemischt«.[1598]

Was für Nutzvieh gut ist, muß für Haustiere recht sein. Durch Futterprägung erhält man auch markentreue Dackel und Katzen, die nur Dosen kaufen würden: Im »Kaninchenfutter, Hunde- und Katzenfutter, Vogelfutter und sogar im Wildfutter werden Aromastoffe mit Erfolg eingesetzt«, versichern die Hersteller.[1599]

Wenn der Hase ins Gras beißt – Umweltgifte und Radioaktivität

Der Leichtsinn mit den Schwermetallen

1980 reagierte die Öffentlichkeit noch schockiert, als das Bundesgesundheitsamt mit der Wahrheit herausrückte: »In den Nieren von Schweinen und Rindern werden hohe Cadmiumgehalte gemessen.« Deshalb werde dringend geraten, diese Speisen »nur gelegentlich (in zwei- bis dreiwöchigem Abstand) zu verzehren«.[603] Mittlerweile hat sich herumgesprochen, daß Nieren und Leber als Entgiftungsorgane bereitwillig Rückstände anreichern.[678, 680] Die Filterwirkung dieser Innereien bewirkt gleichzeitig, daß das übrige Fleisch relativ schwermetallarm ist. Nach Auffassung der Weltgesundheitsorganisation (WHO) kann der Erwachsene gerade mal ein halbes Milligramm Cadmium pro Woche schadlos verzehren.[1155] Rindernieren enthalten davon aber bis zu 10 Milligramm pro Kilo.[603, 1734]

Aber auch für alle, die um »Schmankerl« wie Saure Nierchen einen großen Bogen machen, ist die Belastung unverändert kritisch. »Besonders besorgniserregend« ist nach den Worten des ›Umweltgutachten 1987‹ der regelmäßige Verzehr von Müsli oder Pommes frites: »Die im Vergleich zu anderen Lebensmitteln überdurchschnittliche Belastung von Grundnahrungsmitteln wie Weizen und Kartoffeln« wiegt schwerer als bei Innereien.[1644] Auch wenn ihr Cadmiumpegel nur ein Zehntel beträgt, stehen sie im Gegensatz zu Nieren täglich auf dem Tisch. Etwa fünffach höher belastet als Vollkorn sind Sonnenblumenkerne, Mohn und Leinsaat, aber auch Wildpilze und Muscheln.[1630, 1735, 1739, 1741]

Seit den siebziger Jahren liegt die Cadmiumbelastung der Bundesdeutschen an »der oberen Grenze der noch vertretbaren Aufnahme«.[690, 704, 1735] 1987 mußte der Sachverständigenrat erneut in Erinnerung bringen, daß »die im Durchschnitt hohe Auslastung« des (unverbindlichen) WHO-Grenzwertes »für Cadmium Anlaß zur Sorge gibt«.[1644] Die seit langem geforderten Höchstmengen für Risiko-Lebensmittel fehlen bis heute.

Genauso wie das liebe Vieh speichert auch der Mensch das tägliche Cadmium in seiner Nierenrinde. In Regionen mit erhöhter Cadmiumbelastung sind Nierendefekte häufiger.[706, 858, 1738] Dazu Christiane Markard vom Umweltbundesamt: »Die Gefahr des Cadmiums liegt darin, daß die Anreicherung über Jahre erfolgen kann, ohne daß Symptome auftreten.«[690] Wird die Schädigung bemerkt, ist es bereits zu spät. Langzeitstudien an Japanern mit Nierenproblemen durch cadmiumhaltigen Reis bestätigen die schlechte Prognose.[685] Hierzulande rechnet das Umweltbundesamt bei zehn- bis hunderttausend der über Fünfzigjährigen mit einer Nierenfunktionsstörung.[745] Arzneimittelkonsum verschärft das Risiko erheblich.[875]

Die Bundesrepublik verbraucht jährlich etwa zweieinhalbtausend Tonnen Cadmium, ein gutes Zehntel der Weltproduktion.[745] Verwendet wird es als Rostschutzmittel, als Stabilisator für PVC, als Pigment in gelbem Autolack, für elektronische Bauteile, in Batterien, Solarzellen und Atomreaktoren.[22, 913] Ein Teil gelangt ins Abwasser, wovon pro Jahr gut 10 Tonnen als Klärschlamm auf unseren Äckern »entsorgt« werden.[745] Noch stärker schlägt das Cadmium im Phosphat und damit auch im Kunstdünger zu Buche. Beim Düngen streuen unsere Bauern jedes Jahr 30 Tonnen dieses hochgiftigen Schwermetalls auf ihre Felder,[1644] etwa die gleiche Menge, die aus der Luft herunterrieselt.[747] Heute ist der Cadmiumgehalt des Ackerbodens dreimal so hoch wie zu Beginn der Industrialisierung.[745]

Wenn darauf wieder Pflanzen wachsen, die Cadmium sammeln, schließt sich der Kreislauf. Speziell Futterrüben müssen hier genannt werden, vor allem, wenn ihnen beim Verfüttern noch etwas Erde anhaftet.[747, 1736] Neben verschmutzten Rübensilagen und phosphathaltigem Mineralfutter sind Tierkörpermehle eine ergiebige Cadmiumquelle. Hier machen sich auch landwirtschaftliche Interessengruppen ihre Gedanken: Sollten die verseuchten Nieren und Lebern von älteren Tieren generell konfisziert werden, um den Verbraucher zu schützen, so fürchten sie um ihr Vieh. Schließlich würden die cadmiumverseuchten Nieren wieder zu Fleischmehl verarbeitet, das dann im Futtertrog landet.[1737]

Wollte man aus dem bisher Gesagten Verbrauchertips ableiten, läge es nahe, auf Wild aus abgelegenen Regionen zu verweisen, fernab von Industrie und Massentierhaltung. Leider muß das ein frommer Wunsch bleiben. Zunächst ist Wild allgemein »höher belastet als landwirtschaftliche Nutztiere«.[1740] Niemand warnt das Wild vor unbedachten Freßgewohnheiten in einer verschmutzten Umwelt. Und Reinluftgebiete wie die Alpen schützen rein gar nicht. Der Bergwald kämmt die Umweltgifte nachhaltig heraus und der saure Regen macht das »ausgekämmte« Cadmium pflanzenverfügbar. So kann sogar die Schwermetallbelastung von Industriegebieten übertroffen werden.[1740]

Rückstandswerte von 10 oder 20 Milligramm an Blei, Cadmium oder Quecksilber pro Kilogramm in Lebern und Nieren von Wild sind nicht gerade selten.[679, 708, 755] Als Spitzenreiter erwiesen sich Hasennieren mit 120 Milligramm Cadmium pro Kilogramm.[755] Die Tendenz ist steigend: Professor Pfeiffer vom Institut für Ernährungswissenschaft in Weihenstephan rechnet bei gleichbleibender Luftverschmutzung »schon in 30 Jahren mit einer Verdoppelung der Blei- und Cadmiumbelastung«.[1740]

Die statistische Entgiftung

Natürlich ließen die öffentlichen Warnungen vor den Gefahren des Cadmiums die betroffenen Wirtschaftskreise nicht ruhen. In einer Dokumentation »bedauerte« der Bundesverband der Deutschen Industrie (BDI) auch prompt »undifferenzierte, gelegentlich bewußt falsche Darstellungen«, die gar »Ängste vor nicht greifbaren Gefahren« wecken würden.[22] Wen wundert's, daß darin die entscheidenden Fakten fehlen: Binnen zwei Generationen hat sich der Cadmiumpegel im Menschen verfünffacht. Im kritischen und besonders gefährdeten Organ, der Nierenrinde, stieg er sogar auf das Fünfzigfache. Diesen Schluß lassen heutige Analysen anatomischer Präparate aus den Jahren 1897–1939 zu, die in München und Erlangen aufbewahrt worden sind.[242] Analoge Ergebnisse liegen aus Schweden vor.[684]

Im statistischen Mittel ist die Nierenrinde des modernen Europäers mit zirka 20 Milligramm Cadmium pro Kilo befrachtet.[297, 684, 707, 909] Zwar wird damit der von der WHO als bedenklich erkannte Grenzwert von 200 Milligramm pro Kilogramm nur zu einem Zehntel ausgeschöpft – aber über die Gefährdung des einzelnen Menschen besagt dieses »statistische Mittel« wenig. 1980/81 lagen in Bayern von 263 untersuchten menschlichen Nieren immerhin 9 im Bereich zwischen 100 und 200 Milligramm, zwei weitere Nieren überschritten sogar den WHO-Grenzwert.[297]

Langfristig ist zu erwarten, daß bei unvermindertem Cadmiumverbrauch die Belastung der menschlichen Niere und damit auch der gefährdete Anteil der Bevölkerung weiter zunehmen wird. Vor diesem Hintergrund dürfte es kaum überraschen, wenn dem BDI Erkenntnisse vorliegen, daß der Grenzwert »wohl zu niedrig angesetzt« sei.[22]

Schon lange vor einem definitiven Nierenschaden greift dieses Element in grundlegende Lebensprozesse ein.[910] Mitarbeiter der Technischen Universität Dresden beschreiben die chronische Wirkung mit

»unspezifischen Anzeichen wie Müdigkeit, Nervosität, Reizbarkeit, Durst, Hunger, Nasenlaufen, Kurzatmigkeit und Magen-Darm-Störungen...«[705] Diese Folgen sind jedoch nicht nur für Cadmium typisch, sondern gleichfalls Merkmale vieler Umweltgifte, die allesamt das Allgemeinbefinden des Menschen in Mitleidenschaft ziehen. Insbesondere mit einer Wirkung auf Nerven und Psyche darf bei regelmäßiger Aufnahme kleiner Mengen gerechnet werden.[911, 912, 921] Untersuchungen an Schulkindern zeigten, daß unter gleichen Voraussetzungen Kinder mit erhöhten Cadmium- und Bleiwerten einen niedrigeren Intelligenzquotienten aufwiesen. Vor allem auf die sprachlichen Fähigkeiten hatte speziell das Cadmium einen ausgeprägten Einfluß.[1299] Inzwischen erhärtete sich auch der Verdacht auf eine blutdrucksteigernde Wirkung.[1226] Möglicherweise verbirgt sich hinter diesem Schwermetall ein weiterer Risikofaktor für Herzkreislaufkrankheiten.[1227]

Handeln tut not. Schon im Jahre 1972 hat der Bundesminister für Jugend, Familie und Gesundheit »die Absicht bekundet, Höchstmengen für eine Anzahl von toxischen Elementen in und auf Lebensmitteln festzulegen«.[682] Heute, fast 20 Jahre später, ist eine verbindliche Cadmiumbegrenzung für Lebensmittel noch immer nicht in Sicht. Die Kulmbacher Bundesanstalt für Fleischforschung deutet, wenn auch sehr »dialektisch«, den Grund an: »Derartige Maßnahmen bedürfen jedoch eingehender Untersuchungen über die derzeitige Situation, um letztendlich Forderungen, die wirtschaftlich untragbar sind, zu vermeiden. Selbstverständlich müssen die berechtigten Anliegen der Konsumenten nach gesundheitlich unbedenklichen Lebensmitteln bei allen Überlegungen Vorrang haben.«[688] Noch etwas deutlicher drückt sich die Zentrale Erfassungs- und Bewertungsstelle für Umweltchemikalien im Berliner Bundesgesundheitsamt aus: »Eine gesundheitlich vertretbare Höchstmenge beziehungsweise ein Richtwert zum Beispiel für Cadmium in Schweinenieren müßte so niedrig liegen, daß dieses Lebensmittel praktisch nicht mehr gehandelt werden dürfte und somit vom Markt verschwinden würde.«[682] Eine allerdings untragbare Situation für eine Gesellschaft, die vor allem um die Gesundheit ihrer Wirtschaft besorgt ist.

Selbst die schwerfällige EG-Bürokratie war in der Lage, ihren Mitgliedsstaaten eine Richtlinie zur Begrenzung von Cadmium im Abwasser vorzuschlagen, weil Cadmium »durch keine chemischen Verfahren oder Vorgänge zerstört beziehungsweise abgebaut werden [kann]. Einmal in die Umwelt eingedrungen, wird es dort fast in jedem Fall verbleiben.«[702]

Die schwedische Regierung handelte beispielhaft: Sie verbot kurzentschlossen die Verwendung von Cadmium für eine Reihe wichtiger Ersatzbereiche zum Beispiel als Farbpigment. Ebensowenig dürfen derartige cadmiumhaltige Waren nach Schweden importiert werden.[982] Es geht also, wenn man nur will.* Auch in der Bundesrepublik bestätigt das Innenministerium im Cadmiumbericht: »Vermeidungsmaßnahmen im Bereich der Industrie... stehen zur Verfügung. Haupthindernis... sind die oft relativ hohen Investitionskosten.«[745]

Derweil hilft man sich hierzulande mit dem »Gesundrechnen«. Ein statistischer Durchschnittsbürger wird ermittelt, der eine ebensolche statistische Mahlzeit verspeist. Die Belastung des einzelnen, der beispielsweise gern einen saftigen Nierenbraten mit Wildchampignons verzehrt, verschwindet gekonnt in der mathematischen Masse all derer, die Innereien sowieso nicht mögen. Damit sind zwar nicht die jeweiligen Mahlzeiten für den Bürger unbedenklich, dafür aber möglicherweise die seines Nachbarn.

Viele Gifte sind des Hasen Tod – Pestizide

Meister Lampe stirbt aus. Kein Wunder, daß sich die Jäger um seine Gesundheit sorgen. So manche Schrotladung blieb ungenutzt in der Flinte, das Tier war auch ohne Anwendung von Waffengewalt verendet.[747] Nun enthält ein richtiger Feldhase nicht nur die genannten Schwermetalle, die einen Verzehr seiner Leber und Nieren nicht ratsam erscheinen lassen.[708, 755] Da die Hasenwelt wohl nur unzureichend über die »Verordnung über Höchstmengen an DDT und anderen Pestiziden in oder auf Lebensmitteln tierischer Herkunft« auf dem laufenden ist, wird von ihr – ohne Rücksicht auf Verluste – das zarte Grün der Weiden, Äcker und Wiesen verzehrt, ohne die vorgeschriebenen Wartezeiten einzuhalten. Flurbereinigung und Straßenbau vollenden dann das Werk der Chemie.

Wenn Hubschrauber die Spritzmittel über der Landschaft vernebeln, werden nicht nur Unkräuter und Schadinsekten erreicht, sondern auch alles andere, was wächst, kreucht und fleugt. Spätestens

* Vor allem die bundesdeutsche Industrie setzte sich gegen das Verbot mit allen Mitteln zur Wehr.[982] Dabei wurde beispielsweise bekannt, daß ein einziger Spielzeug(!)importeur jetzt seine 15000 verschiedenen Artikel auf rund 60000 mögliche Cadmiumträger untersuchen lassen muß.[983]

beim Verzehr von gebeiztem Saatgut darf die Vogelwelt mit Verlusten rechnen. Schon in vielen Staaten wurde dadurch Vogelsterben verursacht.[750] Der Regen spült die Brühe in den nächsten Bach. 52 der rund 70 Fischarten, die sich seit jeher in den bundesdeutschen Binnengewässern heimisch fühlten, sind heute in ihrer Existenz bedroht. Ein Teil ist inzwischen erfolgreich ausgerottet.[749]

Eine Werbebroschüre der chemischen Industrie klärt auf: »Selbst der beste Naturschutz hätte die Saurier nicht retten können.«[748] Richtig. Vor 65 Millionen Jahren wurde unser Planet von einem gewaltigen Meteoriten getroffen. Der aufgewirbelte Staub verwandelte das helle Sonnenlicht über Jahre hinweg in stockfinstere Nacht. So sehen es heute jedenfalls die Paläontologen. Diese Naturkatastrophe überlebten die plumpen Echsen nicht mehr. Wenn sich die moderne Pflanzen»schutz«mittel herstellende Industrie mit diesem unheilvollen Ereignis vergleicht, so hat sie auch ihre Kritiker auf ihrer Seite. Wenn aber der Eindruck erweckt werden soll, Pestizide hätten nichts mit dem Verschwinden vieler Tier- und Pflanzenarten zu tun, zu deren Beseitigung sie eingesetzt werden, so können dem ruhig die Rückstandsbelastungen jener Tiere in »freier Wildbahn« hinzugefügt werden, die dem menschlichen Verzehr dienen.

Da gibt es beispielsweise den Fasan. Gut die Hälfte seiner Spezies ist nach geltendem Recht nicht mehr zum menschlichen Verzehr geeignet.[681, 856] Bis zum 24fachen überschritten einzelne Exemplare das zulässige Maß an Pestiziden.[856] Die Flüchtigkeit und geradezu sagenhafte Stabilität vieler Verbindungen gestattet ihnen einc Verbreitung weit über ihr Bestimmungsgebiet hinaus in die abgelegensten Regionen. Selbst die im Hochgebirge heimischen Gemsen machen da keine Ausnahme. Jede fünfte von ihnen hat zuviel Dieldrin oder Hexachlorbenzol (HCB) unter der Haut.[856]

Das deckt sich mit den Ergebnissen des Kasseler Veterinäruntersuchungsamtes anhand von Wildproben: »Gemessen wurden Erhöhungen bis über das Achtfache der zulässigen Höchstmenge... Bei einzelnen Tieren konnten mehrere Wirkstoffe gleichzeitig nachgewiesen werden. Hauptsächlich wurden Überschreitungen von Aldrin und Dieldrin, alpha- und beta-HCH und HCB gefunden.«[750] Allesamt chlororganische Verbindungen und damit sehr gut fettlöslich, verteilen sie sich im Körper von Tier und Mensch überall dorthin, wo Fett ist; also in den Speck, aber auch in die Leber und ins Nervengewebe. Für den Konsumenten ist die Fettarmut des Wildbrets nur ein magerer Trost, auch wenn sich dadurch die Rückstände eines Hasenbratens oder Hirschgulaschs in statistischen Grenzen halten lassen.

Da strahlten die Bonner: Radioaktivität

Polen, den 27. April 1986, 21.00 Uhr: Die Mitarbeiter der ständigen Überwachungsstation des Dienstes für Strahlenmessung registrieren ein starkes Ansteigen der Radioaktivität in der Luft. Sofort werden die 200 Stationen auf ständigen Notstands-Betrieb umgestellt. Wenig später startet ein Flugzeug, um bis in 15 Kilometern Höhe gezielt Luftproben entnehmen zu können. Schon am 29. April werden an alle Kinder und Jugendlichen Jodtabletten ausgegeben, der Frischmilchkonsum durch Kinder wird untersagt. Zugleich wird der Landwirtschaft Grünfütterung und das Weiden verboten.[1584]

Bundesrepublik Deutschland, den 29. April 1986; Bundesinnenminister Friedrich Zimmermann (ver-)spricht im Fernsehen: »Eine Gefährdung der deutschen Bevölkerung ist ausgeschlossen.« Die ersten Meßwerte von Elektronik-Unternehmen und Uni-Physikern lassen jedoch das Schlimmste befürchten. Wenige Tage später herrscht nur noch ein Chaos mit willkürlichen Empfehlungen und sinnlosen Maßnahmen. Die Bevölkerung muß selbst sehen, wie sie mit den unsichtbaren Strahlen und mit ihrer Angst zurechtkommt. Da meldet sich Anfang Juni Zimmermanns Kollegin Rita Süssmuth vom Gesundheitsressort zu Wort. In einer Flugschrift fürs Volk mit dem Aufdruck ›Die Bundesgesundheitsministerin informiert‹ hält sie zumindest eine klare Empfehlung bereit: »Im übrigen nicht vergessen: regelmäßig an den Krebsfrüherkennungsuntersuchungen teilnehmen!«[1590]

Eins haben beide Staaten gemeinsam: Die Rückstandswerte aus dem besonders stark betroffenen Nordost-Polen unterscheiden sich kaum von denen aus Bayern.[1584, 1585]

Zur Einordnung der Katastrophe einige Vergleiche:

- Die natürliche Strahlenbelastung des Menschen beträgt jährlich etwa 110 Millirem.[1424] Durch Tschernobyl ist der Bundesbürger insgesamt zusätzlich etwa 200 Millirem ausgesetzt.[1587] In einigen Regionen Bayerns sind vor allem bei Kindern Spitzen-Belastungen über 500 Millirem anzunehmen.[1588]
- Die Radioaktivität oberirdischer Atomversuche (Fallout) wurde vom Münchner Professor Klaus Stierstadt seit den fünfziger Jahren regelmäßig gemessen. Aus seinen Ergebnissen schließt er, »daß wir in den nächsten zehn Jahren durch die Tschernobyl-Aktivität etwa eine gleichgroße Strahlendosis erhalten werden, wie durch alle Kernwaffenversuche der Jahre 1955 bis 1963 zusammengenommen«. Schon damals hatte die »radioaktive Belastung bestimmter

Nahrungsmittel... weltweit bereits die Toleranzgrenze überschritten«.[77]

- Eine Röntgenaufnahme der weiblichen Brust (Mammographie) im Rahmen der Krebsvorsorge bedeutet eine Organdosis bis zu 1000 Millirem. Eine Schilddrüsenuntersuchung mit Jod sogar 50000 bis 100000 Millirem – ein Vielfaches der Belastung durch Tschernobyl.[1589]
- Die Strahlenschutzverordnung erlaubt in Atomanlagen maximal 37000 Becquerel pro Quadratmeter. Wird dieser Wert überschritten, sind Strahlenschutzanzüge notwendig.[1586] In München beispielsweise wurde im Schnitt das Zehnfache (bis 400000 Bq/m^2) gemessen.[1585, 1588] Weite Teile des Freistaates hätten demnach evakuiert werden müssen und wären erst seit Anfang 1987 wieder bewohnbar. Per Verordnung treten diese Grenzwerte im »Störfall« von selbst außer Kraft...

Zusammensetzung des längerlebigen Tschernobyl-Fallouts

Isotop	*Halbwertszeit*	*Aktivität**
Chrom 51	1 Monat	+
Cer 141	1 Monat	++
Tellur 129^m	1 Monat	+++
Niob 95	1 Monat	++
Ruthenium 103	1,3 Monate	+++
Strontium 89	1,7 Monate	++
Zirkonium 95	2 Monate	++
Silber 110^m	8 Monate	+
Cer 144	9,5 Monate	++
Ruthenium 106	1 Jahr	+++
Europium 155	1,8 Jahre	++
Cäsium 134	2,1 Jahre	+++
Cobalt 60	5,3 Jahre	+
Europium 154	8,8 Jahre	++
Strontium 90	28,5 Jahre	+
Cäsium 137	30 Jahre	++++
Plutonium 238	88 Jahre	+
Plutonium 239	24000 Jahre	+
Technetium 99	212000 Jahre	+
Jod 129	15000000 Jahre	+

* Die von Ort zu Ort extrem unterschiedliche Aktivität erlaubt nur ungefähre Angaben:
+ Spuren; ++ über 1 Prozent; +++ über 5 Prozent; ++++ über 10 Prozent (1585, 1588, 1591–1595).

Als Ursache für die hohen Schwankungen in der regionalen Belastung darf der unterschiedliche Niederschlag angesehen werden. Während sich die radioaktive Wolke über Deutschland ausbreitete, kam es vor allem in den Alpen und im Alpenvorland zu heftigen Regenfällen.

Das gesundheitliche Risiko durch verseuchten Regen kann den zuständigen Behörden kaum unbekannt gewesen sein. In Österreich werden deshalb mehrere Massenveranstaltungen abgesagt. Nicht so in der Bundesrepublik – der Staat zeigt Entschlossenheit: Am Samstag, den 3. Mai 1986, soll in der Bundeshauptstadt das Feuerwerk »Rhein in Flammen« stattfinden. 300000 Bonner versammeln sich bei bewölktem Himmel an den Rheinufern. Die Mannschaften des Roten Kreuzes und des Technischen Hilfswerks sind immerhin angewiesen, ihre Schutzunterkünfte nur im Notfall zu verlassen: Eine berechtigte Maßnahme, denn es beginnt zu schütten. Hunderttausende läßt man im Regen stehen.

Ein Prosit der Gemütlichkeit: Sind Strahlenschäden nur eine Schnapsidee?

Kein Zeichen der Scham oder Reue nach Tschernobyl, keine Trauer über die Toten der Katastrophe, keine Besinnung angesichts der Zigtausende, die akuten Strahlendosen ausgesetzt wurden.[1543] Im Gegenteil: Unsere Atomlobbyisten schlagen selbst aus diesem technischen Fiasko noch ideologisches Kapital. Der langjährige Präsident der Deutschen Forschungsgemeinschaft, Professor Dr. phil., Dr. h. c. Maier-Leibnitz, seines Zeichens Ordinarius für Technische Physik an der Technischen Universität München, räsoniert: »Die Einwände gegen eine Energiepolitik, die die Kernenergie einschließt, sind objektiv durch Tschernobyl *schwächer*... geworden.« Tschernobyl zeige, daß selbst eine Reaktorkatastrophe keine nennenswerten Gesundheitsschäden verursache. »Die Erhöhung der Krebshäufigkeit« sei, so der renommierte Wissenschaftler, allenfalls »unmerklich«. Zum näheren Verständnis läßt er die Leser an seinem Erfahrungsschatz in Sachen Alkohol teilhaben: »Normalerweise nimmt man an, daß es eine Schwelle gibt: Ein Gläschen Pflümliwasser ist harmlos, ein Liter, schnell getrunken, ist tödlich.«[1553]

Für die Alkoholvergiftung ist Maier-Leibnitzens saloppe Auffassung vertretbar – ebenso wie für die akute Strahlenkrankheit. Aber der ständige Konsum von Alkohol ist der Gesundheit ebenso abträglich wie die regelmäßige Aufnahme geringer radioaktiver Dosen (Niedrigstrahlung). »Entscheidend für die Gesundheitsgefährdung der Bevölkerung im Bereich niedriger Dosen«, urteilt Professor Wolfgang Jacobi von der Gesellschaft für Strahlen und Umweltforschung, »sind die karzinogenen und mutagenen Effekte, die durch Strahlung initiiert oder promoviert werden«, lies: die Förderung und Auslösung von Krebs und Erbschäden. Und er fährt fort: »Die Ergebnisse tierexperimenteller Untersuchungen sowie die vorliegenden Beobachtungen über das Strahlenkrebsrisiko beim Menschen geben keinen Hinweis auf die Existenz einer solchen Schwelle. Das gleiche gilt für die Induktion von Erbschäden.«[1554]

Radioaktivität kennt keine unwirksame Dosis, keinen Schwellenwert und schon gar keine Grenzwerte. Radioaktivität ist ein typisches Summationsgift (zum Wirkungsmechanismus siehe Seite 115). Jede Belastung stellt eine gewisse Erhöhung des Risikos dar; auch die natürliche Radioaktivität.

Dieser Unterschied zwischen akuter Wirkung und Niedrigstrahlung hat gravierende Folgen: 10 Gray auf einmal verabreicht sind für Mäuse immer tödlich; dieselbe Dosis auf 10 Tage verteilt überleben schon 10 Prozent der Tiere, auf 20 Tage verteilt sogar 70 Prozent. Damit lassen sich leicht Tabellen zusammenstellen, die den Eindruck erwecken, viele kleine Dosen könnten praktisch keine Wirkung mehr haben.[1537]

Betrachtet man die chronische Wirkung, ist genau das Gegenteil richtig[1569]:

- Die Verteilung einer geringen Dosis auf mehrere Teildosen *erhöht* das Risiko von Mutationen sogar, wie Radiologen der Columbia-Universität in New York zeigen konnten.[1527]
- Am Strahlenzentrum der Universität Gießen wurde 1985 festgestellt, daß die minimale Dosis von zirka 0,00001 Gray in der Minute mehr Mutationen bewirkte als 4 Gray in der Minute.[753] Es erhärtete damit ältere Befunde amerikanischer Kollegen.[1528]
- Der Kanadier Petkau wird bei Versuchen mit Phospholipiden (wichtige Bestandteile von Zellmembranen) auf eine weitere Anomalie aufmerksam: Setzt man die Biomembranen über einen längeren Zeitraum einer niedrigen Strahlung aus (0,00001 Gray pro Minute), so genügt schon ein Fünftausendstel der sonst erforderlichen Gesamtdosis zu ihrer Zersetzung.[1525, 1526]
- Versuche mit Chlorella-Algen zeigten unerwartete Wachstumsanomalien schon bei Dosisraten deutlich unter 0,00001 Gray pro Minute.[1568]
- Synergismen mit Umweltgiften eröffnen die experimentelle Mög-

lichkeit, die Wirkung von Radioaktivität ebenfalls in den Bereich der Niedrigstrahlung auszudehnen.[1530–1533]

Alle diese Resultate werden in der Regel mit einem eigentümlichen Argument unter den Teppich gekehrt: Theoretische Überlegungen hätten gezeigt, daß die genannten Strahlendosen einfach »viel zu niedrig« seien, »um einen statistisch erfaßbaren Effekt zu verursachen«.[1529] Sie sind es nicht. Und weil nicht sein kann, was nicht sein darf, wird der Öffentlichkeit die Mär vom »Schwellenwert« eingeflüstert, wird suggeriert, spezielle »Grenzwerte anerkannter Experten« würden absoluten Schutz bieten. Die Bremer Physikerin Professor Schmitz-Feuerhake hat schon vor Jahren die Methoden des »Gesundrechnens« durch die Internationale Strahlenschutzkommission genauer untersucht und sah sich zu der Frage veranlaßt, »ob diese Kommission ihrer eigentlichen Zielsetzung, dem *Schutz* vor Auswirkungen ionisierender Strahlung, noch hinreichend nachkommt«.[1534]

Die angebliche Unwirksamkeit der radioaktiven Niedrigstrahlung ist mehr als nur die Pflümlischnaps-Idee einer nicht unbedeutenden Persönlichkeit deutscher Wissenschaft – es ist die Lebenslüge der Atomwirtschaft. Mit ihr steht und fällt die Kernenergie. Nur so ist zu erklären, warum auch die zahlreichen Befunde am Menschen über die radioaktive Niedrigstrahlung geflissentlich übergangen und, wenn möglich, geleugnet werden.[1535–1537] Beispielhafte Studien sind vorhanden über:

– Die Atomwaffentests in Nevada, USA: zwischen 1951 und 1958 wurden gut zwei Dutzend oberirdischer Atombomben in der Wüste gezündet. Zu Versuchszwecken kommandierte man sogar einige tausend US-Soldaten zu Manövern auf das Testgelände ab – eine Maßnahme, die »speziell darauf ausgerichtet war, die physischen und psychischen Folgen von Atomwaffen« auf die Truppe zu erforschen. Ein Ergebnis kam erst in den letzten Jahren ans Licht: Mehr Leukämiefälle unter den Veteranen als erwartet.[1523, 1565] Im benachbarten Bundesstaat Utah wurde 1979 in den angrenzenden Regionen eine deutliche Zunahme der Leukämie bei Kindern festgestellt.[1555, 1567]
– Die Atomwaffentests auf den Marshall-Inseln im Pazifik: Jahre nach den amerikanischen Versuchen im US-Treuhandgebiet tritt bei der dort lebenden Bevölkerung vermehrt Schilddrüsenkrebs auf – wahrscheinlich eine Folge von radioaktivem Jod.[1555] Die Kinder der Südseeinsulaner, die dem Fallout ausgesetzt sind, bleiben in ihrer weiteren Entwicklung zurück.[1572]
– Die Atomwaffen-Fabrik Rocky Flats in Colorado: 1957 zerstörte ein Feuer mit nachfolgender Explosion die Filteranlagen, erhebliche Mengen Plutonium gelangten in die Umwelt. Anfang der sieb-

ziger Jahre wurde ein Ansteigen der Krebsraten festgestellt. In den besonders belasteten Regionen dominieren Leukämie und Lymphkrebs, gefolgt von verschiedenen Tumoren des Verdauungstraktes. Nach Ansicht des Untersuchers ist dieses »Krebsmuster dem der Überlebenden von Hiroshima und Nagasaki ähnlich«.[1552]

- Die Plutoniumfabrik Hanford in Washington: Der Arbeitsmediziner Professor Mancuso stellt fest, daß die Krebsrate der Beschäftigten um etwa 5 Prozent erhöht ist. Betroffen sind vor allem jüngere Menschen mit einer Zunahme von Tumoren besonders strahlenempfindlicher Gewebe wie Knochenmark oder Bauchspeicheldrüse.[1547, 1548] Als absehbar ist, daß die Ergebnisse dieser Studie nicht den Erwartungen der Auftraggeber entsprechen, sieht sich der Wissenschaftler zahlreichen Pressionen ausgesetzt.[1524]
- Die Atomwaffen-Fabriken Aldermaston und Burghfield in Südengland: In der Umgebung ist Leukämie und Lymphkrebs bei Kindern bis zu zehnmal häufiger als im Landesdurchschnitt; die Kinderkrebsrate allgemein ist dreimal höher.[1563]
- Die Atomwaffenschmiede Oak Ridge in Tennessee: Ein Geheimbericht des US-Energieministeriums stellt fest, daß bei den Arbeitern eine »erhöhte Krebsrate bei Tumoren der Lunge, des Gehirns und Nervensystems ... und der Lymphgefäße« aufgetreten sei.[1582]
- Die Atom-U-Boot-Basis Portsmouth, USA: Die Dockarbeiter weisen ein erhöhtes Krebsrisiko auf, insbesondere für Leukämie.[1581] Hier versucht das Verteidigungsministerium die Veröffentlichung der Ergebnisse zu verhindern.[1523]
- Die Atom-U-Boot-Basen Holy Loch und Rosyth in Schottland: Dockarbeiter, die mit Wartungsarbeiten an den Reaktoren beschäftigt sind, haben signifikant mehr Chromosomenbrüche als ihre unbelasteten Arbeitskollegen.[1546] In der weiteren Umgebung der beiden Anlagen wird bei Kindern und Jugendlichen eine deutliche Zunahme von Leukämie, bei Rosyth auch von Lymphkrebs beobachtet.[1563]
- Die Wiederaufbereitungsanlage in LaHague in Frankreich: Die Krebssterblichkeit im Bereich um die Anlage ist etwa 20 Prozent höher als in den umliegenden Kreisen.[1556]
- Die Wiederaufbereitungsanlage in Windscale in Nordengland: Im Mai 1952 und im März 1953 wurden erhebliche Mengen an Plutonium in die Irische See geleitet, »um zu sehen, was passiert«, wie der ›Observer‹ damals schrieb. 1957 gelangen bei einem dreitägigen Brand erhebliche Mengen radioaktiven Materials in die Atmosphäre. Um Windscale ist die Leukämiehäufigkeit bei Kindern

gegenüber dem Landesdurchschnitt um ein Vielfaches erhöht.[1549–1551] Nach der Veröffentlichung setzt die britische Regierung sofort eine »Unabhängige Kommission« ein. Ihr wird Vertuschung vorgeworfen: Statt der vom Betreiber genannten Abgabe von 20 Kilogramm Plutonium an die Umwelt geht der Kommissionsbericht nur von 400 Gramm aus.[1563]

- Die zivile Atomanlage in Dounreay in Schottland: Auch hier eine Erhöhung der Leukämierate bei Kindern aus dem Umland.[1563]
- Das Atomkraftwerk Winfrith in England: Bei den Arbeitern sind vor allem Tumore des Genitaltraktes häufiger (Prostata, Hoden und Eierstöcke), aber auch Leukämie.[223]
- Das Atomkraftwerk Gundremmingen in Bayern: Die Daten eines Berichts vom Bayerischen Umweltministerium lassen den Eindruck entstehen, die Mißbildungsrate habe sich in der Hauptwindrichtung gegenüber dem Landesdurchschnitt verdoppelt. Die »überzähligen« Mißbildungen (über den fraglichen Zeitraum immerhin einige tausend Fälle) gingen nach dem Abschalten dieses besonders »schmutzigen« Reaktors im Jahre 1977 inzwischen auf das »normale« Maß zurück.[1570, 1571]

Eine Klärung der Ursachen scheint unerwünscht.[1566] Entsprechende Anfragen werden mit Polemik zurückgewiesen, entscheidende Zahlen (zum Beispiel die Rohdaten über die Kindersterblichkeit in der Umgebung des Atomkraftwerks Gundremmingen) unter Verschluß gehalten.[1561] Andernorts werden die Karteien über die Todesursachen von Angestellten der Nuklearindustrie vernichtet, Daten manipuliert oder gefordert, derartige Studien von vornherein zu unterlassen, »damit sie nicht zur Grundlage zukünftiger Regreßforderungen werden«.[243, 1523, 1582] Treffen die zitierten Untersuchungen zu, so wäre das tatsächliche Risiko zwei- bis dreimal so hoch.[1563–1566, 1574] Nachuntersuchungen an Patienten, die strahlenbehandelt wurden, machen eine solche Schlußfolgerung ebenfalls wahrscheinlich.[1573] Eine Röntgenbestrahlung im Mutterleib und im Kindesalter erhöht das Risiko einer späteren Tumorbildung spürbar.[1558–1560, 1574, 1575] Hier stellt sich die Frage, ob die offizielle Angabe, die Krebshäufigkeit in der Bundesrepublik würde durch Tschernobyl um 0,01 Prozent ansteigen, der Situation überhaupt noch gerecht werden kann.

Sind schon die Einschätzungen des Risikos geringer radioaktiver Strahlung fragwürdig, so wird dieser Fehler durch die Unsicherheiten bei der Berechnung der Aufnahme radioaktiver Substanzen durch die Nahrung multipliziert. So schwanken die Ausscheidungsraten von Radio-Jod vom Futter in der Milch je nach Umgebungstemperatur um den Faktor 5, die Aufnahmeraten von Cäsium durch die Pflanze je nach Boden um den Faktor 10 und die Resorption von Radio-Cer, Radio-Niob oder Radio-Zirkonium im Darm je nach Alter um den Faktor 10 bis 1000.[1539–1544] Ganz zu schweigen von der hohen Streubreite der biologischen Halbwertszeit und den außerordentlichen Schwankungen der individuellen Empfindlichkeit.[1557, 1562]

Unter diesen Umständen werden solche Berechnungen zum reinen Glücksspiel mit der Gesundheit der Bevölkerung. Nichtsdestoweniger sollte man sich vor Augen halten, was diese »minimale Veränderung« der Krebsmortalität um nur »0,01 Prozent«[1538] in absoluten Zahlen wirklich bedeutet: Es sind 6000 zusätzliche Krebstote als Preis für Tschernobyl – allein in der Bundesrepublik. Und wenn es nur 600 oder auch 60000 wären, es läge immer noch im Bereich der Schwankungsbreite.

Strahlenkonservierung: »Der neue Weg«

Aus Lehrbüchern für Lebensmittelchemiker:

Professor Heimann: »Zukunftsreich für die Lebensmittelkonservierung erweisen sich ... Gammastrahlen, aus radioaktiven Isotopen, wie Cobalt 60 oder Caesium 137.«[28]

Professor Sinell: »Als Gamma-Strahlen-Quellen stehen ... ausgebrannte Brennstäbe aus Kernreaktoren zur Verfügung.«[300]

Professor Schormüller: »Schließlich soll damit der Verwertung und Energienutzung radioaktiver Abfallprodukte aus Atomreaktoren ein neuer Weg gewiesen werden.«[16]

Besagtes radioaktives Cobalt 60 wird im Neutronenfluß der Reaktoren erzeugt, strahlendes Caesium gewinnt man aus abgebrannten Kernbrennstäben. Wiederholt wurde versucht, Lebensmittel direkt mit radioaktivem Müll zu durchstrahlen; derartige Experimente waren aber bisher noch nicht von Erfolg gekrönt.[1364, 1365]

Der »neue Weg« ist alt. Schon 1916 wurde eine Strahlenbehandlung für Erdbeeren vorgeschlagen.[46] Die zur Sterilisation von Lebensmitteln notwendige Dosis ist aber bis zu zehntausendmal höher als die für den Menschen tödliche Strahlenmenge.[1362] Verständlich, daß in den folgenden Jahren davon Abstand genommen wurde. Das änderte sich erst 1953. Um den negativen Eindruck zu korrigieren, den die amerikanischen Atombombenabwürfe über Hiroshima und Nagasaki in der Weltöffentlichkeit hinterlassen hatten, wurde von Präsident Eisenhower das (Propaganda-)Programm »Atoms for Peace« ins Leben gerufen. Insbesondere die amerikanische Armee nahm sich tatkräftig dieser »Friedensinitiative« an und untersuchte die Möglichkeiten, die Truppen mit radioaktiv bestrahltem Fleisch zu verpflegen. Mit dem dafür eingerichteten Armeelabor Natick, das immerhin 600 Mitarbeiter beschäftigte, sollte dieses Ziel so schnell wie möglich erreicht werden.[257] Im Kriegsfall sind bestrahlte Lebensmittel angeblich billiger: Ganze 18 Millionen Dollar hätte 1968 der Vietnamkrieg weniger gekostet.[257]

Der lange Marsch der Atomindustrie und der Militärs hat schon in vielen Ländern zu Erfolgen geführt. Vom entkeimten Froschschenkel über die reifeverzögerte Mangofrucht bis hin zum entwesten Weizen gibt es in allen Teilen der Welt mehr oder weniger durchsichtige Ausnahmegenehmigungen und Zulassungen, auch gerade für typische Exportgüter.[256, 1375]

In der Bundesrepublik ist die Bestrahlung von Lebensmitteln nicht generell verboten, wie immer wieder behauptet wird. Die Lebensmittel-Bestrahlungs-Verordnung läßt ganz allgemein Gammastrahlen zu »Kontroll- und Meßzwecken zu«.[1767] Von dieser Erlaubnis wird häufig Gebrauch gemacht. Damit werden beispielsweise Bierdosen, Bierflaschen mit Aluminiumfolie oder Konserven auf ihren Füllstand überprüft. Als Strahlenquelle dient gewöhnlich Americium 241, das aus Plutonium 239 gewonnen wird.[1757] Auch wenn zum Messen eine viel geringere Dosis erforderlich ist als zum Konservieren, so ist doch zu fragen, ob sich diese Praxis beispielsweise mit dem Reinheitsgebot unserer Brauereien verträgt.

Während von der Bestrahlungslobby der »verbraucherfreundliche« Eindruck erweckt wird, die Strahlenbehandlung ersetze chemische Konservierungsmittel und hinterlasse deshalb keine Rückstände, wird diese optimistische Darstellung von Professor Pfeilsticker, Lehrstuhl für Lebensmittelwissenschaft der Universität Bonn, gründlich zerstört: »Die Radiobestrahlung erzeugt wegen der hohen Energie der Strahlung Hunderte von neuen, zum Teil unbekannten chemischen Stof-

Strahlenanwendungen (20)

Dosis (kGy)	tödlich für	Anwendung
0,005	Menschen	–
0,01–0,2		Austriebshemmung von Kartoffeln, Zwiebeln
0,2–1	Insekten	Entwesung von Getreide, Früchten; Reifeverzögerung von Früchten
1–10	Mikroorganismen	Pasteurisation, Gewürzentkeimung, Salmonellenabtötung
10–70	Bakteriensporen	Sterilisation von medizinischen Artikeln, Lebensmitteln; Kunststoffherstellung
10–150	Viren	–
ab 100		Radiolyse: Gewinnung von Zersetzungsprodukten (z. B. Alkohol, Vanillin) aus Biomasse
200–300		Herstellung von Spezialkunststoffen
bis 1000	Enzyminaktivierung	–

fen und reaktionsfreudigen Radikalen.« Nach Pfeilsticker würde man »bei Einführung der Radiobestrahlung anstelle eines bekannten... Konservierungsstoffes eine Vielzahl neuer, zum großen Teil unbekannter und ungeprüfter Chemikalien setzen«.[1366]

Während des Gammabeschusses wird Wasser, der Hauptbestandteil alles Lebendigen und damit auch der meisten Lebensmittel, gespalten. Dadurch entsteht unter anderem Wasserstoffperoxid, ein sehr aggressives Konservierungsmittel.[300] Vorwiegend darauf beruht, laut Pfeilsticker, die konservierende Wirkung der Bestrahlung, eine peinliche Erkenntnis, die auch von einem Expertenkommitee der Internationalen Atomenergie-Behörde (International Atomic Energy Agency, IAEA) geteilt wird.[1367] Wasserstoffperoxid ist in den meisten Staaten verboten.

Allerdings können die »reaktionsfreudigen Radikale« mit praktisch allen Bestandteilen des Lebensmittels reagieren. Inzwischen existieren umfangreiche Tabellen über die (bisher identifizierten) neugebildeten Stoffe, darunter nicht wenige erbschädigende oder krebsfördernde Verbindungen, wie Formaldehyd, Benzol oder Alkylantien (»Radiotoxine«).

Und immer noch tauchen neue, unbekannte Bestrahlungsprodukte in Lebensmitteln oder Testsystemen auf.[256, 315, 1341–1348] Gleichzeitig sind die Veränderungen am Lebensmittel mit weitreichenden Einbußen an lebenswichtigen Inhaltsstoffen verbunden. Geschädigt werden vor allem die Vitamine A, B_1, B_{12}, C, E und K.[315, 320, 1341, 1361, 1368] Wenn bestrahlte Produkte wie zum Beispiel Fisch oder Fleisch anschließend gekocht oder gebraten werden, summieren sich die Verluste.[1360, 1368]

Die Resultate von Gesundheitsprüfungen sind sehr uneinheitlich.[1363] Während die Befürworter so gut wie nie irgendwelche Schädigungen nachweisen können, gelang dies anderen Forschern ebenso zuverlässig, auch wenn letztere zahlenmäßig in der Minderheit sind.

Dazu einige grundlegende Befunde:

- »Bei Experimenten an niederen Lebensformen sowie tierischen und pflanzlichen Zellen« werden laut einem Standardwerk »eindeutig schädliche Wirkungen beobachtet«.[315] Zahllose Befunde belegen dies, darunter auch ein Versuch mit menschlichen Zellkulturen.[208, 1341, 1349–1356] Auch wenn die Befürworter der Lebensmittelbestrahlung auf die Entgiftungsmöglichkeiten (!) des Säugerorganismus vertrauen, so zeigt sich doch offenkundig, daß bestrahlte Produkte einem lebendigen System alles andere als förderlich sind.
- Vor allem bei frisch bestrahlten Lebensmitteln lassen sich die negativen Wirkungen der Radiotoxine deutlich verfolgen. Bei Mäusen, die 2 Monate lang vor der Paarung mit strahlenkonserviertem Futter (50 Kilogray, kGy) ernährt wurden, fand man eine »Steigerung der Todesrate von Embryonen« und »Scheinschwangerschaften«. Sie werden von den Wissenschaftlern mit schweren Schäden der Erbmasse begründet, die bekanntermaßen »durch bestrahlte Materialien hervorgerufen werden«.[62, 70, 468, 1355]
- Erhebliches Aufsehen haben Experimente mit unterernährten indischen Kindern (!) erregt. Nach wiederholter Gabe von frisch bestrahltem Weizen (0,75 Kilogray) bildeten sich im Blut der Kinder vermehrt weiße Blutkörperchen mit Anomalien der Zellkerne (Polyploidie).[61] Sie treten

beim Menschen auf durch radioaktive Strahlung, bei Virusinfektionen, Vergreisung und Krebs.[469] Die Versuche wurden in den letzten Jahren mit mehreren Tierarten (Mäusen, Ratten, Affen) unter ständig verbesserten Testvoraussetzungen wiederholt, stets mit demselben Ergebnis.[62, 467, 1357–1359]

Sogar die Konservierung selbst ist von zweifelhaftem Wert. Denn trotz einer Strahlenbehandlung geht der enzymatische Verderb unverändert weiter, wenn keine zusätzliche Hitzebehandlung erfolgt.[1377] Gleichzeitig werden, vor allem bei Obst und Gemüse, die pflanzeneigenen Abwehrkräfte geschädigt, so daß eine Fäulnis eher begünstigt als verhindert wird.[60, 1386–1388] Hinzu kommt, daß Schimmelpilze (Mykotoxine, siehe Seite 188) auf bestrahlten Lebensmitteln besonders viel Pilzgifte absondern.[56, 259–264] Und schließlich erwies sich der gefährlichste aller Lebensmittelvergifter, der Erreger des Botulismus, als außerordentlich strahlenresistent.[266] Fachleute befürchten sogar, »daß Strahlenbehandlung die Botulinusgefahr erhöhen könnte«.[447]

Mit ihrer chemischen Zusammensetzung ändern bestrahlte Produkte auch ihr Aroma. Fleisch beispielsweise »schmeckt wie ein nasser Hund riecht«.[257] Betroffen sind insbesondere fetthaltige Waren, die schneller ranzig werden.[265, 1383–1385] Der Strahlengeschmack stellt, so resümiert Professor Wolf von der Universität Prag seine langjährigen Erfahrungen, »einen ernsten Einwand gegen die Lebensmittelbestrahlung dar«.[1341]

Inzwischen versucht man mittels aufwendiger Kombinationsverfahren die Veränderungen so gering wie möglich zu halten. Angewandt und ausprobiert werden derzeit: Kälte (etwa −40 °C), Hitze (70 °C), Vakuum, Druck, UV-Licht, Mikrowellen und Infrarotstrahlen.[1369–1371] Als chemische Hilfen werden vorgeschlagen: Konservierungsmittel (!), Antioxidantien (vor allem gegen den Strahlengeschmack), außerdem Zusätze wie Phosphat, Nitrit, Nitrat, BHT, ja sogar Antibiotika und Pilzvernichtungsmittel (Fungizide) gegen die Fäulnis[256, 1368, 1371–1374] – insgesamt ein peinliches Zugeständnis eines Verfahrens, das angetreten war, »Lebensmittel frei von Zusatzstoffen« zu produzieren.[1368]

Eine mögliche Ausnahme stellt die Entkeimung von Gewürzen dar, die technisch relativ einfach zu handhaben ist. Allerdings: eine Zulassung speziell für Gewürze hat nur dann einen (wirtschaftlichen) Sinn, wenn in absehbarer Zeit weitere »Ausnahmegenehmigungen« folgen.[1376, 1377]

Insgesamt geht der Trend hin zu anderen Formen der Anwendung. So bestrahlt man beispielsweise Früchte zur Reifeverzögerung – nachdem sie vorher zur Konservierung in ein heißes Fungizidbad getaucht wurden. Südafrika hat derart behandeltes Obst nach eigenen Angaben bereits zu Versuchszwecken in Westeuropa erfolgreich vermarktet.[591]

Des weiteren gilt ein Gammabeschuß zur Zeit vorteilhaft bei[1377–1382]

- Brot: bestrahlter Weizen erhöht das Brotvolumen;
- Dörrobst: trocknet schneller und verliert seine Zähigkeit;
- Alkoholika: künstliche Alterung (»Reifung«) von Schnaps;
- Gemüse: Aromaverstärkung bei faden Karotten;
- Fertigsuppen: Verkürzung der Kochzeit von Trockengemüsen;
- Fruchtsaft/Wein: Erhöhung der Saftausbeute aus Früchten;
- Sojamehl (wichtiger Zusatz vieler Lebensmittel): Geruchsverbesserung bei fischelnder Ware;
- Kartoffeln/Zwiebeln: Keim- beziehungsweise Austriebshemmung;
- Champignons: Verzögerung der Hutöffnung
- Kaffee: verhindert das Gelieren von Konzentraten in Kaffeeautomaten.

In der Bundesrepublik arbeiten schon seit Jahren mehrere kommerzielle Bestrahlungsanlagen. Nach eigenen Angaben sterilisieren sie vorwiegend medizinische Artikel, Klärschlamm und Verpackungsmaterial. Eine Kontrolle bestrahlter Importe an den Grenzübergängen ist schon aus praktischen Gründen undurchführbar. Bis heute weiß offenbar niemand so genau, in welchem Umfang bestrahlte Ware auf dem deutschen Markt gehandelt wird.

Was tun? Verbraucherselbsthilfe

Verbrauchertips: Auf ein Wort

Spötter behaupten, es habe sich in den letzten Jahren, nach dem Vorbild der Lotto-Tips, ein neues Glücksspiel etabliert: die Verbraucher-Tips. Egal ob sinnvoll oder nicht – sie würden mit Freude gegeben und mit Begierde aufgenommen. So unrecht haben die Spötter da nicht. Nach der Katastrophe von Tschernobyl reichten die Empfehlungen vom »Abkochen der Radioaktivität« bis hin zum »Tofu schützt vor Strahlen«. Die Jagd nach den Lebensmitteln, den Verbrauchertips, die alles ungeschehen machen könnten, war eröffnet.

Angst und Unsicherheit sind ein guter Nährboden für isolierte Tips, die, für sich allein betrachtet, sogar richtig sein können: Wer Cäsium meiden möchte, sollte keine Molke mehr trinken. Er kann unbesorgt Käse essen. Schließlich reichert sich das Cäsium in der Molke an, und der Käse bleibt sauber. Und wer lieber beim Plutonium kein Risiko eingehen will, sollte nur noch Molke trinken und statt dessen den Käse in den Mülleimer geben. Denn Plutonium verhält sich genau umgekehrt wie das Cäsium.[1580]

Wollen Sie Ihre Familie vor Arzneimittel-Depots im Fleisch bewahren? Dann halten Sie es am besten so wie viele Tierärzte: keine Nackenstücke vom Schwein. Dorthin wird häufiger gespritzt als in andere Körperteile. Die offizielle Verbraucher-Aufklärung sieht das ganz anders. Sie empfiehlt wärmstens, den »Braten aus dem Nackenstück vorzuziehen«.[1576] Dieser würde auch bei morbiden PSE-Schweinen nicht so leicht zusammenschrumpfen.

Noch ein Tip gefällig? Sie wollen quecksilberarm leben? Dann ist Thunfisch für Sie tabu. Schätzt Ihr Nachbar bleiarme Speisen, weil er die Gefahren von Bleirückständen ahnt? Sagen Sie ihm, frischer Thunfisch ist das bleiärmste Lebensmittel überhaupt.[874] Nach diesem Schema kann sich dann jeder seinen persönlichen Schadstoff-Speiseplan zusammenstellen, und die Welt ist wieder in Ordnung.

Die Lebensmittelindustrie gibt enorme Summen aus, um das Verhalten der Verbraucher genau zu erforschen und beeinflussen zu können. Es dürfte schwierig sein, die ausgefeilten Techniken der Manipulation und Täuschung mit simplen »Tips« zu neutralisieren. Als man den Konsumenten empfahl, die Eier nach ihrer Dotterfarbe zu beurteilen – daran könne man angeblich erkennen, ob sie aus Käfig- oder Freilandhaltung kämen –, antworteten die Vermarktungsstrategen auf ihre Art. In Umfragen stellten sie fest, welche Farbe der Konsument für »natürlich« hält.[542] Heute können die Eierproduzenten die Dotterfarbe zielgruppenspezifisch einstellen. Hoffmann-LaRoche hält für den Interessierten einen Farbfächer mit 15 Abstufungen, vom sonnigen Gelb bis zum satten Tiefrot, bereit, die entsprechenden Farbstoffe fürs Legemehl natürlich ebenfalls. Meistens sitzt die Lebensmittelindustrie am längeren Hebel. Sie ist der stärkere Partner, der den Verbraucher allemal über den Eß-Tisch zieht.

Auch durchaus sinnvolle Empfehlungen haben ihre zwei Seiten. Durch gründliches Waschen von Obst und Gemüse lassen sich zum Beispiel einige Rückstände etwas vermindern. Der ehemalige Präsident des »Weltbundes zum Schutze des Lebens«, Dr. Bruker aus Lahnstein, gibt zu bedenken, daß dieser Ratschlag den Eindruck erwecken könnte, das Problem der Umweltverschmutzung ließe sich »durch Waschen lösen«.[754] Vor lauter Schadstoffen würde das Wichtigste einer gesunden Nahrung vergessen: Frisch und vollwertig soll sie sein.

Sind Schadstoffe, ist Radioaktivität erst einmal in die Umwelt gelangt, so kann der Verbraucher nicht mehr tun, als die wenigen und bekannten *Spitzenbelastungen vermeiden*. Alles andere ist Augenwischerei, fauler Zauber. Den meisten Lebensmitteln sieht man in der Regel nicht an, ob und welche Schadstoffe sie in welcher Menge enthalten. Hier stoßen noch so wohlmeinende Verbrauchertips schnell an ihre Grenzen. Niemand ist neben seinem normalen Broterwerb auch noch Heim-Rückstandsanalytiker oder kann sich zum Strahlenschutzbeauftragten für die eigene Küche ausbilden lassen. Wir alle müssen damit leben.

Und wer nicht damit leben will, der muß verhindern, daß unsere Umwelt weiterhin belastet wird, muß bewirken, daß der Arzneimittel-Mißbrauch in der Schweine-Bucht sein gesetzliches Ende findet, muß seinen Mitmenschen deutlich machen, daß die Atomenergie-Politik nicht mehr mit der Würde des Menschen vereinbar ist. Dies bedeutet zuallererst persönliches Engagement, bedeutet eine Verminderung der Verschwendung auf gesellschaftlicher wie auf privater Ebene. Der Konsument kann durch einen bewußteren Umgang mit den Dingen des täglichen Lebens seine eigene, unmittelbare Umwelt entlasten. Und er kann durch Verzicht auf manches, was vor 20 Jahren noch niemand vermißt hat, seinen Teil gegen die globale Umweltverschmutzung beitragen. Was einer sich leisten kann, bestimmt seinen Sozialstatus, aber was er alles nicht haben muß, seine Lebensqualität. Weniger im gedankenlosen Konsum ist hier mehr.

Nichtsdestotrotz gibt es zahlreiche Rückstandsprobleme, die der einzelne nicht ändern kann. Zumindest nicht sofort. Solange der Gesetzgeber nicht geeignete Rahmenbedingungen für ökologisches Handeln schafft, solange er verantwortungslose Praktiken in der Landwirtschaft auch noch subventioniert, solange die Lebensmittelüberwachung behindert wird und die Deklarationspflicht mehr verschleiert als offenlegt, kann der einzelne nur in einem sehr bescheidenen Rahmen für Abhilfe sorgen. Fehlende Einflußnahme ist kein Grund zur Resignation. Rom wurde nicht an einem Tag erbaut, und der ökologische Umbau unserer Gesellschaft geschieht nicht über Nacht. Es bedarf auch dann erheblicher Geduld und der Fähigkeit, unangenehme Erkenntnisse zu ertragen, wenn der Wunsch noch so intensiv sein mag, wenigstens im eigenen Kühlschrank eine heile Welt vorzufinden. Ein klarer Kopf ist auf Dauer mehr wert als blinder Öko-Aktionismus. Aus diesem Grund sollte niemand von »Verbrauchertips« zuviel erwarten, zumal wenn sie ehrlich sein sollen.

Fleisch aus erster Hand

Ein zuverlässiges Urteil über die Qualität der Nahrung ist natürlich vor allem dem Selbstversorger möglich. Auch wenn er nicht rückstandsfrei produzieren kann, so hat er doch erheblichen Einfluß auf den gesundheitlichen Wert seiner Erzeugnisse. Dort, wo die Gesundheit einen hohen (finanziellen) Wert verkörpert, wird die Notwendigkeit einer Selbstversorgung auch nicht in Abrede gestellt: »Ein Zoodirektor teilte kürzlich der staunenden Öffentlichkeit mit, man verfüttere seit geraumer Zeit an die wertvollen Tiere im Zoo nicht mehr das auf dem Markt erhältliche Fleisch. Der Gehalt an Pestiziden, Schwermetallen, Zusatzstoffen und vor allem Pharmaka gefährde das Leben der Tiere. Daher werde eigenes Fleisch produziert.«[597]

Der eigene Garten, das mag noch angehen; aber selbst Schweine zu mästen oder Milchvieh zu halten, ist für die meisten Menschen unrealistisch. Eine interessante Möglichkeit, zum »Selbstversorger« zu avancieren, besteht darin, mit einem Landwirt einen Vertrag über die Mästung eines Schweines zu schließen. Wer auf dem Land wohnt, kann sich einen Nebenerwerbs-Betrieb aussuchen, der gegenüber der

Massenproduktion nicht mehr rentabel arbeitet. Dort, wo für den persönlichen Bedarf gemästet wird, werden die Tiere in der Regel anständig gehalten und ordentlich gefüttert.

Daneben etabliert sich immer mehr vom Erzeuger selbst vermarktetes »Biofleisch«. Die Nachfrage ist kaum zu befriedigen. Viele Verbraucher nehmen für die meist ausgezeichnete Fleischqualität gerne weite Wege in Kauf. Die Schweinehälfte ist dort in der Regel erheblich billiger als der regelmäßige Gang zum Laden. Wer direkt beim Erzeuger kauft, hat damit zumindest die Kontrolle über die »biologische« Herkunft des Fleisches.

Wer keine Zeit oder Möglichkeit hat, zum Erzeuger zu fahren, dem bleibt in der Regel nur noch die Wahl zwischen Metzger und Supermarkt. In den Handwerksbetrieben ist erfahrungsgemäß die Bereitschaft größer, bessere Ware zu verkaufen als im Supermarkt. Der Metzger steht dem Kunden persönlich gegenüber. Er kann beispielsweise, wenn er will, die Tiere *vor* der Schlachtung selbst aussuchen. Einige wenige tun das noch heute. Dieser Handwerksbrauch sollte vom Verbraucher wieder mehr honoriert werden, denn das ist die Voraussetzung für Qualität.

Fleischeinkauf – aber richtig

PSE-Fleisch (pale, soft, exudative = bleich, weich, wasserreich): Das berüchtigte »Schrumpf-Schweinerne« ist für den Verbraucher wohl der häufigste Grund zur Klage – einfach deshalb, weil er diesen Qualitätsmangel auch merkt. Eine »appetitlich« glänzende Oberfläche mit einer starken Marmorierung, blasser Farbe, Blutungen und Saftlässigkeit sind ein sicherer Hinweis. Überflüssig zu sagen, daß es meist sehr mager ist und häufiger der besten Handelsklasse »Extra« angehört.

Die amtliche Verbraucheraufklärung hält mit ihren Tips nicht hinterm Berg: »Wer klug ist... kauft gleich ein Fleisch mit kräftiger Farbe und trockener Oberfläche.«[1576] Besonders kräftig in der Farbe und ziemlich trocken ist das sogenannte *DFD-Fleisch* (dark, firm, dry = dunkel, zäh, trocken): Es ist das miese Gegenstück zum PSE. Auch wenn es beim Schwein noch relativ selten auftritt, ist es beim Rindfleisch dafür um so häufiger.

Ein gutes Fleisch ist nicht zu mager, sondern leicht marmoriert, also mit dünnen Fetteinlagerungen durchwachsen, nicht blaß, sondern rosig (auch vom Kalb) und weder feucht-glänzend noch trocken. Speziell beim PSE-Fleisch sollte der Verbraucher reell kalkulieren und Geschäfte meiden, die entsprechende »Sonderangebote« zum Kundenfang offerieren. Auch der Verlust in der Pfanne muß bezahlt werden. Lieber etwas weniger Fleisch – dafür aber ein gutes Stück. Es gibt keinen vernünftigen Grund, Gemüse und frischen Salat zum bloßen optischen Beiwerk auf dem Teller zu degradieren.

Folien-Fleisch: »Besonders auffällig sind diese Qualitätsmängel beim SB-folienverpackten Frischfleisch«, klagte auch schon der Präsident des Bundesgesundheitsamtes.[833] Der Grund für dieses Manko ist leicht gesagt: Der Verbraucher kann saftlässiges PSE-Fleisch unter der Folie im saugfähigen Pappdeckel nicht mehr erkennen. Bestimmte Verpackungen, sogenannte Zellfilter, »haben nämlich die Eigenschaft, einen bestimmten Teil des natürlich austretenden Saftes... aufzunehmen, um danach – bedingt durch den osmotischen Ausgleich – den weiteren Saftaustritt zu stoppen«. So steht's im Prospekt. Ein solchermaßen verpacktes Fleisch »büßt nur höchstens 2 bis 3 Prozent seines Eigengewichts ein. Es bleibt selbst nach drei- bis vierwöchiger Lagerung frisch wie am ersten Tag...«[1] Gleichzeitig ist der Übergang von Weichmachern, vorwiegend Adipate, aus dem Kunststoff ins Fleisch nicht unproblematisch. Häufig werden ungeeignete PVC-Folien verwendet, »weil sie«, so die Chemische Landesuntersuchungsanstalt Stuttgart, »die Farb-Erhaltung des Frischfleischs gewährleisten«.[1578] Immerhin sind in einem Pfund Fleisch 10 Milligramm Adipate »normal«.[1577–1579]

Formfleisch: »Aus zarten Fleischteilen zusammengefügt« oder »aus saftigen Fleischstücken geformt« lautet die meist unauffällig angebrachte Kennzeichnung auf der Packung. Darüber prangen dann verheißungsvolle Phantasienamen wie »Spelunkenbraten« oder gar »Hähnchen-Cordon-Bleu«. Ihre Hersteller verstecken sich gerne hinter traditionellen Wertvorstellungen und verwenden »klangvolle Namen, die beim Verbraucher die Vorstellung einer gehobenen Qualität erzeugen«, so Dr. Baumgarten vom Kreisveterinäramt Soest, »für tatsächlich ganz andere, weniger wertvoll zusammengesetzte Erzeugnisse, um den Kaufentschluß damit auszulösen«.[661]

Die Fleischforschung hat es ermöglicht, aus zerkleinerten Fleischresten, inklusive Lymphknoten und Speicheldrüsen, durch Verkitten mit Muskelabrieb wieder Produkte zu formen, die zumindest rein äußerlich eine gewisse Ähnlichkeit mit gewachsenem Fleisch wie Schnitzel oder Braten erwecken sollen.[1449] In vorsichtiger Formulierung sagt die zuständige Bundesanstalt, worum es geht: »Die Versuchung, mit dieser Technologie wertgemindertes Fleisch – etwa bindegewebsreiche Zuschnitte oder mit Wasser aufgepumptes Fleisch – einzuführen, ist naturgemäß groß.« Daraus jedoch im gleichen Atemzug eine »Steigerung des Genußwertes« abzuleiten, weil solche Preßfleischgemenge weicher im Biß und »saftiger« seien, scheint uns ebenso abwegig wie die Deklaration.[761]

Formfleisch ist oft in Fertiggerichten enthalten und wird auch in vielen Kantinen und Gaststätten angeboten. Allerdings ziert die Speisekarte nicht mehr der ursprüngliche Name wie »Geflügelfleischschnitte, aus zarten Fleischteilen geformt« oder »Stückige Ware mit Muskelabrieb zusammengeklebt«. Jetzt ist daraus ein appetitliches »Hähnchenschnitzel, paniert« oder gar ein »Ragoût fin nach Art des Hauses« geworden.[689, 1449]

Wildfleisch: Wild weist unter den tierischen Lebensmitteln echte Spitzenbelastungen auf. Zwar werden die erheblichen Pestizid-Rückstände im Fettgewebe durch den geringen Fettgehalt wieder ausgeglichen. Die Cäsiumwerte hingegen bleiben auch in der weiteren Zukunft erhöht. Wildfleisch, speziell aus Bayern, sollte deshalb die Ausnahme im Speiseplan bleiben.[1583, 1585]

Innereien: Bei Leber und Niere geben die Schwermetall-Belastungen Anlaß zu Bedenken. Auch wenn die Gehalte bei jungen Tieren wie Kälbern oder Brathähnchen etwas niedriger liegen, sollte bedacht werden, daß viele Arzneimittel in diesen Organen angereichert werden. Es wird deshalb empfohlen, ihren Konsum generell einzuschränken.[756, 758–760] Grundsätzlich nicht auf den Tisch gehören die Lebern und Nieren von Wild jeder Art, von Pferden und von Enten.[708, 755–758]

Der Mensch lebt nicht vom Fleisch allein

Viehmast – ein Mittel der Politik

Noch ein Futtermittel verdient genauere Betrachtung, weniger aus toxikologischem als vielmehr aus ernährungspolitischem Interesse: das Getreide.

Getreide ist nicht nur das wichtigste Grundnahrungsmittel der meisten Völker, heute wird es auch in großem Stile an Tiere verfüttert. Dagegen wäre eigentlich nichts einzuwenden – wenn nicht gleichzeitig Millionen von Menschen auf unserer Erde hungern müßten.

- Ein Tier bildet in der Regel aus 3 bis 5 Kilogramm Getreide ein Kilogramm Fleisch. Zur Befriedigung des hohen Schnitzel-, Braten- und Hamburger-Konsums der Bundesbürger wurde die Bundesrepublik sogar zu einem Getreide-Import-Gebiet.[691] Im Wirtschaftsjahr 1985/86 mußten etwa 17 Millionen Tonnen verfüttert werden.[1602] Das sind zwei Drittel unserer eigenen Ernte. Die deutschen Einkäufe auf dem Weltmarkt zählen sicherlich mit zu den wirkungsvollsten Beiträgen zum Welthungerproblem.
- Die Fleischproduktion braucht mehr landwirtschaftliche Fläche als die Erzeugung pflanzlicher Lebensmittel. Die Ernährungswissenschaftler Professor Cremer und Dr. Oltersdorf schreiben: »Heute werden nur 8,3 Prozent des Agrarlandes dazu verwandt, um Produkte zu gewinnen, die direkt als Nahrungsmittel für den Menschen dienen. Der Rest von etwa 92 Prozent wird benötigt, um Vieh aufzuziehen...«[657] So müssen weite Landstriche mit Kunstdünger und Pestiziden behandelt werden, um immer mehr Futter für den steigenden Fleischkonsum Europas und Nordamerikas zu produzieren.
- Die Intensivmast verschlingt, ähnlich wie die Hochseefischerei, riesige Energiemengen zur Lebensmittelgewinnung.[657] Die Mast eines Brathähnchens benötigt zur Erzeugung der gleichen Proteinmenge siebenmal mehr Energie[658] und zur Erzeugung der gleichen Kalorienmenge zirka zwanzigmal mehr als der Anbau von Weizen. Damit gewinnt die Diskussion um die Energieproblematik eine neue Dimension. Erdölimporte zur Brathendlmast?

Tierhaltung ist vor allem dort sinnvoll, wo pflanzliche Lebensmittel nur schwer gedeihen, und dort, wo Nahrungsabfälle Wiederverwendung finden und zugleich Mist als wertvolles Düngemittel benötigt wird. Kurz gesagt, überall dort, wo das Tier keine Nahrungskonkurrenz zum Menschen darstellt.

Niemals jedoch kann eine Viehmast mit Getreide in Spezialbetrieben mit Air-condition anders betrachtet werden als gezielte Vernichtung von Grundnahrungsmitteln unter hohem Energieaufwand. Die Lebensmittelbranche sieht es freilich anders, bei ihr heißt das alles »Getreideveredelung«.

Nach offiziellen Angaben hungern auf unserer Erde rund eine halbe Milliarde Menschen – eine unvorstellbar große Zahl. Und das, obwohl rein rechnerisch pro Kopf der Weltbevölkerung (also auch für jeden von uns) täglich allein an Getreide 1 Kilogramm zur Verfügung steht – eine Menge, die kaum zu bewältigen wäre.[670] Damit ist der Welthunger nicht ein Problem der Lebensmittelerzeugung – sondern der Politik. Die Steigerung des Fleischkonsums in unserem Land offenbart sich als Schlüssel zur Erzeugung von Getreidemangel und Hunger in der Dritten Welt.

Risikofaktor Fleischüberernährung

Trotzdem wird der Verzehr von Fleisch in unserem Lande weiter stimuliert: »Eiweißreiche Ernährung ist doppelt gesund. Es ist nicht nur richtig, den Anteil von Eiweiß an unserer Ernährung zu Lasten anderer Nährstoffe zu erhöhen, es ist darüber hinaus erwiesen, daß der Verzehr von Fleisch – auch in größeren Mengen – nicht ungesund, sondern gesund ist« – so steht es im Fleischlexikon der Centralen Marketinggesellschaft der Deutschen Agrarwirtschaft.[672] Betrug der Verbrauch an Fleisch pro Kopf der bundesdeutschen Bevölkerung 1950 noch 37 Kilogramm, so erreichte er 1985/1986 die stattliche Menge von über 100 Kilogramm – doch sind wir deshalb gesünder? Keineswegs. Vor allem Fleisch wird (neben anderen Nahrungsbestandteilen) wegen seines Ballaststoffmangels für Dickdarmkrebs verantwortlich gemacht[664–666, 673] und wegen seines hohen Puringehaltes für Gicht.[49]

Zu zwar offiziell nicht anerkannten, dafür aber sehr gut belegten Ergebnissen kam der Frankfurter Internist Professor Wendt. Er fand einen deutlichen Zusammenhang zwischen dem hohen Fleischverzehr und Herzkreislauferkrankungen: Ein Zuviel an (tierischem) Eiweiß kann der Körper bei gleichzeitiger kalorischer Überernährung nicht mehr »verbrennen«. Zunächst verdickt – so Wendt – »die Fleischmast das Blut... Alle Eiweißbestandteile des Blutes sind erhöht...«[662] Um wieder einen normalen Eiweißspiegel (dazu zählen außer Plasmaproteinen rote Blutkörperchen, Blutfarbstoff, Gerinnungsfaktoren, Hämatokrit) zu erhalten, wird das Eiweiß in den Kapillaren, den feinsten Verzweigungen der Blutgefäße, abgelagert. Dadurch verdickt sich die »Kapillarwand« und wird undurchlässiger. Stoffe, die zur Versorgung der Gewebe notwendig sind, wie zum Beispiel Blutzucker, gelangen deshalb immer schwieriger aus dem Blut an ihren Bestimmungsort. Um einem allmählich bedenklich werdenden Mangel entgegenzuwirken, zieht der Körper am Ende die Notbremse: er erhöht »auf hormonellem und nervösem Wege die Blutspiegel dieser zurückgestauten Moleküle« (zum Beispiel Blutzucker) so lange, bis sie die Kraft erreicht haben, den erhöhten Widerstand der verdickten »Kapillarwände« zu überwinden.[662] So erklärt Professor Wendt die Risikofaktoren wie einen erhöhten Cholesterin- oder Zuckerspiegel auf einfache Weise. Danach ist auch Bluthochdruck eine notwendige Kompensationsreaktion des Körpers auf die verminderte Durchlässigkeit der Blutgefäße.[662]

Bei weiter fortdauernder Fleischüberernährung ist der Körper überfordert, es kommt zur Katastrophe: Ist der Eiweißspeicher überfüllt, »wandert der Impuls zur Eiweißresorption weiter stromaufwärts nach den Arterien«. Dadurch entstehen die gefürchteten Eiweißpolster an den Innenflächen der Arterien, »die schon bei relativ jungen Männern zum Herzinfarkt führen können«*.[662] Und weiter: Frauen erkranken an den Folgen der Fleischmast erst in den Wechseljahren, »weil die Eiweißverluste durch Monatsblutungen, Schwangerschaften, Geburten und Fehlgeburten sie vor einer Überfüllung des Eiweißspeichers« schützen. Bald nach Beginn der Wechseljahre »sind Koronarsklerose und Infarkthäufigkeit dann bei Frauen dieselben wie bei Männern«.[662]

Herzkreislauferkrankungen stehen heute in der Bundesrepublik an der Spitze der Todesursachen: 47 Prozent aller Todesfälle gehen auf ihr Konto – das heißt jeder zweite.[584]

* Es wäre zu vereinfachend anzunehmen, dies sei der einzige Entstehungsmechanismus – gewöhnlich wirken mehrere Faktoren zusammen (zum Beispiel Streß, Fehlernährung, Bewegungsmangel). Sicher aber trägt die Fleischmast in vielen Fällen einen entscheidenden Anteil zu diesen Krankheiten bei.

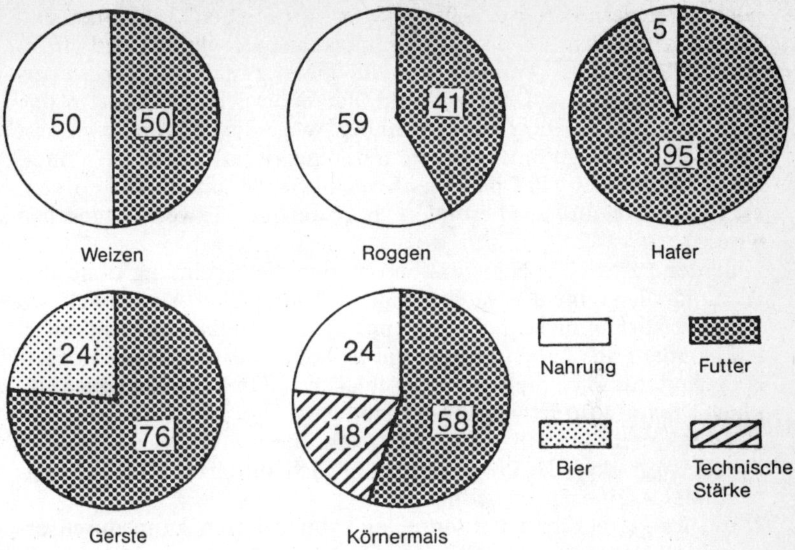

Getreideverwendung in der Bundesrepublik Deutschland[671]
(Angaben in Prozent)

Wieviel Fleisch braucht der Mensch?

Viele Verbraucher verbinden mit Fleisch die Vorstellung von einem wertvollen lebensnotwendigen Eiweiß, also von einer Eiweißqualität, die allein durch vegetarische Kost niemals zu erreichen wäre.

Zunächst einmal sei festgestellt, daß nicht nur Eiweiß lebensnotwendig ist, sondern auch eine Reihe weiterer Verbindungen, wie zum Beispiel Vitamine oder Spurenelemente. Gerade in diesem Punkte kann Fleisch nicht mehr als vollwertig angesehen werden. Es enthält so gut wie kein Vitamin C und nur sehr wenig Vitamin A beziehungsweise Carotin.[80, 304] Sein immer wieder herausgestellter Vitamin-B_{12}-Gehalt sollte nicht überbewertet werden, da andere Lebensmittel wie Käse oder Fisch (Hering) zum Teil wesentlich höhere B_{12}-Gehalte aufweisen.[80] Von vielen Autoren wird auch das Fehlen von ausreichenden Ballaststoffen als entscheidender Mangel angesehen.

Tierversuche mit künstlichen Futtermischungen, bestehend aus hochgereinigten Fetten, Zuckern, Spurenelementen, Vitaminen und allerlei Aminosäuren als Eißweißbausteinen, ergaben, daß beim Fehlen bestimmter Aminosäuren die Tiere allmählich verkümmerten. Man bezeichnete diese Stoffe als »essentiell«, weil sie in den Experimenten regelmäßig – ähnlich wie die Vitamine – mit der Nahrung zugeführt werden mußten. Gerade diese essentiellen Aminosäuren sind im Fleisch reichlich enthalten, und so kam es, daß es heute als besonders hochwertiges Eiweiß angesehen wird.

Leider hatten die Naturwissenschaftler die Rechnung ohne den Wirt, nämlich ohne die Natur gemacht, denn in dem Augenblick, wo sie die Nahrung nicht mehr aus einzelnen Chemikalien komponierten, sondern aus Lebensmitteln mit bekannter Eiweißzusammensetzung, änderten sich die Resultate schlagartig. Dr. Kofranyi vom Max-Planck-Institut für Ernährungsphysiologie:

1. »Bei Ernährung mit natürlichen Nahrungsmitteln ist die biologische Wertigkeit der Proteinmischung nicht durch einzelne ›begrenzende‹ Aminosäuren bedingt und
2. die Minderzufuhr an essentiellen Aminosäuren kann durch erhöhte Gaben an unspezifischen Stickstoffträgern mindestens teilweise ausgeglichen werden.

Man muß sich also von der Vorstellung lösen, daß die biologische Wertigkeit durch ›begrenzende‹ Aminosäuren – zumindest bei der Ernährung mit natürlichen Nahrungsmitteln – bestimmt ist.«[667]

Damit hatte Dr. Kofranyi eine Ernährungswissenschaft, die sich auf die Wirkung einzelner Stoffe beschränkt, als Maßstab für die menschliche Ernährung in Frage gestellt. In seinen Experimenten erwiesen sich Kombinationen von mehreren Lebensmitteln als besonders wertvoll. Bei einer Diät von Kartoffeln mit Ei (man denke an Spiegelei mit Kartoffelbrei) genügte sogar die Hälfte der Eiweißmenge, die von der Deutschen Gesellschaft für Ernährung empfohlen wird.[584, 667, 669] Angesichts solcher Widersprüche zwischen offiziellen Ernährungsempfehlungen und der Realität verliert die »wissenschaftliche« Werbung für mehr Eiweiß, für mehr Fleisch ihre Glaubwürdigkeit. Auch deshalb, weil es unmöglich ist, den individuellen Eiweißbedarf über den ernährungswissenschaftlichen Kamm des »Normaltypus« zu scheren, dazu ist der Bedarf von Mensch zu Mensch viel zu unterschiedlich und abhängig von Konstitution, Alter und Lebensweise.[668] Es lassen sich aber aus den Forschungen von Kofranyi und Wendt drei wesentliche Schlüsse ziehen:

1. Fleisch ist nicht lebensnotwendig.
2. Eine gemischte Kost aus einer Vielfalt von Lebensmitteln, Fleisch mit eingeschlossen, ist einer einseitigen Ernährung deutlich überlegen.
3. Ein Übermaß an Fleisch kann Herzkreislaufkrankheiten begünstigen.

...und fertig ist die Leberwurst: Zusatzstoffe

Der Metzger unterscheidet drei Gruppen von Wurstsorten aufgrund ihrer unterschiedlichen Herstellungsweise: die Rohwürste, die Kochwürste und die Brühwürste.

Die Rohwurst. Alle Wurstsorten, die im Verlaufe der Produktion nicht erhitzt werden, wie Salami, Cervelatwurst oder Mettwurst, sind Rohwürste. Hergestellt werden sie aus gefrorenem Fleisch und Fett, das der Metzger in einer Zerkleinerungs- und Mengmaschine, dem Kutter, zu einem homogenen Brei, dem Brät, verarbeitet. Es folgt die Zugabe von Pökelsalz, Umrötehilfsmitteln, Gewürzen, Geschmacksverstärkern, Antioxidantien, Schnellreifemitteln und Starterkulturen. Soll die Wurst streichfähig sein (Mettwurst), so wird noch etwas Emulgator zugemischt. Diese ganzen Zusatzstoffe muß der Metzger natürlich nicht einzeln zugeben – er würde sonst leicht den Überblick verlieren –, sondern er bekommt abgestimmte Mischungen von speziellen Wursthilfsmittelfabriken. Die Probleme der einzelnen Zusatzstoffe werden in den anschließenden Kapiteln erläutert.

Das fertige Brät wird in (Kunst)därme abgefüllt und die Würste werden an einem trockenen Ort aufgehängt. Dort reifen sie durch die Tätigkeit der Bakterien aus den Starterkulturen, was von wenigen Tagen (Schnellreifemittel) bis zu einigen Wochen dauern kann. Dabei wird die Wurst allmählich fest und erhält ihr typisches Aroma. Abschließend kann sie noch geräuchert und mit einer Überzugsmasse ummantelt werden.

Im Unterschied zu anderen Wurstsorten wird dem Rohwurstbrät im allgemeinen kein Wasser zugeschüttet.

Rohwürste können aufgrund der mikrobiellen Reifung durchaus ein relativ wertvolles Lebensmittel darstellen, wie alle Produkte, die mit Hilfe von Mikroorganismen veredelt werden (Käse, Bier, Sauerkraut).

Die Kochwurst. Im Gegensatz zur Rohwurst werden Kochwürste, wie der Name schon sagt, vorwiegend aus gekochtem Ausgangsmaterial hergestellt. Zu dieser Gattung zählen zum Beispiel Leberwurst, Rotwurst oder Zungenwurst.

Wie ein Lehrbuch der Lebensmitteltechnologie ausführt, werden zur Produktion »alle als Fleisch definierten Teile des Tierkörpers, mit Ausnahme von Knochen, verwendet«[675] – was nicht ganz zutreffend ist, denn eine fabrikmäßig hergestellte Kochwurst oder Brühwurst kann sogar bis zu 10 Prozent eines Breies aus Knochenfleisch und Knochensubstanz enthalten (siehe S. 122f.). Da Innereien nur in hitzebehandelten Fleischerzeugnissen verwendet werden dürfen, wandern sie vorwiegend in die Kochwürste. Innereien zur Verarbeitung im Sinne des ›Deutschen Lebensmittelbuches‹ sind: »Leber, Niere, Herz, Zunge ohne Schleimhaut, Lunge, Speiseröhre ohne Schleimhaut, Magen und Vormägen ohne Schleimhaut, bei Kälbern unter 100 Kilogramm Lebendgewicht Labmagen auch mit Schleimhaut, ›Gekröse‹ von Kälbern unter 100 Kilogramm Lebendgewicht, Schweinemicker, Euter einschließlich ausgebildetem Schweinegesäuge, Milz, aus dem Fleisch entfernte Lymphknoten, Hirn, Rückenmark, Bauchspeicheldrüsen und Bries; ferner große Gefäße von Kälbern, Schweinen und Schafen, von Kopffleisch abzutrennende Speicheldrüsen des Rindes.«[676]

Eine *gute* Leberwurstqualität erreicht man wie folgt – aus einer Anleitung für Metzger[677]:
28 % Schweinegriffe
28 % Schinkendeckelspeck
14 % Schweinekopffleisch mit Maske
23,5 % Schweineleber
6,5 % heißes Wasser

Dreiviertel der Wurst bestehen also aus Schweinespeck, Schweinegriffe und Schweineköpfen. Dazu kommt an zugelassenen Zusatzstoffen Umrötehilfsmittel, Emulgatoren, Antioxidantien und Geschmacksverstärker. In der Rezeptur einer Zusatzstoffabrik werden folgende Mischpräparate zur gleichzeitigen Anwendung empfohlen[677]:

»... für 1 kg Gesamtmasse:
20,0 g Nitritpökelsalz
7,0 g ROSIPUR
1,0 g SMAK ›S‹
1,0 g PÖK extra stark BL
5,0 g LEMAL
4,0 g VG-Gewürz Feinleberwurst ›Altmeister‹
0,5 g VG-Gewürz Bratzwiebel-Emulsion«

Dahinter verbirgt sich laut Herstellerangaben[677] im Prospekt:
ROSIPUR: »Biologisch wirksamer Zucker auf Lactosebasis mit dem

breiten Anwendungsbereich. Verbessert und stabilisiert Umrötung, Konsistenz, Struktur und Geschmack, mindert Gewichtsverlust.«

SMAK »S«: »Geschmacksverstärker mit Naturwürzung für alle Wurst- und Fleischwaren.«

PÖK »extra stark« BL: »Umrötehilfsmittel für alle mit Nitritpökelsalz hergestellten brühwurstartigen Erzeugnisse sowie Rohwürste; sichere Umrötung und stabile Farbhaltung.«

LEMAL: »Emulgator zur risikolosen Herstellung von Kochstreichwurst einschließlich Leberpasteten, Leberparfaits und Lebercremes. Besonders auch für hochsterilisierte Konserven.«

Das Ganze wird folgendermaßen vermengt: Zuerst kuttert man die Leber mit den Zusatzstoffen vor. Dann werden das Schweinekopffleisch, die Griffe und der Speck gut durchgebrüht und zusammen mit dem Emulgator unter Wasserzusatz ebenfalls gekuttert. Die beiden Gemenge werden anschließend vermischt, in Därme abgefüllt, die man zuletzt noch in heißem Wasser ziehen läßt. Wer will, kann sie nun noch räuchern.

Der Zusatz »wertvoller« Innereien – wie zum Beispiel Leber – ist heute oft recht gering. Für einfache Leberwürste genügen gut 10 Prozent Leber[676]; erst in sogenannten Spitzenqualitäten befinden sich 25 bis 35 Prozent.

Kalbsleberwurst hält selten, was der Name verspricht. Wie das Landesuntersuchungsamt München feststellte, enthält sie »in der Regel nur Schweineleber und neben Kalbfleisch auch Schweinefleisch«.[674]

Die Brühwurst. Zu dieser Gattung zählen die meisten und wohl auch die am häufigsten verzehrten Wurstsorten wie zum Beispiel Wiener, Fleischwurst, Bockwurst oder Bierschinken. Auch die Kochsalami ist eine Brühwurst und nicht, wie der Name vermuten läßt, eine Salami (Rohwurst) oder Kochwurst.

Zur Brätherstellung wird rohes Fleisch zusammen mit Nitritpökelsalz, Umrötehilfsmitteln, Gewürzen, Geschmacksverstärkern, Phosphat/Citrat, Antioxidantien und eventuell Emulgatoren gekuttert. Wie bei der Kochwurst kann auch hier bei fabrikmäßiger Herstellung ein zehnprozentiger Zusatz eines Breis aus Knochenfleisch und Knochensubstanz erfolgen. Nach Ansicht von Lebensmitteltechnologen bietet sich die Brühwurst »für einen industriellen Fertigungsvorgang geradezu an«.[675]

Das Charakteristikum ihrer Herstellung ist die Zuschüttung von viel Wasser beziehungsweise Eis: sie »garantiert eine knackige, saf-

Die einzelnen Wurstsorten

Rohwurst	*Kochwurst*	*Brühwurst*
Salami	Blutwurst	Lyoner (Fleischwurst)
Cervelatwurst	Thüringer Rotwurst	Wiener/Frankfurter
Schlackwurst	Zungenwurst	Bockwurst
Plockwurst	Schinkenrotwurst	Bierschinken
Landjäger	Schwartenmagen	Mortadella
Katenrauchwurst	Sülzwürste	Jagdwurst
Debrecziner	Filetwurst	Schinkenwurst
Krainer Würste	u. a.	Göttinger Blasenwurst
Rohe Krakauer	*Streichwurst:*	Cabanossi
u. a.	Leberwürste aller Art	Kochsalami
Streichwurst:	Leberpasteten	*weiße Brühwurst:*
Mettwurst		Weiße im Ring
Teewurst		Münchner Weißwurst
		Gelbwurst
		Bratwurst:
		Rostbratwürste
		Schweinsbratwürstchen
		Wollwurst
		Kalbsbratwürstchen
		Fleischkäse:
		Leberkäse (5 % Leber; Bayerischer Leberkäse enthält keine Leber!)

tige, gut bindige Brühwurst«.[16] Durch Phosphat beziehungsweise Citrat wird das Wasser »schnittfest«, weshalb dann auch größere Mengen Wasser zugeschüttet werden können; Wiener Würstchen können zum Beispiel zu einem Viertel aus zugesetztem Wasser bestehen.[250]

Zuletzt werden noch Speck und Fettgewebe untergemengt, die homogene Masse in Därme abgefüllt und die Würste in heißem Dampf oder im Wasser »gebrüht«. Sollen sie auch noch geräuchert werden, so geschieht das in einem kombinierten Heißräucherungs- und Garverfahren. Bratwürste, zum Beispiel Schweinsbratwürstchen, gelangen dagegen meist ungebrüht in den Handel. Bei weißen Brühwürsten, wie Weißwurst oder Gelbwurst, findet keine Pökelung statt, anstelle von Nitritpökelsalz wird normales Kochsalz verwendet. Eine Besonderheit stellt die Münchner Weißwurst dar, die – nach den Leitsätzen des ›Deutschen Lebensmittelbuches‹ – bis zu 15

Prozent zusätzliches Bindegewebe enthält, »vor allem in Form von besonders gekochten Schwarten oder Kalbskopfhäuten«.[676]

Schwarten, Fett und Wasser – Emulgatoren

Man nehme »3 kg Schwarten, 3,5 kg Fett, 3,5 kg Wasser, 200 g Emulgator. Die Verarbeitung dieser Emulsion geschieht vorwiegend in Brühwürsten, die einen relativ schwachen Magerfleischanteil haben«.[568] Diese Brühe wird dem Brät zu 10 Prozent zugesetzt – Mahlzeit!

Das restliche Brät wird folgendermaßen hergestellt:

»Bei mittleren, einfachen und fettreichen Qualitäten, also Brühwürsten mit geringem Eiweißgehalt, bei denen oft die vorhandene Eiweißmenge zur stabilen Brätherstellung nicht genügt, sollte zur Stabilisierung der notwendigen Emulsion ein Kutterhilfsmittel mit Emulgator zur Unterstützung eingesetzt werden ...«[250]

In der »stabilen Emulsion« ist dann das Fett für den Verbraucher unsichtbar geworden.

»Der Einsatz von Emulgatoren bei Bratwürsten reduziert das Austreten von Fett durch die Darmwand während des Bratens. Das geschmolzene Fett bleibt größtenteils am Brät haften. Die Wurst behält ihre ursprüngliche Form bei und zeigt eine gewisse Prallheit.«[568]

Emulgatoren braucht man, um mit möglichst wenig Fleisch möglichst viel Wurst zu machen. Da hierbei teures Fleisch durch Fett, Schwarten und Wasser ersetzt wird, muß die eigentliche Funktion des Fleischeiweißes – wie seine Binde- und Emulgierfähigkeit – von einem Zusatzstoff, nämlich den Emulgatoren, übernommen werden.

Giftig sind die zugelassenen Emulgatoren kaum. Notwendig ist ihr Einsatz für eine gute Wurst aber nicht – nur: er ist gewinnbringend.

Für »wäßrige« Schweine – Phosphat

»Daß eine gute Brühwurst aus schlachtwarmem Fleisch ohne Kutterhilfsmittel hergestellt werden kann, ist bekannt. Diese gute Eignung des schlachtwarmen Fleisches zur Brühwurst-Herstellung geht aber wenige Stunden nach dem Schlachten verloren ...«[1] »... diese Warmverarbeitung ist aus vielen Gründen nicht mehr möglich, einmal durch den Schlachthofzwang und zum anderen durch den Versand bereits toten Fleisches. So ist der Metzger heute darauf angewiesen, kaltes Fleisch – oft auch Gefrierfleisch – zu verarbeiten.«[1] Und dazu braucht er jetzt Kutterhilfsmittel, um mit Chemie die verlorengegangenen Vorteile schlachtwarmen Fleisches wettmachen zu können. So kam, bald nach dem Zweiten Weltkrieg, Phosphat in die Wurst. Und ganz nebenbei konnte jetzt auch das »Fleisch ermüdeter und abgezehrter Tiere und ›wäßriger‹ Schweine« gleich mitverwurstet werden.[549] Die Quellfähigkeit des Phosphates vermag aber nicht nur die herauslaufende Soße »wäßrigen« Fleisches zu binden, sondern eröffnet der Wurstfabrik die Möglichkeit, auch noch firmeneigenes Leitungswasser hinzuzuschütten, nach dem Grundsatz: je mehr Phosphat, desto mehr Wasser. Rein äußerlich ist der Wurst nichts anzumerken, im Gegenteil, Konsistenz und Farbe werden »positiv« beeinflußt,[47, 549] so daß auch kritische Verbrauchergaumen den Unterschied kaum bemerken werden. Eigentlich kein Wunder, daß solche Manipulationen im Jahre 1959 wieder untersagt wurden.[561] Aber damit war den Herstellern die einträgliche Möglichkeit genommen, Wasser in Wurst zu verwandeln. Das konnte auf die Dauer die Lobby nicht ruhenlassen, und zehn Jahre später erlaubten unsere Volksvertreter das Phosphat erneut für die Wurst, unter der Auflage der Deklarationspflicht.[562] Trotzdem klagt Wilhelm Kasper in der ›Neuen Fleischer Zeitung‹ immer noch: »Leider ist man in der Bundesrepublik, im Gegensatz zu allen anderen EG-Ländern, nicht in der glücklichen Lage, die Phosphate als Lakezusatz zu verwenden, obwohl deren vorzügliche Wirkung bei der Schinkenherstellung unbestritten ist.«[1] Und das Phosphatverbot speziell für den Schinken sehen manche Produzenten nun gar nicht gern – und haben anscheinend zur Selbsthilfe gegriffen: Seit vielen Jahren und mit schöner Regelmäßigkeit beanstanden die Überwachungsbehörden die Verwendung verbotener Phosphate in Wurst und Schinken.[76, 110, 1404, 1760]

Gewonnen aus Phosphorit- und Apatitvorkommen in den USA, in Nordafrika und in der Sowjetunion, sind Phosphate relativ stark verunreinigt mit Schwermetallen und anderen toxischen Stoffen. Da eine fast vollständige Reinigung zu teuer wäre, sind 3 Milligramm Arsen, 10 Milligramm Blei, 10 Milligramm Fluor und 25 Milligramm Zink pro Kilogramm ausdrücklich erlaubt.[132] Auch auf diese Weise geraten – via Zusatzstoffe – Umweltgifte in Lebensmittel.

Phosphate sind zwar wichtig für den menschlichen Körper und sie sind auch in fast allen Lebensmitteln natürlicherweise enthalten, aber: »Entscheidend für die Zuträglichkeit der Phosphatzufuhr ist auch die Aufrechterhaltung des Calcium-Phosphat-Gleichgewichts«.[47] Zuviel Phosphat bringt den Calciumstoffwechsel durcheinander[75, 181] und führt möglicherweise zur Entkalkung des Organismus.[71] Besonders empfindlich reagiert die Niere auf solche Stoffwechselstörungen.[213, 439] Wie der »Ernährungsbericht« ausweist, liegt in der Bundesrepublik die Phosphatzufuhr weit über den Empfehlungswerten, während gleichzeitig Calciummangel beklagt wird[1472] – wohl auch ein Ergebnis der in der Lebensmittelindustrie beliebten Phosphatanwendung.

Kinder sind noch in besonderer Weise gefährdet, denn Phosphate liegen oft als alkalische Salze vor. Solche Alkalien können »zwar beim Erwachsenen durch die Magensäure neutralisiert werden... beim Kind [ist] dies jedoch wenig oder nicht der Fall«. »Sie verändern die Tätigkeit der Speicheldrüsen, der Labdrüsen und des Pankreas; zuletzt kann Alkalosis auftreten.«[45] Und das ist eine bis zu Krämpfen gesteigerte Erregbarkeit.

Phosphat und Hyperaktivität

Wiederholt berichtete die Presse über »Wunderheilungen« verhaltensgestörter Kinder, indem man ihnen einige phosphathaltige Lebensmittel vom Speisezettel strich. Sobald die Kinder wieder Mahlzeiten mit Phosphatzusätzen aßen, traten die bekannten Symptome der Hyperaktivität auf, wie motorische Unruhe, Impulsivität, leichte Ablenkbarkeit und erhöhte Aggressivität.[550]

In der wissenschaftlichen Literatur fand sich kein brauchbarer Hinweis auf Phosphat als Ursache, jedoch sehr wohl Untersuchungen über andere Zusatzstoffe. Der amerikanische Allergologe Feingold zeigte, daß durch eine Diät, die unter anderem auf sämtliche künstlichen Farb- und Aromastoffe verzichtete, die Hälfte der hyperkinetischen Kinder geheilt werden könnte.[551] Australische und neue amerikanische Untersuchungen stützen diesen Befund.[14, 355, 554] Erwiesenermaßen können Lebensmittelzusatzstoffe innerhalb der zugelassenen Konzentration bei empfindlichen Kindern stark auf ihre Psyche einwirken.[552, 553]

Die in der Bundesrepublik vorgeschlagene und angewandte Diät[253] zeigt bei vielen hyperaktiven Kindern eindeutig positive Wirkungen. Ungeklärt ist allerdings bis heute, ob tatsächlich das Phosphat die Ursache darstellt. So sind in dieser Diät zum Beispiel einige phosphatreiche Lebensmittel (etwa Fisch) erlaubt, während andere, durchaus phosphatarme Lebensmittel (zum Beispiel Obst) besonders starke Rückfälle zeitigen.[253] Diese Beobachtungen demonstrieren, wie komplex die Zusammenhänge zwischen Nahrung und Psyche bei empfindlichen Kindern sein können. Eine wissenschaftlich fundierte Aufklärung wäre hier dringend geboten.

Citrat – eine Alternative?

Statt Phosphat kann zur Verwurstung von kaltem Fleisch auch Citrat verwendet werden. Seine Wirkung wird als »nicht so günstig« umschrieben, was wohl heißen soll, daß damit nicht gar soviel Wasser zur Wurst wird. Dafür ist es aber für den Metzger nicht deklarationspflichtig[569] und verlangsamt auch noch das Ranzigwerden bei ungünstiger Lagerung.[1314]

Citrat wird gerne als »natürliche« Alternative zum Phosphat apostrophiert, obwohl sein Zweck genau derselbe ist: es soll die Wasserbindungsfähigkeit von schlachtwarmem Fleisch wiederherstellen. Ebensowenig unterscheiden sich diese beiden Stoffe in ihrer Wirkung auf den Organismus.

Indem sie ihm Mineralstoffe vorenthalten, greifen sie in den Stoffwechsel ein. Der Körper kann nicht mehr in gewohntem Maße Calcium aufnehmen, was beim Heranwachsenden die Knochenbildung verzögert.[15, 45] Auch weiß man aus Tierversuchen, daß Citrat Eisen bindet und so die Blutbildung beeinträchtigt.[15]

Genauso der umgekehrte Fall tritt beim radioaktiven Plutonium ein, das zum Beispiel durch Atomunfälle oder Wiederaufbereitungsanlagen[67] in Umwelt und Nahrung gelangen kann und hin und wieder auch schon gelangt ist. Hier erleichtert Citrat die Aufnahme des Giftes, welches nun statt dem mangelnden Calcium im Skelett eingelagert wird.[67]

Zwar ist Citrat beziehungsweise Zitronensäure natürlicher Bestandteil jeder lebenden Zelle und kommt dementsprechend auch in vielen Lebensmitteln vor, insbesondere in einigen Zitrusfrüchten. Die ausgeprägten physiologischen Wirkungen lassen es aber nicht ratsam erscheinen, diese Säure auch noch stillschweigend den Fleischwaren beizumischen. Der Konsument muß sorglos seine Orangen verzehren können, ohne durch Wurst »vorbelastet« zu sein.

»Handelsklasse A, angewürzt, eine echte Qualitätsverbesserung. Viel saftiger im Fleisch und pikanter im Geschmack.«[545] So stand es werbewirksam für gläubige Verbraucher auf den Verpackungen der Gefrierhähnchen. »Zum Zwecke der Gewichtszunahme« hatte der Hersteller eine »Salz-Glutamat-Lösung in den Brustmuskel«[545] eingespritzt, um den Wassergehalt der etwas trockenen »Gummiadler« beträchtlich zu erhöhen. Und als erfahrener Lebensmittelproduzent, der die intimsten Wünsche seiner Kunden kennt, deklarierte er den ganzen Schwindel als »saftiges Hähnchen«. Und warum das wäßrige Vieh auch noch besonders »pikant« ist? Ganz einfach, weil die Chemikalie Glutamat das Geschmacksempfinden des Kunden täuscht, wenn er das Produkt verzehren sollte. Das ist vor allem dann angebracht, wenn die angebotene Ware tatsächlich nach nichts schmecken sollte.

Glücklicherweise wurden derartige Manipulationen angesichts des Werbetextes untersagt, aber auch wegen »unhygienischer Verfahrensweise« – der sparsame Hersteller verwendete zurückgelaufene und verschmutzte Einspritzlösung erneut.[545] Die Methode als solche ist jedoch weiterhin erlaubt, ja sie ist sogar wesentlicher Bestandteil der Wurstfabrikation. Glutamat, aber auch Inosinat und Guanylat, verstärken den Geschmack von Fleisch (dann besonders wichtig, wenn die Wurst nur unter sparsamster Verwendung von Fleisch hergestellt werden sollte), und sie beschleunigen den Umrötungsvorgang.[211] Und der Toxikologe Eichholtz führt aus, »daß Glutaminsäure weitere, nicht wünschenswerte Eigenschaften in einzelnen Lebensmitteln unterdrückt, wie Schärfe, Rohgeschmack, Erdgeschmack, Bittergeschmack, Fischgeschmack u. a.«[45] Die »chemische« Behandlung der Verbraucherzunge mit Glutamat, Inosinat und Guanylat eröffnet die (finanziell) interessante Möglichkeit, fehlerhafte Ware für gutes Geld an den Kunden zu bringen.

Glutaminsäure ist ein natürlicher und wesentlicher Bestandteil unseres Nahrungseiweißes. Dennoch besteht ein entscheidender Unterschied zur freien Glutaminsäure, die als Zusatzstoff in unseren Nahrungsmitteln verwendet wird. Während sie normalerweise – eingebunden ins Protein – langsam im Verdauungstrakt freigesetzt und nach und nach resorbiert wird, nimmt der Körper freies Glutamat sofort vollständig auf, das heißt, es gelangt in entsprechend hoher Konzentration ins Blut.[389] Diesen Unterschied kann man fühlen: Während der Genuß eines Frühstückmüslis, bestehend aus Weizenflocken, Nüssen, Rosinen und Milch allenfalls Völlegefühl erzeugt, führt die darin enthaltene Menge an Glutaminsäure, als freies Glutamat gegessen, zum bekannten »China-Restaurant-Syndrom«: zu Taubheit in Nacken und Beinen, zu einem Druckgefühl im Brustkorb, zu Kopf- und Bauchschmerzen, zu Übelkeit, Schläfrigkeit und oft starkem Durst.[390]

Fütterungsversuche mit etwas höheren Konzentrationen erbrachten Fortpflanzungsstörungen und bei neugeborenen Tieren Mißbildungen.[245, 1324] Daneben wurde wiederholt Fettleibigkeit bei regelmäßiger Glutamatzufuhr beobachtet.[1321] Glutamat dürfte vielen Lesern als »Konzentrationspillen« bekannt sein, mit denen zur Steigerung der »schulischen Leistung« ein ähnlicher Unfug getrieben wurde wie mit Traubenzucker. Glutamat hat eine wichtige Funktion als Neurotransmitter, es dient sozusagen der Nachrichtenübermittlung.[1322, 1323] Beim Erforschen dieser Vorgänge im Gehirn und Nervensystem gewannen die Wissenschaftler in den letzten Jahren interessante Einblicke in die Wirkungsweise dieses Zusatzstoffes. In entsprechenden Versuchen, vor allem mit jungen Tieren, wurde das Glutamat zusätzlich zur normalen (glutaminsäurehaltigen) Nahrung gegeben. Je nach Versuchsanordnung und Versuchstier traten unterschiedliche Effekte in den Vordergrund: 1. Lernschwierigkeiten, 2. Trägheit und Passivität und 3. genau das Gegenteil, nämlich Hyperaktivität.[1317, 1319–1321] Von Verbesserung der Lernleistung also keine Spur. Bei hohen Glutamatdosen kam es zur unmittelbaren Hirnschädigung.[247, 391, 1316, 1318]

Das zunehmend synthetisch erzeugte Glutamat[549] ist ein klassisches Beispiel für einen Zusatzstoff, der zwar durchaus einen natürlichen Bestandteil von Lebensmitteln darstellt, der aber als Einzelsubstanz völlig andere Wirkungen zeitigt.

In der Bundesrepublik gilt folgende Regelung: Salze der Glutaminsäure dürfen bis zu 1 Gramm pro Kilogramm Fleisch- und Fettmenge zugesetzt werden, Inosinat und Guanylat bis zu 500 Milligramm pro Kilogramm.[569]

Derzeit geht man davon aus, daß etwa 20 bis 45 Prozent der gesamten Glutaminsäure als Zusatzstoffe verzehrt werden. Ihre Verwendung in den verschiedensten Bereichen der Lebensmittelindustrie wie Fleischwaren, Fertiggerichte, Würzmischungen oder auch im Kantinenessen ist grundsätzlich abzulehnen; nicht nur weil sie den Konsumenten über die wahre Beschaffenheit eines Lebensmittels täuscht und weil mit gesundheitsschädlichen Effekten insbesondere bei Kindern gerechnet werden darf, sondern auch weil sie technologisch völlig überflüssig ist und keine sachliche Notwendigkeit für ihre Anwendung angegeben werden kann.

Die »maschinenfreundliche« Wurst – Antioxidantien

Antioxidantien, wie Ascorbinsäure (»Vitamin C«) und Tocopherole (»Vitamin E«), sind wichtige Hilfsstoffe für die Wurstherstellung. Um Mißverständnisse von vornherein auszuschließen: Vitamin C* und E werden der Wurst ebensowenig wie vielen anderen Lebensmitteln zur Vitaminaufwertung zugesetzt, sondern aus rein technologischen Gründen als eine Art Konservierungsmittel.[151] Die Vitaminwirkung tritt dabei in den Hintergrund: Gerade diejenigen Tocopherole beispielsweise, die sich ideal als Antioxidantien eignen, haben eine geringe biologische Wirkung.[347]

Das technologische Problem: Fett reagiert mit dem Sauerstoff der Luft im Tageslicht, bei Wärme oder bei Anwesenheit bestimmter Katalysatoren, zum Beispiel Schwermetallen. Hierbei bilden sich zunächst die geruchs- und geschmacklosen, aber giftigen »Hydroperoxide«.[386,387] Bei ihrem Zerfall entstehen Verbindungen, die für den typischen ranzigen Geschmack eines verdorbenen Fettes verantwortlich sind. Antioxidantien verlängern den Prozeß der Hydroperoxidbildung und schieben damit den geschmacklich nachteiligen Prozeß des Ranzens hinaus.

Sie sind um so notwendiger, je mehr Fett, oder andersherum: je weniger Fleisch für die Wurstfabrikation verwendet wird. Zusätzlich bewirkt Ascorbinsäure eine Beschleunigung der Umrötung (vgl. Seite 97–103), »so daß Brühwurst in kontinuierlichen Fertigungslinien ohne Wartezeiten produziert werden kann«.[150] Hier wird ein vielfältiger biologischer Prozeß, der sowohl Zeit erfordert als auch des Fingerspitzengefühls eines Metzgermeisters bedarf, mit einem chemischen Hilfsstoff den technologischen »Erfordernissen« angepaßt. Die Wurst wird »maschinabel« – maschinenfreundlich.

In der Bundesrepublik sind per Verordnung Ascorbinsäure und α-Tocopherol »nicht zulassungsbedürftige Stoffe, die antioxidativ wirken«, und folglich auch ohne Höchstmengenbegrenzung in der Wurst

* Produktion (westliche Welt): 30000 Tonnen; davon 70 Prozent für Lebensmittel, 20 Prozent für Pharmazeutika und 10 Prozent für Futtermittel.[703] In der Bundesrepublik werden rund 500 Tonnen Vitamin C zu Fleischwaren verarbeitet.[703]

erlaubt.[269, 569] Der direkte Zusatz der synthetischen Präparate wie BHA und BHT zur Wurst ist zwar verboten, aber im Futter der Tiere sind sie erlaubt: so gelangen sie ins Tierfett und – als noch wirksames Antioxidans – auch in die Wurst.[238, 269, 347, 350–352, 366, 367, 421, 627]

Der Einsatz solcher Mittel ist fragwürdig, wenn nicht bedenklich: Der Arzt und Ernährungsforscher Werner Kollath zeigte, daß die Gesundheit des Menschen von einem ausgewogenen Redoxgleichgewicht abhängig ist. Letzteres ist sozusagen ein Maß für einen geordneten Elektronentransport im Körper, der Voraussetzung für alle biochemischen Vorgänge im Lebewesen ist. Deshalb sind Stoffe mit Redoxeigenschaften (zum Beispiel Vitamine) lebensnotwendig, da sie dem Körper das »Weiterreichen« von Elektronen und damit von Energie erlauben. Eine Unausgewogenheit dieser Stoffe in der Nahrung kann auf Dauer auch ein Ungleichgewicht im Stoffwechsel zur Folge haben, wie Kollath an folgendem Beispiel zeigt: »In einem amerikanischen Kinderkrankenhaus bekamen Kinder ein Präparat aus Citronensaft und Lebertran. Sie erkrankten an Skorbut, weil der zu große [Vitamin] A-Überschuß eine Zerstörung... des [Vitamin] C herbeigeführt hatte.«[95] Zuviel Vitamin C wiederum kann seinerseits Vitamin B_{12} zerstören.[117]

Daß Antioxidantien diese Redoxgleichgewichte beeinflussen können und damit in lebensnotwendige Prozesse (zum Beispiel oxidative Phosphorylierung) eingreifen können, ist längst erwiesen.[50, 388] Konsequenzen wurden daraus noch keine gezogen – aber im Ostblock wird von Forschern bereits die Forderung erhoben, daß »für die hygienische und toxikologische Beurteilung der Antioxydantien die Kenntnis ihrer akuten Toxizität nicht ausreicht, sondern daß mögliche Hemmeffekte auf die enzymatischen Vorgänge berücksichtigt werden müssen. Eine zurückhaltende Beurteilung, ... auch von einer Reihe natürlich vorkommender Antioxydantien, ist demzufolge auch dann angebracht, wenn die allgemeinen Toxizitätsdaten eine relative Unbedenklichkeit ausweisen.«[98] In der Bundesrepublik werden bei der Zulassungsprüfung dieser Stoffe bis heute die Wirkungen auf die Hauptstoffwechselwege nicht berücksichtigt.[50]

Zusätzlich geht der Gesetzgeber aus unerfindlichen Gründen davon aus, daß Fleischwaren weder gekocht noch gebraten werden: »Die vielfältigen Umsetzungen und Reaktionen«, die dabei »eintreten können, die möglichen physiologischen Auswirkungen und die Bedeutung der zahlreichen neugebildeten Produkte für die gesundheitliche Verträglichkeit sind noch weitgehend unbekannt«, gibt Dr. H. Kläui von der Hoffmann-LaRoche AG zu bedenken.[291]

Quantität statt Qualität – Zucker

Einige Kohlenhydrate wie Traubenzucker, Milchzucker und Trokkenstärkesirup sind weitere wichtige Hilfsstoffe für die Wurstfabrikation:

- Bei der Herstellung von Rohwurst sind zur Reifung erwünschte Bakterien wie Milchsäurebazillen notwendig. Die Kohlenhydrate dienen ihnen als Nahrung.
- Die Zucker werden in Säuren abgebaut, die dann die Schnittfestigkeit und die Umrötung positiv beeinflussen.
  Als besonders effektiv erwies sich das Glucono-delta-Lacton (GdL), das als »Schnellreifemittel« im Handel ist. Davon wurden 1974 etwa 1200 Tonnen zur Wurstfabrikation verwendet.[703]

Obwohl diese Zusätze vom toxikologischen Standpunkt aus völlig unbedenklich sind und ihre Verwendung für eine gute Rohwurstqualität durchaus notwendig und wünschenswert sein kann[1325], so dienen sie manchmal Zwecken, die nicht mehr im Sinne des Verbrauchers liegen:

Dr. Hans-Ulrich Liepe von der Firma R. Müller & Co, Hersteller von Reifungsbakterien für Rohwürste: »Allgemein muß festgestellt werden, daß Zucker eher zu hoch als zu niedrig dosiert werden, was gewiß mit der Vorstellung zusammenhängt, ›unter Ausschluß von Fleisch‹ zu Gewichtsgewinnen im Fertigprodukt zu kommen. Leider wirkt sich diese einseitige kommerzielle Überlegung oft auf die Produktqualität mehr als negativ aus.«[575]

Eine alte Tradition bekommt Farbe: Pökeln – Nitrat, Nitrit und Nitrosamine

Eine halbe Stunde nach dem Essen bekam der 58jährige Amerikaner H. Greenberg* aus San Francisco jedesmal starke Kopfschmerzen. Fehlten bei seinen Mahlzeiten aber Wiener Würstchen, Schinken oder Salami, blieben die Schmerzen aus. 7 Jahre ging das nun schon so. Endlich, 1972, erkannten Neurologen der kalifornischen Universität die Ursache seines Leidens: Ein Zusatzstoff zur Wurstfabrika-

* Name geändert.

tion, nämlich das Nitrit, löste die Anfälle aus. Die behandelnden Ärzte nannten die Allergie, die sie auch an anderen Patienten beobachten konnten, »Hot-dog-Headache«, also etwa »Wiener-Würstchen-Kopfweh«.[85]

Heute kommt Nitrit regelmäßig in die Wurst. Das war nicht immer so. Ursprünglich pökelte man Fleisch nur mit Kochsalz – der Zweck war einzig und allein die Konservierung. Im Laufe der Jahrhunderte (angeblich zuerst um 1500 in Holland) setzte man auch etwas Nitrat (Salpeter) zu – »damit das Pökelfleisch seine schöne rote Farbe beibehält«, wie ein altes Lehrbuch vermerkt.[140] Und Anfang dieses Jahrhunderts begann dann – trotz Verbotes[1289] – der Mißbrauch des verwandten, aber wesentlich giftigeren Nitrits zur Farberhaltung.[178] Das ging zum einen schneller und außerdem genügten auch geringere Mengen. Aufgrund zahlreicher Vergiftungsfälle wurde Nitrit dann 1916 erneut, und gleich zweimal, ausdrücklich verboten.[35, 368]

Als jedoch im Verlauf des Ersten Weltkriegs der vorhandene (und erlaubte) Salpeter wohl zur Sprengstoffproduktion benötigt wurde und das Militär sämtliche Nitratvorräte bei den Schlachtern beschlagnahmen ließ, gewann der illegale Einsatz von geringen Nitritmengen wieder Interesse. Sogar die Heeresschlachterei experimentierte zusammen mit dem kaiserlichen Gesundheitsamt (!) an geeigneten technischen Verfahren herum.[712]

1930 wurde diese Praxis dann doch per Verordnung legalisiert.[1182] Aber 1934 durfte das giftige Nitrit nur noch als sogenanntes Nitrit-Pökelsalz gehandelt werden, das lediglich ein halbes Prozent Kalium- oder Natriumnitrit enthält.[576] Damit versuchte man, lebensgefährliche Verwechslungen des salzartig schmeckenden Nitrits mit gewöhnlichem Kochsalz zu vermeiden.

Salpeter, der in höherer Dosierung zur Umrötung verwendet wurde, unterlag bis 1959 praktisch keinerlei begrenzenden gesetzlichen Bestimmungen.[561]

1981 trat eine neue Verordnung in Kraft, die den Einsatz von Nitrat (Salpeter) und Nitrit neu regelte und ein wenig einschränkte.[1183] Heute darf Nitritpökelsalz maximal ein halbes Prozent Nitrit enthalten. Salpeter darf noch zum Pökeln von Rohwurst (unter 0,3 Promille) und von Schinken (maximal 0,6 Promille) verwendet werden.[569]

Heute werden 95 Prozent der Wurstwaren gepökelt, das sind 60 Prozent des gesamten Fleischkonsums.[211] Etwa 70000 Tonnen Nitritpökelsalz werden jährlich in der Bundesrepublik verwurstet.[1472]

Fleischwarenindustrie: Nitrit schützt vor Vergiftungen!

Mit diesem, auf den ersten Blick etwas seltsamen Argument mauert die Fleischwarenbranche gegen eine Einschränkung ihrer geliebten Umrötezusätze. So auch in den Jahren 1979 und 1980, als eine Senkung der Nitrit- und Nitratbelastung unserer Nahrung von Wissenschaftlern aller Länder immer dringlicher gefordert wurde. Da ging es der Fleischindustrie nicht mehr um die »verkaufsaktive rote Farbe« (denn »Grauschleier verdirbt die Kauflust«[151]), wie man das vorher ehrlicherweise nannte, nein, um nicht mehr und weniger als um die Gesundheit des Komsumenten. Man wisse »genau, daß Nitrit Lebensmittelvergiftungen mit Sicherheit bremst«, konstatierte Wilhelm Kasper, namhafter Vertreter der Branche.[459] Und auf einem Zusatzstoffkolloquium, veranstaltet vom deutschen Pökelsalzlieferanten Van Hees, bestätigte der Wiener Professor Prändl auch artig: »Eine willkürliche Verringerung der Pökelzusätze würde nach dem Stande des heutigen Wissens eine Gefährdung des Verbrauchers mit sich bringen...«.[445] Nitrit spiele »eine Hauptrolle« bei der »Verhütung von Botulismus«, welches zwar eine seltene, aber lebensgefährliche bakterielle Lebensmittelvergiftung ist.[424] Im übrigen sei dies seit eh und je bekannt.

Doch die seriöse ältere Fachliteratur entbehrt derartige Hinweise.[140, 709–712] Ganz im Gegenteil: Der Nitratforscher Alfred Petersson wies schon im Jahre 1900 ausdrücklich darauf hin, »daß von einer conservirenden Wirkung nicht die Rede sein« könne, »die Proben [waren] nach 30 Tagen, obwohl die Farbe sehr schön war... nicht genug conservirt, sondern hatten einen sehr unangenehmen Geruch«.[42]

Erst in den sechziger Jahren tauchen vermehrt wissenschaftliche Arbeiten auf, die unter bestimmten Voraussetzungen an bestimmten Wurstwaren eine hemmende Wirkung auf bestimmte unerwünschte Mikroorganismen festgestellt haben.[84, 127, 728, 809]

Dem halten kanadische Fleischforscher entgegen, daß Nitrit das Botulinusrisiko genausogut erhöhen kann.[145] Und sie stehen mit ihren Ergebnissen keineswegs allein.[170, 570] Die wichtigsten Verderbniserreger auf Wurst sind ganz einfach resistent, einige können sich von diesen Zusatzstoffen sogar ganz gut ernähren.[145, 369, 370, 471, 715]

Trotz erheblicher Bemühungen gelang es bis heute nicht, die bisherige Färbepraxis wissenschaftlich abzusegnen.

Es spricht für sich, daß die beiden europäischen Staaten mit den restriktivsten Pökelregelungen, Rumänien und Norwegen, seit ihren Beschränkungen im Jahre 1972 beziehungsweise 1973 keinerlei Botulinusvergiftungen beobachten konnten, die auf einen Verzehr von verdorbenen Fleischwaren zurückzuführen wären.[394, 718] Anders in der Bundesrepublik, deren Nitrit- und Nitratzusätze doppelt und dreifach so hoch waren: alljährlich rund 55 Vergiftungen, darunter etwa 3 mit tödlichem Ausgang.[473] Fleischwaren spielen dabei als Ursache eine wesentliche Rolle.[300, 713, 714]

Was Wunder, daß auch die Kulmbacher Bundesanstalt für Fleischforschung darauf hinweist, daß ganz andere Maßnahmen viel wirkungsvoller gegen Botulismus sind, zum Beispiel eine hygienische Verarbeitung, kühle Lagerung und vor allem eine Senkung des Wassergehaltes, um den Mikroorganismen einfach die Lebensgrundlage zu entziehen.[472–474] Wäre die Fleischwirtschaft ernsthaft an einem sachgerechten Verbraucherschutz interessiert, würde sie sowohl ihren Verbrauch an Nitrat und Nitrit einschränken als auch auf den Verkauf stark wasserhaltiger Produkte verzichten, die heute mit viel technischer Raffinesse und chemischer Hilfestellung erzeugt werden.

Darin sind zusammengenommen rund 350 Tonnen Nitrit enthalten. Die alten traditionellen Verfahren des Einreibens der Fleischstücke mit Salz (Trockenpökeln) und des Einlegens in eine Salzlake (Naßpökeln) sind längst von rentableren Technologien abgelöst. Das maschinelle Schnellpökeln durch Injektion einer nitrithaltigen Salzlösung in das Fleisch ist heute das Verfahren der Wahl. Damit werden nicht nur Arbeitskräfte eingespart und lange Lagerzeiten umgangen, der Schinken wird auch schwerer, anstatt wie bisher durch Flüssigkeitsaustritt Gewicht einzubüßen.

Dies geschieht angeblich im Interesse des Kunden: Durch ihren hohen Wassergehalt ist die maschinelle Ware eben saftiger als ihr handwerkliches Gegenstück. Damit kann sie natürlich auch preisgünstiger angeboten werden als der herkömmliche feste und aromatische Schinken. Wird noch mehr Fremdwasser hineingearbeitet, so daß es schon beim Draufdrücken herausquillt, dann firmiert der rosarote Schwindel unter der werbewirksamen Bezeichnung »Saftschinken«.

Neben der Färbung vertieft Nitrit das Pökelaroma und bei Räucherung auch den Rauchgeschmack.[211, 1313] Grundsätzlich genügt für alle derartigen »kosmetischen« Effekte bei ordentlicher Herstellung ein minimaler Nitritzusatz, der erheblich unter dem derzeitigen Limit liegt.[122, 370, 372, 393, 1337, 1342] Auf Nitrat ließe sich sogar völlig verzichten.[370] Es darf wohl angenommen werden, daß die übliche hohe Dosierung dieser Farb- und Aromaverstärker um so vorteilhafter ist, je weniger Fleisch und je mehr Wasser und Fett zu Wurst werden soll. Nicht umsonst spricht der Fachmann von »Umrötung«, wenn er Pökeln von Wurst meint.

Über das chemische Verhalten des Nitrits im Fleisch weiß man nur sehr wenig. Lediglich ein Zehntel der verwendeten Menge reagiert mit dem Muskelfarbstoff, um das stabile Rot der Pökelware zu fixieren.[142, 182] Der große Rest setzt sich mit Fett und Eiweißen um, mit denen es völlig neue Verbindungen eingeht, deren Wirkung auf die Gesundheit des Menschen noch im dunkeln liegt.[182–184] So entwikkeln sich beispielsweise Gase wie Äthylen oder Lachgas.[138, 139] Und, was besonders wichtig erscheint: Nitrit reagiert mit den biologisch wertvollen und oft genug unersetzlichen Sulfhydryl-Verbindungen, die eine wesentliche Rolle bei der Gesunderhaltung des Organismus spielen.[137, 141, 180, 182, 442] Eine Wertminderung des Lebensmittels ist die zwangsläufige Folge, und das um so mehr, als dabei Nitrosothiole entstehen, die mit den krebserregenden Nitrosaminen chemisch verwandt sind.[137, 141]

Von Massenvergiftungen zu Verhaltensstörungen

Grauenhafte Massenvergiftungen durch mißbräuchliche Verwendung reinen Nitrits zum Pökeln (siehe Seite 102) bewirkten noch keine umfassende toxikologische Überprüfung dieses dubiosen Lebensmittelzusatzstoffes. Erst als es durch den ständig steigenden Nitratgehalt von Gewässern und Futterpflanzen* zu »Beeinträchtigungen der Produktivität von Nutztieren« kam, »weil von ihr die Rentabilität der Veredelungswirtschaft abhängt«[408], mehrten sich entsprechende Untersuchungen.

1963 wird die erste Arbeit über die chronische Toxizität von Nitrit veröffentlicht. Ergebnis: Die Lebensdauer der Versuchstiere war deutlich verkürzt.[185]

Eine ganze Palette subtiler gesundheitlicher Folgen kam im Lauf der Zeit ans Tageslicht:

- Nitrat und Nitrit gefährden die Vitaminversorgung des Organismus.[167, 186–189, 193, 408, 415] Insbesondere Vitamin A und E sind davon betroffen. Die Folge: Vitaminmangelerscheinungen, gehemmtes Wachstum und Fortpflanzungsstörungen.[193, 408]
- Bei Kindern wird eine Schädigung von Enzymsystemen, die verantwortlich sind für Entgiftungsprozesse und für den Hormonhaushalt, befürchtet.[168, 191]
- Im Rattenversuch war es »möglich zu zeigen, daß sogar sehr geringe Nitritmengen, wie sie zum Pökeln von Fleisch verwendet werden, meßbare physiologische Effekte auf den Stoffwechsel... haben können«.[349] Das gepökelte Fleisch senkte die Bioverfügbarkeit von Eisen und beeinträchtigte damit die Blutbildung der Versuchstiere.
- In Langzeitstudien wurden an Ratten »degenerative Veränderungen an den Blutgefäßen sowie zelluläre Schäden in Herz, Lunge, Gehirn, Niere und Hoden gefunden«[167, 204, 411, 566] Sie »sind identisch mit denen, die im Menschen beobachtet werden als Folge einer chronischen Nitritvergiftung«.[566] Nitrate und Nitrite kommen somit als Mitverursacher von Herz-Kreislauf-Krankheiten in Frage.
- Nitrit erwies sich als starkes Mutagen. Es verändert die Erbsubstanz.[90, 209]
- Irreversible Unregelmäßigkeiten der Gehirnströme und Verhaltensänderungen bei Versuchstieren weisen auf einen Einfluß auf geistig-seelische Prozesse hin.[204] Insbesondere »verursachen Nitrite ein signifikantes Ansteigen der Aggressivität von Mäusen«.[499]
- Schon ab 0,3 Promille Nitrat im Futter von Meerschweinchen ver-

* Gewöhnliche Mikroorganismen können im Lebensmittel, im Wasser oder im Pansen von Wiederkäuern das Nitrat in giftiges Nitrit umwandeln. Insofern erübrigt sich auch die Frage, inwieweit Nitrat harmloser sei als Nitrit.

Ärzte: Massenvergiftungen

Vor allem in der Nachkriegszeit waren Salpeter und Nitrit begehrte Artikel, die unter Tarnbezeichnungen in erheblichen Mengen schwarz gehandelt wurden. Ein einziger Schieber konnte damals immerhin stattliche 3 Tonnen (!) an Schlachter verkaufen, bevor er ertappt wurde.[567] Die tödliche Dosis für den Menschen liegt zwischen 0,25 Gramm und 5 Gramm Nitrit. Die niedrigeren Werte gelten vor allem für Kinder und alte Menschen.[206, 207, 407, 412]

In jener Zeit kam es des öfteren zu Massenvergiftungen, so manches Mal mit tödlichem Ausgang.[206, 207, 407, 412, 413, 498, 567] Schuld daran war meist der Genuß von Fleischbrühe, Wurst oder Leberkäse, denen fälschlicherweise anstelle von Kochsalz reines Nitrit zugesetzt worden war.[207, 498, 567] Derartige Verwechslungen waren offenbar nicht selten, ebensowenig wie der eindeutige Mißbrauch von Nitrit, um durch eine höhere Konzentration die Umrötung zu beschleunigen.[567]

Die Betroffenen bemerkten nach Angaben der behandelnden Ärzte »im allgemeinen eine viertel bis halbe Stunde nach dem Genuß der Brühe Schwindel und Schwächegefühl, Schwarzwerden vor den Augen, Kopfschmerzen, Ohrensausen und Herzklopfen«.[498] Ihre Haut war »erschreckend fahl mit einem schiefergraubräunlichen Unterton... Von dem blassen Gesicht hoben sich die pflaumenblau-zyanotischen Lippen um so stärker ab.« »Auch das abgelassene Blut war dunkelschokoladenbraunrot.«[498] Kinder »klagten über Schmerzen in der Herzgegend und empfanden, wenigstens die älteren unter ihnen (4- bis 6jährigen), Todesangst« – so ein Bericht aus der Heidelberger Universitätsklinik.[413]

Säuglinge und Kleinkinder waren besonders oft Opfer von Nitritvergiftungen. Ein deutsches Forscherteam sammelte in den sechziger Jahren 745 Fälle.[409] Ursache waren dabei weniger Fleisch- und Wurstwaren, sondern vor allem nitratreiches Gemüse und Trinkwasser, ein Ergebnis rücksichtsloser Stickstoffdüngung.[167, 304, 410, 443, 466, 546]

Ein makabrer Effekt zeigte sich bei der Obduktion der Verstorbenen: Sie wiesen eine »frischrote Farbe der Muskulatur« auf[412] – welche wohl identisch war mit der »verkaufsaktiven roten Farbe« neuzeitlicher Wurstwaren.

zehnfachte sich die Zahl der Fehl- und Totgeburten.[203] Ab 5 Promille Nitrit wurden sämtliche Jungen nur noch tot geboren.[203]

- In einer Klinik wurde festgestellt, daß das Fehlgeburtenrisiko schwangerer Frauen anstieg, wenn ihr Nitritgehalt im Blut erhöht war.[414] Die Wirkungen dieses Lebensmittelzusatzstoffes und Umweltgiftes auf das ungeborene Leben lassen sich bis heute kaum abschätzen.

Sicher ist, daß diese Stoffe weder als harmlos noch als unbedenklich bezeichnet werden können.

»Nützliches Mittel« im Magen – Nitrosamine

1934: Ein 26jähriger Chemiker erhält den Auftrag, in seinem Labor einen ausgefallenen Stoff herzustellen, ein Nitrosamin. Nach gelungener Synthese entgleitet ihm sein Gefäß, fällt zu Boden und zerbricht. Verärgert wischt er die Flüssigkeit mit einem Lappen auf und atmet dabei die aufsteigenden Dämpfe intensiv ein. Noch in derselben Nacht erkrankt er schwer. Sechs Wochen später ist er tot.[157]

1956: Die Amerikaner P. N. Magee und J. M. Barnes erkennen, daß dieses Nitrosamin viel giftiger ist als alle anderen bisher bekannten Leberkrebsgifte. Sie hoffen bei ihren Tierversuchen auf »ein nützliches Mittel für das Studium experimentellen Leberkrebses«.[332]

1968: Norwegische Wissenschaftler entdecken dieses »nützliche Mittel« auch in gepökelter Wurst und im Schinken.[980] Der Konsument als nützliches Versuchstier?

Was haben Nitrosamine in gepökelten beziehungsweise umgeröteten Lebensmitteln zu suchen? Eigentlich gar nichts. Diese Stoffe kommen in der Natur praktisch nicht vor, ebensowenig in frischem Fleisch. Sie können nur dann entstehen, wenn Nitrit oder Nitrat (aus dem sich Nitrit bilden kann) vorhanden ist. Jede dritte umgerötete Wurst des bundesdeutschen Warenkorbes enthält deshalb nachweisbare Rückstände an den verschiedensten Nitrosaminen.[430, 431, 1087]

Hitze begünstigt ihre Entstehung[433, 434, 1087]: In gebratenem Speck, (heiß)geräucherter Wurst und Schinken treten besonders hohe Rückstandswerte auf, bis zu 0,1 Milligramm pro Kilogramm.[93, 128, 129, 427–430, 432, 1087] Auch dann, wenn Nitrosamine in gekaufter Ware nicht nachweisbar sind, können sie in der Küche erzeugt werden – bei der Zubereitung in Pfanne oder Kochtopf.[128, 430, 432]

Von entscheidender Bedeutung ist aber nicht nur die Anwesenheit von Nitrit, sondern auch die Art der Herstellung. Beispielsweise Fett und Bindegewebe (Schwarten) sollen eine Nitrosaminbildung begünstigen.[339, 1087] Dies mußte auch ein Schweizer Forscherteam erfahren, das sich zur detaillierten Untersuchung dieser chemischen Reaktion selbst eine Wurst (Mailänder Salami) herstellte. Sie verwendeten nur beste Rohstoffe und verarbeiteten sie sehr sorgfältig. Trotz Nitratzusatz gelang es ihnen dabei nicht, Nitrosamin in der Wurst zu erzeugen. Ja sogar absichtlich zugesetzte Nitrosamine wurden teilweise wieder abgebaut.[119] Heute hat sich die Ansicht durchgesetzt, daß »bei ordnungsgemäß durchgeführter Pökelung«, »einwandfreiem Fleischrohmaterial«[300] und einer langsamen Naturreifung[718] keine Nitrosamin, befürchtet werden müssen.

Dieser Tatbestand ist um so wichtiger, als nach den Ausführungen des Heidelberger Krebsexperten Gerhard Eisenbrand die Nitrosaminrückstände in Nahrung und Umwelt »um Größenordnungen reduziert werden müßten«, würde man den vorgeschlagenen Sicherheitsfaktor von 1 : 5000 anwenden.[1087]

Das Problem ist aber nicht nur auf Nitrosamine beschränkt, die bei der Herstellung entstehen oder vermieden werden können, sondern liegt auch in jenem »Rest-Nitrit« und »Rest-Nitrat«, das nach dem Pökeln unverändert in Schinken und Wurst übrigbleibt. Fleischwaren sind die wichtigsten Nitritlieferanten in der menschlichen Ernährung. Täglich werden damit 2 bis 5 Milligramm beiläufig mitverzehrt.[179, 1108] Das sieht nach wenig aus. Aber Dr. Johannes Sander vom Hygiene-Institut der Universität Tübingen gibt zu bedenken, daß im Magen Bedingungen herrschen, »die für eine Nitrosaminsynthese optimal sind«.[134] Der Magensaft bietet praktisch alle Voraussetzungen für eine erfolgreiche Nitrosaminbildung, gleichsam wie im Reagenzglas.[134, 173, 330, 398]

Damit nicht genug. Im Körper wird auf einem überraschenden Weg Nitrat zu Nitrit: Einige Stunden nach dem Essen wird das verzehrte Nitrat über den Speichel wieder ausgeschieden, sogleich von der gewöhnlichen Mundflora in das gefährliche Nitrit umgewandelt und dann erneut geschluckt.[48, 88, 89, 174–176] So kommen durchschnittlich zu den genannten 2 Milligramm täglich weitere 8 hinzu.[131, 179] Eine Nitrosaminbildung im (menschlichen) Magen erscheint unvermeidlich. Der Mensch als nützliches Versuchstier für Krebs?

Erbliches Gift

Die außerordentliche Giftigkeit von Nitrosaminen und ähnlichen Verbindungen weckte schon lange Neugier und Hoffnungen speziel-

Nitrosamine – weltweit

1972 beruhigte das renommierte amerikanische Fachblatt ›Science‹ noch mit Standard-Argumenten: »Das Ausmaß der realen Gefahr« sei »zwar noch nicht bekannt«, aber »eine überlegte Betrachtung« lege nahe, »daß die Gefahr nicht ausreichend groß« sei, um alarmiert zu sein.[435]

Das war man auch ohne sie. Wenig später fahndeten die Gesundheitsbehörden vieler Staaten nach Nitrosaminopfern unter der eigenen Bevölkerung – und fanden sie:

- In Großbritannien, Dänemark, Italien, aber auch in Kolumbien, korrelierte die Häufigkeit von Magenkrebs mit dem Nitratgehalt des jeweiligen Trinkwassers.[81, 146, 147, 571, 1473, 1474]
- In Chile entsprach die Zahl der Todesfälle durch Magenkarzinom der Nitratmenge, die in den verschiedenen Regionen als Kunstdünger auf die Felder gebracht worden war.[158, 329, 346]
- In Südostasien ermittelten Wissenschaftler einen Zusammenhang zwischen dem gehäuften Auftreten von Krebs im Nasen-Rachenraum und dem Pökeln von Fisch.[97, 104]
- In China, in Süd- und Ostafrika schloß man aus chemischen Analysen, daß erhöhte Nitrat- beziehungsweise Nitrosamingehalte bestimmter ortsüblicher Nahrungsmittel für ein gehäuftes Auftreten von Speiseröhrenkrebs verantwortlich seien.[149, 237, 325, 326, 348]
- In Japan soll die hohe Magenkrebsrate auf dem Verzehr stark aminhaltiger Tintenfischgerichte beruhen.[327]
- In Australien erwies sich Nitrat im Trinkwasser als wichtiger Faktor für die Entstehung von Mißbildungen, insbesondere des Zentralnervensystems.[1475]

Auch das erhöhte Krebsrisiko durch Rauchen beruht nach den Erkenntnissen der letzten 10 Jahre nicht nur auf den Teerkondensaten, sondern wahrscheinlich ganz erheblich auf einer Erhöhung der Nitrosaminbelastung durch den Rauch.[330, 1087]

Magenkranke mit zu wenig Säure gelten als besonders gefährdet, Magenkrebs ist bei ihnen wesentlich häufiger als beim gesunden Menschen.[92, 94, 135, 148, 572] Im kranken Magen können Nitrosamine erheblich schneller gebildet werden als im gesunden.[92, 94, 135, 156, 163, 164, 397] Das bestätigt nur die allzu gern übersehene Tatsache, daß Schadstoffe für den Kranken weitaus gefährlicher sein können.

ler Interessenten. »Während des Zweiten Weltkriegs« ließen sie die Militärs »als chemische Kampfstoffe« untersuchen.[167] Und besonders giftige wurden andernorts »als Schädlingsbekämpfungsmittel vorgeschlagen«.[136] Trotz mehrerer Laborunfälle[157, 197, 396] mit zum Teil tödlichem Ausgang, förderten ihre chemischen Eigenschaften zugleich ihre Erforschung für die verschiedensten industriellen Einsatzbereiche.

So gibt es heute allerlei Patente für Nitrosamine als Benzinzusatz und Schmiermittelhilfe, als Reaktionsbeschleuniger bei der Kunststoffherstellung oder zur Korrosionsverhütung.[136] Vergiftungen (unter anderem mit tödlichem Ausgang) unter dem Personal der Betriebe blieben nicht aus.[197, 395]

Bereits die Menge von einem halben Milligramm erzeugt bei erwachsenen Laborratten Nierenkrebs.[333] Bei regelmäßiger Aufnahme kann aber schon weniger als ein Zehntel davon zum Krebstod führen.[136] Selbst mit täglich nur 0,002 Milligramm pro Kilogramm Körpergewicht lassen sich an Versuchstieren noch krebsartige Geschwulste provozieren.[1087]

Als Ursache nennt der Freiburger Krebsexperte Professor Hermann Druckrey aufgrund überzeugender Experimente eine »irreversible Veränderung von Trägern genetischer Information«.[136] Damit läßt sich auch erklären, warum krebserregende Stoffe wie Nitrosamine meist auch die Keimzellen schädigen (Mutagenität) und Mißbildungen (Teratogenität) hervorrufen können.[200–202, 375, 376] In beiden Fällen sind Defekte am Erbmaterial Voraussetzung. Nitrosamine können zum Teil sogar die Bildung von DNS in den Hoden blockieren.[374]

Eine einmalige und – für Nitrosamine – vergleichsweise hohe Gabe an trächtige Rattenweibchen bewirkt bei den Nachkommen Verkrüppelungen der Pfoten und Mißbildungen des Gehirns.[153, 198, 199, 573]

Das ist aber erst die halbe Wahrheit. Professor Druckrey und sein Mitarbeiter Ivancovic: »Besonders wichtig erscheint der hier in zahlreichen Versuchen geführte Nachweis, daß eine einzige und überraschend kleine Dosis« an trächtige Ratten genügt, um beim Nachwuchs Krebs auszulösen. »Es war ein immer wieder erschütterndes Erlebnis, die jungen Tiere scheinbar völlig normal aufwachsen zu sehen und doch zu wissen, daß sie fast alle später an malignen Tumoren des Nervensystems sterben würden, daß ihr trauriges Schicksal schon bei der Geburt unausweichlich festgelegt ist. An keinem anderen Beispiel ist die Irreversibilität und die ganze Heimtücke der carcinogenen Wirkung so eindrucksvoll, wie hier.«[153]

Nach der Geburt scheiden die Muttertiere die Nitrosamine aus der

Für Schadstoffexperten: Der Teufel steckt im Detail

Entscheidend für die spezielle Wirkung der Nitrosamine* ist die Aminkomponente. Nicht sämtliche Nitrosamine sind hochtoxisch, es gibt einige wenige Ausnahmen. Dazu gehört beispielsweise ein natürliches Nitrosamin in einem bestimmten Pilz,[377] dazu zählen aber auch einige Nitrosamine, die aus »biologischem« Material entstehen. Der rote Pökelfarbstoff im Fleisch ist definitionsgemäß auch ein Nitrosamin, offenbar ohne nennenswerte Giftigkeit.[167] Füttert man bestimmte Aminosäuren oder Folsäure (ein B-Vitamin) zusammen mit Nitrit, so läßt sich häufig keine Geschwulstbildung erreichen.[83, 99, 112, 167, 340–343]

Genau gegenteilig verliefen Experimente mit »typischen« Umweltgiften, die über einen nitrosierbaren Stickstoff verfügen**. Werden Unkrautvernichtungs- oder Schädlingsbekämpfungsmittel an Tiere gleichzeitig mit Nitrit verabreicht, so entstehen Tumore in vielen Organen.[195, 354, 500, 1230] Dabei erwiesen sich Harnstoffderivate, Carbamate, Dithiocarbamate, Triazine und sogar bestimmte Phosphorsäureester – oft in geringsten Konzentrationen – als potente Nitrosaminbildner.[1225, 160–162, 353, 436, 500, 1087, 1230, 1254] Auch Medikamente mit entsprechender Zusammensetzung entfalten vergleichbare Wirkungen. Hierzu zählen insbesondere weit verbreitete Schmerz- und Grippemittel, Appetitzügler, Antidiabetika, Beruhigungspillen und Antibiotika.[99, 123, 126, 306, 337, 345, 358–360, 399, 400, 574, 1087]

Gerhard Eisenbrand erwähnt hierzu noch, »daß auch einige Süßstoffe auf Nitrosierbarkeit untersucht wurden. So reagiert das früher gebräuchliche Dulcin außerordentlich leicht zum N-Nitrosoprodukt, welches jedoch bei Zimmertemperatur sehr instabil ist und zu explosionsartigem Verpuffen neigt«.[1087]

* Aus Gründen der besseren Übersichtlichkeit und Verständlichkeit wurde im Text auf eine differenzierte Unterscheidung zwischen den verschiedenen N-Nitrosoverbindungen verzichtet und sie allgemein als »Nitrosamine« bezeichnet, da ihre biologischen Wirkungen allemal vergleichbar sind.

** Die Bildung von N-Nitrosoverbindungen konnte überraschenderweise nicht nur für sekundäre, sondern auch für primäre, tertiäre und quartäre Amine sowie für Säureamide inklusive Harnstoffderivaten gezeigt werden.[93, 107, 113, 167, 305, 308, 344]

Nahrung über die Muttermilch aus.[334] Das allein kann genügen, um bei den gesäugten Jungen Krebs auszulösen.[194] Je jünger ein Lebewesen, um so größer ist seine Gefährdung durch Nitrosamine[136, 318] – eine Tatsache, die auch schon für eine Vielzahl anderer Umweltgifte bestätigt werden konnte. Während in vielen Versuchen die Muttertiere keinerlei Anzeichen für Krebsgeschwulste entwickelten, starben die meisten ihrer Nachkommen schon im jugendlichen Alter den Krebstod.[124, 136, 153, 199] Das legt »Beziehungen zum bedeutenden Problem von Krebs im Kindesalter«[199] nahe, »dessen Häufigkeit erheblich zugenommen hat«.[136] Heute ist Krebs nach den Verkehrsunfällen die zweithäufigste Todesursache bei Kindern. Im Tierversuch konnten Druckrey und Ivancovic durch die Behandlung trächtiger Ratten mit geringsten Nitrosaminmengen nicht nur den sogenannten Kinderkrebs erzeugen, sondern, indem sie die Dosierung weiter senkten, auch den typischen Alterskrebs.[153] Noch weitreichendere Konsequenzen hat ein Mehrgenerationenexperiment, durchgeführt im Internationalen Krebsforschungszentrum (International Agency for Research on Cancer, IARC) in Lyon. Trächtigen Ratten wurde ein einziges Mal eine geringe Nitrosamindosis appliziert, die »lediglich« bei der Nachkommenschaft, nicht jedoch bei den Muttertieren Krebs auslöste. Die Jungen wurden erneut verpaart, ebenso deren Nachkommenschaft, ohne daß irgendwelche Nitrosamine gegeben wurden. Trotzdem traten in den beiden unbehandelten Folgegenerationen immer noch dieselben Tumore auf, wenn auch mit abnehmender Tendenz.[105]

Dazu Professor Eisenbrand vom Krebsforschungszentrum in Heidelberg: »...diese Ergebnisse [zeigen], daß der genetische Schaden, der zur Bildung von Tumoren führt, offenbar auch an spätere Generationen weitergegeben werden kann«.[1087]

»No-Effect-Level« – wirkt immer

Eines der erfolgreichsten Standard-Argumente zur Bagatellisierung ernster Krebsgefahren ist das sogenannte »No-Effect-Level«, die »sicher unwirksame Dosis«. Nach Ansicht ihrer Verfechter muß sie nur so niedrig angesetzt werden, daß sich der Krebs während der Lebenszeit eines Individuums nicht mehr entwickeln kann und bei üblicher Belastung beispielsweise erst nach 100 oder 150 Jahren zu erwarten wäre. Leider fällt bei einem erheblichen Prozentsatz der bundesdeutschen Bevölkerung der Krebs in die Lebenszeit. Jeder Vierte von uns wird daran sterben, sagt die Statistik. Mindestens 50 Prozent dieser Fälle sind auf Umweltfaktoren zurückzuführen, wenn nicht gar 90 Prozent.[1087] Ein »No-Effect-Level« ist nur dann vertretbar, wenn sich ein Mensch nicht fortpflanzt, so daß die Veränderungen der Zellkerne, die später ein Tumorwachstum auslösen, nicht an nachfolgende Generationen weitergegeben werden können. Und sie setzt voraus, daß man es mit einem einzigen, exakt bekannten Krebsgift zu tun hat.

Heute gibt es aber eine unüberschaubare Fülle derartiger Stoffe in Nahrung und Umwelt, die teils sicher, teils wahrscheinlich und teils unbekanntermaßen Krebs verursachen oder fördern. Eine Abschätzung des Risikos ist somit illusorisch, vor allem auch deshalb, weil sich mehrere Krebsgifte in ihrer Wirkung multiplizieren können. Dazu einige Beispiele:

Verabreicht man Nitrosamine kombiniert mit polychlorierten Biphenylen (PCB), einem Umweltgift, das heute praktisch in allen Nahrungsmitteln nachweisbar ist (siehe Seite 184), dann bilden sich im Tierversuch schneller und mehr Tumore als ohne PCB.[401]

Wenn Benzpyren, das ebenfalls auf vielen Nahrungsmitteln enthalten ist (siehe Seite 112–118), zusammen mit Nitrosaminen in jeweils kaum wirksamen Dosen aufgenommen wird, kommt es dennoch zu einem massiven Auftreten von Krebs.[335, 402]

Auch BHT, ein synthetisches Antioxidans, das zum Beispiel zur Kaugummi-Herstellung erlaubt ist, potenziert die Wirkungen von Nitrosaminen.[268]

Füttert man Ratten Quecksilberspuren (siehe Seite 154) zusammen mit »harmlosen« Nitrosaminmengen, so beobachtet man »mehr Totgeburten, mehr Todesfälle zwischen Geburt und Abstillen und eine verminderte Überlebensfähigkeit der Nachkommen«.[91] Der Heidelberger Krebsforscher Professor Schmähl: »Die Tatsache, daß auch kleinste ›unterschwellige‹ Dosen eines Carcinogens dann wirksam werden können, wenn andere Carcinogene... einwirken, zeigt erneut, daß es keine Schwellendosen gibt und daß auch kleinste Dosen... als gefährlich angesehen werden müssen.«[154] »Es könnte in der Tat in einem guten Labor demonstriert werden, daß eine Maus eine Toleranzschwelle für irgendeinen chemischen Stoff zeigt. Aber diese Maus raucht nicht, atmet keine Kohlenwasserstoffe oder Schwefeldioxid aus fossilen Brennstoffen ein, nimmt keine Medizin und ißt keinen Schinken, geräucherten Lachs oder wohlschmeckende Hamburger«, ergänzt sein amerikanischer Kollege Rall.[86]

Medikamente werden verständlicherweise auch zur Krebstherapie eingesetzt. Daß hierzu sogar synthetische Nitrosamine – »ein Triumph rational begründeter Forschung« – verschrieben werden, mag verblüffen.[403] Einige der behandelten Patienten sind inzwischen erneut schwer krebskrank.[363, 364] Nachträglich durchgeführte Tierversuche mit diesen Heilmitteln bestätigten die Erfahrungen am Menschen.[361, 362] Das unterstreicht die Notwendigkeit für eine Reduzierung des Nitrit- und Nitrosamingehaltes unserer Nahrungsmittel, namentlich bei Fleischerzeugnissen.

Den Vorschlag von Industrie und Wissenschaft zur Lösung des Nitritproblems nehmen wir nur mit Verwunderung zur Kenntnis: Durch Zugabe von Konservierungsmitteln, Antioxidantien oder Medikamenten soll eine Nitrosaminbildung verhindert werden. Bisher wurden unter anderem folgende Stoffe diskutiert und vorgeschlagen: Ascorbinsäure (Vitamin C), Glucono-delta-Lacton (GdL), Tocopherole, Glutathion, Glutamat, Hydrochinone, Gallate, BHT, Harnstoff, Äthoxyquin, Benzoesäure, Sulfit, Ammoniumsulfamat und – Tetracycline.[108, 114–118, 120, 148, 246, 379–381, 383]

Es ist grundsätzlich fragwürdig, die gesundheitsschädlichen Wirkungen eines Zusatzstoffes wie Nitrit durch Zugabe weiterer umstrittener Chemikalien beseitigen zu wollen. In komplexen biologischen Systemen wie Lebensmitteln kann ein Effekt prinzipiell auch in sein Gegenteil umschlagen. So auch hier. Einige der hier genannten »Nitrosaminblocker«, beispielsweise die Ascorbinsäure, können die Nitrosamingefahr genausogut erhöhen.[115, 130, 248, 268, 383–385, 483] Damit führt diese Art der »Problemlösung« eher zu einer Ausweitung des chemischen »Kriegsschauplatzes« im Körper des Menschen – in der irrigen Annahme, sein Magen sei nichts anderes als ein überdimensioniertes Reagenzglas – und kaum zu einem besseren Gesundheitsschutz des Verbrauchers. Die andere Lösungsmöglichkeit – durch eine konsequente Einschränkung der Nitrat- und Nitritbelastung das Nitrosaminproblem in den Griff zu bekommen – findet in diesem Lande wenig Anklang. Es ist der einzig sichere Weg, um uns und unsere Kinder vor folgenreichen Gesundheitsschäden zu schützen. Das würde sowohl eine deutliche Einschränkung des Nitritzusatzes bei Fleischwaren bedeuten, die wesentlich über die bisherigen Begrenzungen hinausgeht, als auch ein völliges Verbot von Nitrat zur Lebensmittelverarbeitung beinhalten. Andere Länder, Schweden zum Beispiel, sind diesen Weg längst gegangen.

Aber nicht nur die nitritverarbeitende Fleischindustrie ist hier gefordert. Der größte Teil der Nitratbelastung wird durch die landwirtschaftliche Produktion verursacht (etwa 80 Prozent). Durch die häufige und oft genug übermäßige Stickstoffdüngung unserer Weiden und Felder akkumuliert die Pflanze unbiologisch große Mengen an Nitrat.[155, 420, 443] Hinzu kommt der massive Pestizideinsatz im Acker- und Gartenbau. Beispielsweise 2,4-D-Präparate (Unkrautvernichtungsmittel) können den Nitratgehalt der Pflanzen bis auf das 20fache des natürlichen erhöhen.[155, 328, 417] Gemüse (vor allem Kopfsalat) und Trinkwasser sind in einem Maß belastet, das den natürlichen und duldbaren Wert längst überschritten hat.[167] An der Trinkwasserbelastung der einzelnen Regionen in der Bundesrepublik ist unmittelbar das Ausmaß der landwirtschaftlichen Aktivitäten ablesbar.

Schon jetzt gibt es Klagen von Metzgern, die durch nitrathaltiges Wasser Schwierigkeiten bei der Herstellung der sogenannten weißen Ware haben:[106] aufgrund des zugegebenen Trinkwassers verfärbte sich hin und wieder Gelb- und Weißwurst überraschend rosarot.

Krank statt Konservierung: Methoden und Mittel

Heißer Rauch für kühle Rechner: von der Altreifenverwertung zum Flüssigrauch

Überall in unserer Umwelt, in Luft, Boden und Wasser findet man heute die sogenannten polycyclischen aromatischen Kohlenwasserstoffe, kurz PAK genannt.[615,616] Dem Verbraucher sind sie nicht unbekannt. Auf Zigarettenpackungen müssen sie als »Kondensat« deklariert werden. Allerdings umfaßt der allgemeine Begriff »Kondensat« alle Teerstoffe und nicht nur die PAK. Ein Vertreter dieser großen Gruppe krebserzeugender Stoffe ist das Benzpyren. Durch Abgase und Industrieemissionen sind heute fast alle Lebensmittel damit verunreinigt.[615,617,618] Hohe Gehalte werden auf Getreide, Gemüse und Salat nachgewiesen, vor allem in industrienahen Gebieten.[310, 338, 588]* »Eine erfreuliche Ausnahme ist frisches Fleisch«, stellten Wissenschaftler in der Kulmbacher Fleischforschungsanstalt fest.[66, 586] Das stimmt, solange es tatsächlich frisch ist. Wird es geräuchert, so können ganz erhebliche Rückstände auftreten.

Bei der altüberlieferten Technik der Kalträucherung wird über längere Zeiträume (2 bis 6 Wochen) sporadisch mit dünnem, kaltem Rauch geräuchert.[150, 300, 586] Neben einem »besonders angenehmen Geschmack« und der typischen Farbe wird vor allem eine gute Haltbarkeit erreicht.[16, 150, 586] Durch das lange Hängen trocknet die Wurst und entzieht damit den Mikroorganismen ihre Lebensgrundlage. Die bakterientötenden Eigenschaften des Rauchs unterstützen zusätzlich die konservierende Wirkung. So wird ohne chemische Konservierungsmittel ein Verderben der Wurst verhindert.

Weite Teile der fleischverarbeitenden Industrie waren für dieses Verfahren nicht zu begeistern, schon allein deshalb, weil die Ge-

* Bei Salat wurden schon so extreme Rückstandswerte wie 12 ppb Benzpyren, bei Grünkohl sogar bis zu 24 ppb gefunden. Zum Vergleich: in hellgeräucherten Würstchen sind durchschnittlich 0,6 ppb Benzpyren.[585, 586]

ppm: Milligramm pro Kilogramm (mg/kg); 1 ppm bedeutet: ein tausendstel Gramm pro Kilogramm (ppm = Abkürzung für parts per million);

ppb: Mikrogramm pro Kilogramm (µg/kg); 1 ppb bedeutet: ein millionstel Gramm pro Kilogramm (ppb = Abkürzung für parts per billion).

wichtsverluste durch entweichendes Wasser bis zu 40 Prozent betragen können.[16] Mitarbeiter der Bundesanstalt für Fleischforschung stellten kurz und bündig fest: »Dieses Verfahren ist... sehr lohnintensiv, zeitraubend und mit hohen Abtrocknungsverlusten verbunden, somit unwirtschaftlich.«[586]

Deshalb entwickelte man die inzwischen allgemein angewandte Technik der Heißräucherung: bei Temperaturen von 60 bis 90 °C und dichtem Rauch wird die Wurst innerhalb weniger Stunden »fertig«.[10, 586] Das Endprodukt sieht genauso aus und schmeckt auch so ähnlich, nur konserviert ist es nicht mehr, eine Aufgabe, die von anderen Hilfsstoffen der Wurstherstellung übernommen werden muß.[586] Dafür bezahlt der Käufer das vorher mühsam mit Zusatzstoffen hineingearbeitete Wasser voll mit.

Außerdem nehmen Wurst und Schinken bei der Heißräucherung »wesentlich mehr an polycyclischen Kohlenwasserstoffen« auf als bei der Kalträucherung.[587] Dr. Potthast von der Bundesanstalt für Fleischforschung betont, »daß in heißgeräucherten Fleischerzeugnissen häufig höhere Gehalte« an Benzpyren vorkommen, »als in kaltgeräucherten Produkten«.[190, 720, 724]

Besonders extreme Werte finden sich beim Schwarzgeräucherten, bis zu 55 ppb allein an Benzpyren konnten nachgewiesen werden, die Konzentration aller PAK liegt dann bis zu 20fach höher.[10, 586] Ursache: »Zur Verkürzung der Räucherzeiten auf wenige Tage, oftmals bis auf 6 bis 7 Stunden, muß man einen heißen, stark ruß- und teerhaltigen Räucherrauch verwenden und das Produkt möglichst in unmittelbarer Nähe des Feuers räuchern.«[587] Die Produkte zeigen oft »eine rußige und dadurch schwarze Oberfläche..., ohne aber entsprechend dieser Oberflächenfarbe raucharomatisiert zu sein«.[723] Das gute Aroma und die Haltbarkeit wurden gegen Farbe und Schadstoffe eingetauscht.

Aber es geht noch schneller: »Aus wirtschaftlichen Gründen wird heute von den Betrieben«, so die Bundesanstalt für Fleischforschung, eine Totalschwärzung der Saftschinken »oft in Minuten gewünscht. Dieser Effekt läßt sich allerdings nur durch die Verglimmung... zum Teil unzulässiger Materialien (zum Beispiel Gummireifen)... erreichen«[235] – womit der Benzpyrengehalt dann ins abenteuerliche steigt.

Um das Ärgste zu verhindern, begrenzte der Gesetzgeber 1973 die Höchstmenge an Benzpyren in Fleischwaren auf 1 ppb.[630] In der Folge mehrten sich Beanstandungen – unter den Fleischwarenfabrikanten wurde Unmut laut. Angeblich mache die Höchstmengenbegrenzung »die Herstellung schwarzgeräucherter Produkte praktisch unmöglich«.[721] Doch die Bundesanstalt für Fleischforschung konterte: Es sei problemlos »möglich, sehr dunkelgeräucherten Schinken herzustellen«, ohne daß dies »besondere Techniken erfordere«.[190] Die Kulmbacher Experten konnten in eigenen Versuchen nicht einmal ein Fünftel der erlaubten Rückstandsgehalte erzeugen.[258] Danach wäre Schwarzgeräuchertes eines der benzpyrenärmsten Lebensmittel überhaupt. »Erhöhte Gehalte an Krebs erregenden Stoffen« sind eben »nur bei Anwendung bestimmter Manipulationen« zu erwarten, resümiert der Kulmbacher Fleischforscher Dr. Tóth.[728]

»Flüssigrauch«

Auch das schnellste Räucherverfahren kostet noch Zeit – und deshalb ließen sich findige Hersteller etwas Billigeres einfallen. Seit geraumer Zeit wird sogenannter pulverisierter, entgifteter Rauch angeboten. Diese Rauchkondensate mischt man entweder direkt ins Wurstbrät oder man badet die Wurst eine Zeitlang in sogenanntem Flüssigrauch. So können auch Dosen- und andere Konservenwürste noch geräuchert schmecken.[635] Solche Verfahren sind in den USA, in Osteuropa und in einigen westeuropäischen Ländern durchaus üblich, in der Bundesrepublik sind sie offiziell verboten.[33, 317] Doch die Umgehung dieses Verbotes ist geradezu lächerlich einfach: die Rauchkondensate werden mit Salz oder Gewürzen vermengt und stellen damit »geräucherte Lebensmittel dar und können daher zum Aromatisieren verwendet werden«.[317, 719] Für eine Behandlung von »eßbarer« Wursthaut sind wäßrige Rauchkondensate inzwischen schon zugelassen.[569]

Eine Überprüfung am Institut für Lebensmittelchemie der TU Berlin ergab, daß fast alle untersuchten Rohwürste unter Zusatz derartiger Rauchpräparate hergestellt waren.[317] Die angeblich entgifteten Rauchkondensate enthalten selbstverständlich meistens noch PAK, vor allem Benzpyren.[635] Da »diese Präparate durch Anreicherung oder durch Veränderung der ursprünglichen Rauchzusammensetzung gesundheitsschädlich wirken können«, wird intensiv an der Aufklärung ihrer weiteren Zusammensetzung, ihrer toxikologischen und ernährungsphysiologischen Wirkung gearbeitet.[324] Diese Untersuchungen sind um so notwendiger, als Bemühungen zur Zulassung dieser »geheimnisvollen Räuchermittel«, wie der Kulmbacher Fleischforscher Tóth sie nannte, im Gange sind.[255] Neben einer eventuellen Gesundheitsgefährdung stellen so geräucherte Lebensmittel eine Täuschung des Verbrauchers dar – er kann »echt« geräucherte Wurstwaren von »chemisch« geräucherten nicht mehr unterscheiden.

Schäden über drei Generationen

Polycyclische aromatische Kohlenwasserstoffe (PAK) gehören zu den gefährlichsten Umweltgiften, die bis heute bekannt sind. Sie umfassen mehr als 200 Stoffe, von denen viele als cancerogen gelten.[101] Sie kommen gewöhnlich vergesellschaftet vor, wobei die Wechselwirkungen der einzelnen PAK untereinander noch im dunkeln liegen. Vereinzelt sind Synergismen bekannt.[621]

Zu den wirksamsten Vertretern gehören Benzpyren, Methylcholanthren und Dimethylbenzanthracen (DMBA).[599, 612–614, 620] Bei neugeborenen Mäusen beispielsweise genügt eine einmalige Injektion von 0,000003 Milligramm Dimethylbenzanthracen, um Krebs auszulösen.[311] »Diese enorme Reaktionsbereitschaft neugeborenen Gewebes mahnt zur Vorsicht hinsichtlich eines Kontaktes bei Säuglingen«, meint PAK-Forscher Dr. Walter Fritz vom Zentralinstitut für Ernährung in Potsdam-Rehbrücke.[101] Dieser Kontakt wird sich aber kaum vermeiden lassen. PAK gehen in die Muttermilch über.[331]

Die Summationswirkung

Benzpyren und viele andere Cancerogene sind Summationsgifte.[475, 600] Dieser Effekt, der allzuoft mit der Akkumulation (Anreicherung) eines Stoffes verwechselt wird, soll ausführlich erläutert werden:

Aufgeklärt wurde dieser Wirkungstyp von Professor Hermann Druckrey Anfang der fünfziger Jahre anhand eines Lebensmittelzusatzstoffes, dem Buttergelb. Dieser Stoff hat die Eigenschaft, daß er nach kurzer Zeit vollständig vom Körper wieder ausgeschieden wird – es findet also keine Anreicherung wie zum Beispiel bei vielen Pestiziden statt. Erst in einer Dosis von einem Gramm Buttergelb erzeugte er bei den Laborratten Leberkrebs. Nun verteilte Professor Druckrey in seinen Versuchen diese einmalige Dosis auf viele verschwindend kleine Einzeldosen von einigen Milligramm, die er den Tieren jedoch täglich fütterte – also genauso, wie wir auch täglich geringe Mengen an Umweltgiften und Lebensmittelzusatzstoffen aufnehmen. Und auch diesmal trat Krebs auf; und zwar genau zu dem Zeitpunkt, als die Tiere insgesamt ein Gramm erhalten hatten – obwohl sie ihre tägliche Dosis nach wenigen Stunden wieder vollständig ausgeschieden hatten!

»Aus diesen Ergebnissen folgte der wichtige Schluß, daß die Wirkung aller, auch der kleinsten Einzeldosen *vollkommen irreversibel* über die ganze Lebenszeit fortbesteht, und daß alle Einzelwirkungen sich verlustlos summieren, bis nach Überschreiten einer kritischen ›Schwelle‹ Krebs auftritt. [...] Eine unterschwellige Einzeldosis gibt es hier also nicht. Selbst kleinste Dosen können verheerende Wirkungen haben, wenn sie über genügend lange Zeit immer wieder auf den Organismus einwirken. Diese Gefahren können nicht ernst genug genommen werden.« Diesen Wirkungstyp bezeichnet Professor Druckrey als »Summationswirkung«.

Doch damit nicht genug. In weiteren Versuchen fütterte Druckrey den Tieren erneut täglich einige Milligramm, brach aber diesmal die Behandlung ab, als eine Gesamtdosis von einem halben Gramm erreicht war, also der halben Dosis, die zu Krebs geführt hatte. Das Resultat: »... die Tiere erschienen völlig normal und gesund. Aber nach einem völlig symptomlosen Intervall von mehreren Monaten bis zu einem Jahr* nach dem ›Stopp‹ wurden dann plötzlich kleine Geschwulstknoten in der Leber tastbar, die nun schnell wuchsen und in wenigen Wochen zum Tode des Tieres führten. Die Sektion ergab monströse Leber-Carcinome ...« Diese erschreckende Erscheinung bezeichnete er als »Verstärkerwirkung« der Zeit; das heißt, die Zeit, die nach der Verabreichung eines Umweltgiftes verstreicht, wirkt gewissermaßen synergistisch, fast genauso, als wenn der Giftstoff weiter verabreicht werden würde. Damit dürfte endgültig bewiesen sein, daß es von cancerogenen Umweltgiften *keine harmlosen* Dosen gibt.

Das Wort des Paracelsus, allein die Dosis entscheide darüber, ob ein Stoff giftig sei, hat nach mehr als 400 Jahren seine

* Ein Rattenjahr entspricht 20 bis 30 Lebensjahren beim Menschen.

Gültigkeit – zumindest für den Bereich der Krebswirkungen – verloren; denn: Krebserregende Stoffe »sind außerordentlich gefährlich, und zwar auch dann, wenn sie nur begrenzte Zeit einwirken. Es ist deshalb eine unerläßliche Pflicht, den Menschen vor *allen* cancerogenen Agentien in seiner täglichen und beruflichen Umwelt zu schützen«, forderte Professor Druckrey aufgrund seiner Arbeiten bereits in den fünfziger Jahren. Und er schrieb weiter: »Der Krebs ist für die gesamte Menschheit die gefährlichste Seuche. Ich möchte daran erinnern, daß die Beherrschung der infektiösen Seuchen, wie zum Beispiel Pest, Cholera, Pocken oder Lepra, nicht dadurch gelang, daß man ein Heilmittel gegen sie fand – die gibt es für diese Krankheiten heute noch nicht –, sondern *allein durch eine zielbewußte Prophylaxe*, durch die Ausschaltung der Ursache.«

Das heißt aber klipp und klar: Krebs wird nicht geheilt werden können durch irgendwelche teuren Wundermittel der Pharmaindustrie, sondern muß verhütet werden durch saubere Luft, rückstandsfreie Lebensmittel und gesunde Wohn- und Arbeitsbedingungen. Diese Tatsachen sind seit Jahrzehnten bekannt.

Alle Zitate: Hermann Druckrey, Arzneimittel-Forschung, Heft 1, 1951, Seite 383.

PAK sind Mehrgenerationen-Gifte. Werden trächtige Tiere mit sehr geringen Konzentrationen behandelt, so kommen die Jungtiere zwar noch gesund zur Welt, entwickeln jedoch später bösartige Geschwulste. Aber auch deren Nachkommen erkranken an Tumoren, ohne daß sie jemals mit dem Gift in Berührung gekommen wären.[313] Damit liegt eine Wirkung über drei Generationen vor.

Wird ein Umweltgift, ein Zusatzstoff oder eine Allerwelts-Chemikalie wie Formaldehyd als cancerogen erkannt, wird die Bevölkerung stets mit dem tröstlichen Hinweis beruhigt, dies gelte nur für Versuchstiere, womöglich nur für einen ganz speziellen Rattenstamm, beim Menschen seien Schäden nicht bewiesen. Da sich Menschenversuche von selbst verbieten, hofft die Industrie mit diesem typischen Argumentationsmuster (Branchenjargon: »Versachlichung der Diskussion«) erst einmal Zeit zu gewinnen. Der Mediziner Professor Shabad vom Moskauer Krebszentrum verurteilt eine solche Zweck-

Logik: »Eine Unterscheidung zwischen ›menschlichen Cancerogenen‹ und ›tierischen Cancerogenen‹ ist wissenschaftlich unzulässig.« Seinen Worten zufolge »gilt grundsätzlich, daß Substanzen, die im Tierexperiment eindeutig Krebs erzeugt haben, entsprechend den internationalen Gepflogenheiten als suspekt für den Menschen angesehen werden«.[44] Es ist deshalb erforderlich zu handeln, sobald der Krebsnachweis im Tierversuch erfolgt ist.

Bei Arbeitern in den Kohlenteer- und Erdölindustrien wurde schon im 19. Jahrhundert eine erhöhte Hautkrebsrate beobachtet, eine Folge der PAK.[312] Heute wird »stark angenommen, daß sie eine Ursache von verschiedenen menschlichen Krebsarten sind, ... zum Beispiel von Haut, Lunge, Bronchien und Dickdarm«.[312] Wissenschaftler der Universität Düsseldorf fanden in allen von ihnen untersuchten Bronchialtumoren erhöhte Benzpyren-Rückstände,[43] wohl eine Langzeitfolge von Luftverschmutzung und Zigarettenrauch.

Eine epidemiologische Studie aus Island versuchte sogar, einen Zusammenhang zwischen der Magenkrebsrate und dem Verzehr benzpyrenhaltiger geräucherter Nahrung herzustellen.[252, 642] In (offenkundig unsachgemäß) hausgeräucherten Produkten konnten dort abenteuerliche Werte von bis zu 107 ppb Benzpyren nachgewiesen werden.[629] Ähnliche Zusammenhänge sollen in Ungarn und der Sowjetunion bestehen: baltische Fischer, die bevorzugt Räucherfisch verzehren, erkranken 4mal so oft an Krebs des Magen-Darm-Traktes und sterben 3mal häufiger an Krebs als die vergleichbare Inlandbevölkerung.[299, 321] In einem speziellen Bezirk Ungarns, in dem vorwiegend hausgeräucherte Fleischwaren verzehrt werden, ist die Magenkrebsrate ebenfalls deutlich erhöht.[628] Eine schlüssige Beweisführung steht jedoch bis heute aus, entsprechende Befunde werden allerdings zahlreicher.[44]

Der Wurst auf die Pelle gerückt – chemische Konservierungsmittel

Um der Wurst auch äußerlich den Eindruck des Appetitlichen zu geben, ist eine Vielzahl von Stoffen erlaubt. Die Liste erinnert dabei eher an ein illustres Sammelsurium aus der Chemikalienhandlung denn an praktizierten Gesundheitsschutz: da dürfen Aluminiumsulfat, Aluminium-Ammoniumsulfat, Carboxymethylcellulose, Cellulose, Sorbit, Glycerin, Glyoxal oder Glutardialdehyd in einer Pelle drin sein, die der Gesundheitsminister in der Verordnung ausdrücklich als »zum Mitverzehr bestimmt oder geeignet« tituliert.[569]

Und wenn Konservierungsmittel schon nicht direkt ins Wurstbrät gemischt werden dürfen, so ist es zumindest erlaubt, Rohwürste und Rohschinken zum Schutz vor Schimmel in Kaliumsorbat-Lösung (»Sorbinsäure«) zu tauchen[569] und »eßbare gelatinehaltige« Überzüge »für Fleischerzeugnisse« mit den Konservierungsmitteln Benzoesäure, Sorbinsäure und den sogenannten PHB-Estern (p-Hydroxy-Benzoesäureester) zu behandeln.[269]

Ungesund kann das nach Absicht der Befürworter nicht sein, schließlich kämen Konservierungsmittel auch in der freien Natur vor, zum Beispiel die Benzoesäure in Preiselbeeren. Das ist zwar richtig, doch ließe sich daraus ebensogut folgern, der Verzehr von Preiselbeeren sei einzuschränken, um die vertretbare Gesamtdosis nicht zu überschreiten. Zum anderen sind in der Natur Arsen- und Quecksilberverbindungen zweifellos weiter verbreitet als die genannten Konservierungsmittel, »ohne daß jemand hieraus die Berechtigung ableiten wollte, diese Stoffe den Nahrungsmitteln zuzusetzen«, spottete Professor Eichholtz.[45]

Nicht nur die Frage der Giftigkeit muß bei allen Konservierungsstoffen gestellt werden, sondern auch die Frage nach ihren hygienischen Konsequenzen. Denn sie alle bieten »die Möglichkeit, durch ihre Anwendung hygienische Mängel bei der Herstellung der Lebensmittel zu verschleiern«.[98]

Sorbinsäure

Ihr Verhalten im Organismus ist eingehend untersucht und zufriedenstellend geklärt: Sie wird – normalerweise – auf einem natürlichen Stoffwechselweg weitgehend zu Kohlendioxid und Wasser abgebaut.[273, 275–277] Nichtsdestotrotz wurden, wenn auch selten, Allergien beobachtet.[69, 274] Als problematisch gilt, daß die für Wurst typische Kombination von Nitrat und Sorbinsäure deutliche Veränderungen des Erbgutes in entsprechenden Testsystemen ergab.[1761] Eine mutagene Wirkung tritt auch dann auf, wenn Sorbinsäure längere Zeit gelagert wird, was natürlich ihrer Zweckbestimmung entspricht.[1762]

Mit der Kennzeichnungspflicht dieses Stoffes nehmen es viele Hersteller nicht so genau, und Etikettenschwindel gilt in der Branche nur als Kavaliersdelikt: Das Untersuchungsamt Hamm hat »festgestellt, daß ein großer Anteil der Erzeugnisse – oftmals ohne Kenntlichmachung – mit Sorbat behandelt war«.[521] Und das Untersuchungsamt Hagen stellte an Rohwürsten fest, daß »der Verbraucher nicht unbeträchtliche Anteile des Wirkstoffes mitverzehrt«, egal ob er die Pelle vorher entfernt oder nicht.[1763]

Benzoesäure

Benzoesäure ist ein natürlicher Stoff, der in Spuren in vielen Lebensmitteln wie Orangen, Milch, Sojabohnen, Honig, Muskat oder Erdbeeren enthalten ist.[1764–1766] Sein natürliches Vorkommen bedeutet jedoch nicht automatisch Unbedenklichkeit. Läßt man Benzoesäure im Mund zergehen, so bewirkt sie eine örtliche Betäubung, spürbar am pelzigen Gaumen.[45] Die bei Fleischwaren eingesetzten Mengen sind mit 2 Gramm pro Kilo Gelatine um das Zehn- bis Tausendfache höher als die üblichen natürlichen Gehalte.[269]

1939 wird bekannt, daß Benzoesäure (in einprozentiger Konzentration) eine Brunsthemmung bei weiblichen Ratten hervorruft, ohne daß irgendeine sonstige Schädigung des Allgemeinzustandes bemerkt wurde.[278]

1948 werden (bei einer Konzentration von nurmehr 0,1 Prozent) Benzoesäure eindeutige Arzneimittel-Wirkungen nachgewiesen: sie verminderte die Krampfwirkung von Cocain beträchtlich.[279]

1955 werden erneut Bedenken erhoben, da sie wichtige Stoffwechselschritte des Körpers (Citronensäurecyclus) verlangsamt.[280]

1970 kann eine synergistische Wirkung mit einem anderen zugelassenen Konservierungsmittel, dem Natriumsulfit (= »geschwefelt«), nachgewiesen werden. In Kombination verabreicht ist ihre Wirkung weit stärker als die beider Einzelsubstanzen zusammengenommen. Kennzeichnend ist eine erhöhte Sterblichkeit, gehäuftes Auftreten von Krebs, größere Streßanfälligkeit und ein stark verlangsamtes Wachstum der Nachkommen.[281]

1971 werden in einem Londoner Tierheim die Katzen hysterisch, außergewöhnlich aggressiv, und 17 von ihnen verenden schließlich unter Krämpfen. Als Ursache findet man Hackfleisch, mit 2 Prozent Benzoesäure konserviert, das die Katzen gefressen hatten.[282] Weitere Untersuchungen ergeben, daß bereits 0,5 Prozent Benzoesäure im gefütterten Fleisch genügen, um eine Katze zu töten.[283]

1973 beginnen sich in der Fachpresse Berichte über Allergien zu häufen.[270–272, 647, 1768, 1769]

1988 erkennen amerikanische Ärzte, daß bereits minimale Benzoesäuremengen, an Kinder verabreicht, Magersucht auslösen können.[1758]

1990 zeigen japanische Wissenschaftler, daß Benzoesäure die Blut-Hirnschranke durchdringt, eine Barriere, die das Gehirn eigentlich vor schädlichen Stoffen aus dem Blut schützen soll.[1759]

PHB-Ester

1949 werden PHB-Ester als nützliches Narkosemittel für Frösche angepriesen.[285] Obwohl sie schon seit den zwanziger Jahren als Konservierungsmittel empfohlen werden,[286] wurde ihre Wirkung auf Säugetiere erst viel später überprüft[45]: Bei Kaninchen hat eine 0,5prozentige Lösung PHB-Ester die gleiche betäubende Wirkung wie eine 0,12prozentige Cocain-Lösung.[289] Auf weitere Arzneimittelwirkungen untersucht, stellte man unter anderem fest, daß die PHB-Ester bis zu 100mal stärker krampflösend wirken als Benzoesäure.[98] Ab 1966 begannen sich in der medizinischen Fachliteratur Fälle von PHB-Ester-Allergien zu häufen.[292–295]

Dennoch gilt ihre »Unbedenklichkeit« auch heute noch als ausreichend erwiesen[284]: Ein Großteil der Ester wird unverändert aus dem Organismus wieder ausgeschieden.[296] Nur: Der Rest konnte im Blut nachgewiesen werden, und zwar als p-Hydroxy-Benzoesäure.[503] Außerdem wird ein Teil im Körper in das giftige Phenol umgewandelt.[296]

Die größte Gefahr der Konservierungsmittel beruht auf einer möglichen Schädigung der Darmflora des Menschen. Eine funktionstüchtige Darmflora gilt als wesentliche Voraussetzung für seine Gesundheit, sie ist beispielsweise ein Vitaminlieferant für den Körper. Dem Toxikologen Eichholtz scheint aufgrund seiner langjährigen Erfahrung eine »Beeinflussung der Darmflora durch diese Ester nicht mehr zweifelhaft zu sein«. Sie seien »Stoffe mit sehr ausgeprägten pharmakologischen Wirkungen, unübersehbar in der Mannigfaltigkeit der Symptome, die sich beim Menschen erwarten lassen«.[45]

Antibiotika

Eine Besonderheit unter den Konservierungsverfahren stellt das Tauchen von Fleisch in eine antibiotikahaltige Lösung dar (sogenannte Acronisation). Dadurch läßt sich seine Lagerfähigkeit verdoppeln.[284] So wurden zum Beispiel Tetracycline (siehe Seite 38) in den USA 10

Fallbeispiel Separatorenwurst

Einen kostenintensiven Vorgang bei der Fleischgewinnung stellt das Entbeinen der Gerippe dar. An den Knochen bleiben nach dem Abtrennen der großen Fleischstücke immer noch Fleischreste haften. Um die Lohnkosten der Knochenputzer einzusparen, wird von den Fleischfabriken zunehmend maschinell entbeint. Hierzu dienen neuerdings die sogenannten Hartseparatoren. In der Bundesrepublik war es die Herta KG, die sich als erste Firma einen solchen Hartseparator als Herta KS-Verfahren patentieren ließ. In derartigen Separatoren wird das Knochenmaterial so lange zertrümmert und mit Wasser verdünnt, bis ein fließfähiger Brei entsteht. Mit einer Zentrifuge wird dann ein Homogenat mit den Fleischresten abgetrennt. Darin sind aber nicht nur Fleisch, sondern auch Wasser und Knochenmus enthalten. Dieses »Fleisch-Homogenat« wird vor allem der Billigwurst zu 10 Prozent zugesetzt. Damit benötigen die fleischverarbeitenden Fabriken »weniger teures Muskelfleisch, so daß sich die Rohstoffkosten für die Wurstwaren senken«.[577]

Allein der Knochenanteil macht »bei der Herstellung von 100 Tonnen Wurst (in der Bundesrepublik wurden 1976 circa 200000 Tonnen... Wurstwaren hergestellt) 100 Kilogramm Knochen aus, die mitverarbeitet werden. Bei einem Kilopreis von 7 DM zahlt der Verbraucher 700 DM nur für Knochen. Berücksichtigen wir noch die 5 Prozent Wasser, die in der Wurst mit Fleisch-Homogenat-Zusatz zusätzlich enthalten sind, ... ergibt dies eine Wassermenge von 5000 Kilogramm und einen Betrag von 35000 DM«, errechnete der Ernährungswissenschaftler H. König.[577]

Der Verzehr dieser Wurst kann den Kunden auch noch in gesundheitlicher Hinsicht teuer zu stehen kommen. In den Knochen der Tiere lagern sich vermehrt Umweltgifte und Medikamente ab. Hier müssen vor allem toxische Schwermetalle, Radionuklide und Tetracycline (Antibiotika) genannt werden.[239, 577] Wurst, die mit dem oben beschriebenen Brei hergestellt wurde, enthielt beispielsweise sechsmal (!) soviel Blei und doppelt soviel Cadmium wie Wurst, die nach traditionellem Handwerksbrauch hergestellt wurde.[577]

Und dabei schneidet das genannte Verfahren im Vergleich zu anderen Separiermethoden noch günstig ab.[717] So spottete Dr. Psota von der Lebensmitteluntersuchungsanstalt in Wien über die Weiterentwicklung unserer Knochenbrechersysteme: Da wurde »mit deutscher Gründlichkeit gezeigt, wieviel... man aus den Knochen herauszuholen wirklich imstande ist«.[717] Die Beurteilung des Resultats durch Dr. Psota ist klar: Die Belastung mit Schadstoffen ist »hoch«, das gesamte Knochenseparat »wertmindernd«.[717] Deklarationspflicht gibt es keine. Es ist schlicht »Fleisch«.

Jahre lang eingesetzt.[284] Das Verbot erfolgte vermutlich, als das Verfahren nicht mehr wirtschaftlich war: »... bald [zeigten sich] ähnlich massive Resistenz-Entwicklungen der Bakterienflora in den Verarbeitungsanlagen, wie sie aus der Medizin bekannt sind.« Deshalb wurden »immer höhere Antibiotika-Konzentrationen benötigt..., während die erreichte Haltbarkeitsverlängerung immer kürzer wurde. Daher mußte die Anwendung dieser Antibiotika nach wenigen Jahren wieder aufgegeben werden.«[284]

Inzwischen wurden neue Antibiotika entwickelt, die sich für diesen technologischen Prozeß besser eignen sollen, zum Beispiel Primaricin (Natamycin), und angeblich keine Resistenz entwickeln.[284] Inwieweit dies den Tatsachen entspricht, wird erst die Zukunft zeigen. Aber schon heute bedienen sich viele europäische Staaten dieser Stoffe zur Lebensmittelkonservierung.[301] Obwohl in der BRD für Wurst verboten, wird dieses Antibiotikum ungeachtet lebensmittelrechtlicher Vorschriften neuerdings illegal verwendet.[521] Die ertappten Hersteller waren um eine Ausrede nicht verlegen: Sie hätten ihre Reifungsräume »in leerem Zustand mit Natamycin desinfiziert«.[521] Das allein kann's aber nicht gewesen sein, denn teilweise lagen die Rückstände so hoch, daß die Wurst nicht einmal mehr in jene Staaten exportiert werden darf, in denen Natamycin zur direkten Behandlung zugelassen ist.[521]

Zartmacher – auf dem »Weg zur Umsatzsteigerung«

Zartmacher zaubern auch aus dem zähesten Rindfleisch noch ein »zartes« Steak. »Dies ist ein für das Fleischergewerbe interessanter Aspekt, wenn bedacht wird, daß es das Merkmal der Zähigkeit ist, aufgrund dessen Fleisch in billigere, nur zum Kochen geeignete Ware einerseits und teureres Bratenfleisch andererseits unterteilt wird.«[563] Man kann sie also gut gebrauchen zur Vortäuschung bester Qualität. In den USA und Großbritannien fanden Zartmacher breite Anwendung,[71, 545] was die Hersteller von echtem Qualitätsfleisch verschreckte: Um einem Preisverfall ihrer Spitzenprodukte entgegenzuwirken, dürfen in England nur noch beste Rinder behandelt werden,[563] also gerade diejenigen, die auch so relativ zartes Fleisch geliefert hätten. Doch Zartmacher beschleunigen nach dem Schlachten auch noch den Reifungsprozeß des Fleisches. So können »kostenbelastende Abhängezeiten ... völlig entfallen«.[563]

Zartmacher sind Enzyme wie Papain, Bromelin oder Ficin, die aus tropischen Pflanzen gewonnen werden. Sie verdauen das Fleisch sozusagen vor, indem sie das zähe Bindegewebe spalten. Das Fleisch verliert seine Festigkeit und wird weich.[71, 564]

Um sie auf einfache und »natürliche« Weise optimal im Tierkörper zu verteilen, werden die Enzyme dem lebenden Tier ungefähr eine Viertelstunde vor dem Schlachten eingespritzt.[16, 71] Erlaubt ist das zwar nicht, doch auch das Bundesgesundheitsamt muß zugeben: »Vorbehandeltes Vieh (könnte) unerkannt auf öffentliche Schlachthöfe aufgetrieben« werden.[563] Ein Nachteil dieses Verfahrens: da die Enzyme sich in Niere, Leber und Zunge anreichern, können sie nicht mehr verkauft werden, denn die »küchentechnische Verarbeitung führt ... zu einer hochgradigen Überweiche«.[71] Deshalb werden die Enzyme oft erst nach der Schlachtung ins Fleisch gespritzt.[16] Während der Lagerung stören sie nicht weiter, da sie bei den Temperaturen der Kühlhäuser weitgehend inaktiv bleiben; ihre volle Wirkung entfalten sie erst im Kochtopf.[319, 565]

In der Bundesrepublik sind Zartmacher für den Haushalt seit vielen Jahren handelsüblich, »ohne aber daß eine amtliche Zulassung für sie ergangen wäre«.[563] Und die brauchen sie auch nicht mehr. Das neue Lebensmittelrecht hält für Enzyme eine eigene Zulassung für überflüssig.

Papain, der wichtigste Vertreter der Zartmacher, wird aus der tropischen Papaya-Frucht gewonnen, die inzwischen auch in der Bundesrepublik auf dem Markt ist. Nach einer alten indischen Überlieferung dürfen schwangere Frauen diese Frucht nicht essen, da sie stark abtreibend wirke. Untersuchungen zeigten, daß nicht gereinigtes Papain tatsächlich für den Embryo giftig ist und Mißbildungen erzeugt.[1306]

Und nicht immer gelangen Zartmacher erst im Steak gebraten – und damit inaktiviert – auf den Tisch:

- die Enzyme in den Haushaltspackungen sind mit Salz gemischt, so daß eine Verwechslung leicht möglich ist.
- Wer kann ausschließen, daß dieses Salzpülverchen aus der hübschen Dose nicht auch in schleckende Kindermünder gerät?

Inzwischen experimentieren die Fleischforscher schon mit einem neuen Verfahren herum, der »Elektrostimulation«. Mit Hochspannungsstromstößen soll die Fleischreifung beschleunigt werden.[1308–1311] Dadurch verspricht sich die Fleischindustrie »einen rascheren Kapitalumschlag und geringere Gewichtsverluste«.[1307] Sie wird deshalb von der Branche »als wesentlicher Fortschritt angesehen, vor allem was die Garantie betrifft, den Kunden in optimal kurzer Zeit mit zartem Fleisch zu beliefern«.[1308] Die Elektrostimulation wiederum erlaubt den Einsatz des sogenannten Schnellkühlverfahrens, das statt der bisher üblichen 48stündigen Kühlung nur noch 24 Stunden benötigt. Der Gewinn ist offensichtlich, denn auch sie ist »ein Weg zur Umsatzsteigerung«.[1308]

Für Wurst gilt prinzipiell dasselbe wie für Fleisch: Solange man weiß, wie sie hergestellt wurde, kann man auch ihre Qualität zweifelsfrei beurteilen. Selbst der analytische Chemiker wird normalerweise erst dann fündig, wenn er qualifizierten Hinweisen nachgeht und dann gezielt untersucht. Grundsätzlich aber kann festgehalten werden, daß einem Handwerksbetrieb niemals dieselben technischen Möglichkeiten zur Verfügung stehen wie einem Großbetrieb. Deshalb ist auch die Lebensmittelüberwachung den kleinen »Fälschern‹ im allgemeinen gewachsen, selten jedoch den Manipulationen eines Konzerns mit seiner ausgefeilten Technik und seinen erfahrenen Chemikern, die ihre Produkte von vornherein gegen die Analysenmethoden der Untersuchungsämter präparieren.

Je mehr ein Betrieb rationalisiert ist, desto mehr Hilfs- und Zusatzstoffe benötigt er zur Erzeugung von »Lebensmitteln«. Es wurde die Aufgabe der Chemie, Lebensmittelrohstoffe »maschinabel«, also »maschinenfreundlich« zu machen, ihnen damit fehlende Eigenschaften zu verleihen – was in der Praxis bedeutet, daß vor allem minderwertige Rohstoffe verwendet werden können. Je mehr handwerkliches Können und Erfahrung ein Metzger mitbringt, desto weniger Fremdstoffe verwendet er gewöhnlich für seine Wurst. Als echtes Qualitätsmerkmal kann gelten, wenn der Fleischer noch selbst schlachtet.

Im Fachgeschäft können Sie erfahren, wie die Lebensmittel hergestellt werden, eine Möglichkeit, die Ihnen in den Ladenketten durch ihre Anonymität von vornherein genommen wird. Haben Sie den Mut und fragen Sie. Wer unwillig auf höfliche Fragen reagiert, hat meist allen Grund, peinlich berührt zu sein. Lassen Sie sich erklären, woraus die Wurst besteht, die Sie kaufen, welche mehr und besseres Fleisch enthält, für welche weniger Schwarten, weniger Wasser, weniger Zusatzstoffe verwendet wurden. Das ist Ihr gutes Recht. Seien Sie mißtrauisch, fragen Sie beispielsweise, ob die Kalbsleberwurst jemals mit Kalbsleber in Berührung gekommen ist.

Natürlich ist die Neigung des Verkäufers, dem Kunden gegenüber auch unangehme Wahrheiten einzugestehen, erfahrungsgemäß sehr begrenzt. Und es ist sicher kein Zufall, daß Metzgereien von der Deklaration ihrer Zusatzstoffe weitgehend ausgenommen sind. Nachdem aber der Verbraucher in seinem Badezimmer keine Wurstküche einrichten kann, ist er auf das Wohlwollen des Verkäufers angewiesen. Schweigt der Kunde, wird ihm das zur Last gelegt. Er habe es schließlich so gewollt, heißt es dann. Zusatzstoffe fänden nur seinetwegen Verwendung. Aber vielleicht geschieht eines Tages noch ein Wunder und die EG setzt die Deklarationspflicht auch für deutsche Metzger durch. Bis dahin bleibt uns Kunden nichts anderes übrig, als an das Gewissen der Branche zu appellieren.

Eier und Geflügel

Hühnerstall oder Legebatterie

Das Huhn, ein Eierautomat

»Laien vertreten oft die Meinung, daß die Auslaufhaltung der Hennen besonders tierfreundlich sei und viele wohlschmeckende ›Landeier‹ liefere. Wissenschaftliche Erkenntnisse und praktische Erfahrungen widerlegen diese Ansicht.«[1170] Mit diesen Sätzen belehrt das ›Landpost-Magazin‹ seine vorwiegend landwirtschaftliche Leserschaft. Es nennt pflichtbewußt auch die bessere Alternative: »Die allgemein übliche, von Tierschützern aber angeprangerte Käfighaltung von Legehennen kann insbesondere hinsichtlich der Untersuchungsmerkmale Leistung, aber auch in bezug auf Tiergesundheit Pluspunkte verbuchen...«[1171] Das überrascht. Hatten doch bisher alle geglaubt, die Legebatterien mit ihren viel zu engen Käfigen, deren Grundfläche pro Huhn deutlich kleiner ist als ein DIN-A 4-Blatt, sei nichts anderes als eine besonders üble Perversion profitorientierter Lebensmittelgewinnung. Vermeinten doch alle zu wissen, es wäre Tierquälerei, wenn die Legehennen ihr Leben lang nahezu bewegungsunfähig dahinvegetieren müssen, bis sie bei nachlassender Eierproduktion nach rund 16 Monaten als Suppenhühner gehandelt werden. Wissenschaftler der Bundesforschungsanstalt für Landwirtschaft in Celle räumten nun mit diesem Vorurteil gründlich auf: »Durch die Haltung der Legehennen in Käfigen der konventionellen Art werden keine, die körperliche Gesundheit der Tiere beeinträchtigenden tierschutzrelevanten Tierbestände – körperliche Leiden, Schmerzen oder Schäden – geschaffen.«[1172]

Ganz anders jedoch eine Hühnerhaltung mit Stall und Auslauf. Die Geflügelforscher aus Celle: Bei der herkömmlichen Haltung »steigt das Risiko für Verletzungen durch Hackwunden mit und ohne Kannibalismus und für Schäden durch Abdrängen vom Freß- und Tränkeplatz. Bei Freilandhaltung kommt noch die Gefährdung durch Raubtierangriffe hinzu. Die aus diesen Situationen entstehenden Schäden am Tier sind unzweifelhaft mit Schmerzen und Leiden verbunden.«[1172]

Jetzt ist es also wissenschaftlich: es war die soziale Ader, die bei der Erfindung der Legebatterie Pate stand, um das rücksichtslose Federvieh vor »harten Auseinandersetzungen« zu bewahren, »deren schärfste Form das Hacken ist«.[1173] Es kann sich nur um Tierschutz handeln, wenn die Tiere durch Legebatterien vor Raubzeug aller Art geschützt werden. Selbstverständlich handeln die Eierindustriellen nicht nur im Sinne des Tierschutzgedankens, sondern auch im Auftrag des Konsumenten: Auch die Dotterfarbe ist kräftiger – so »wie von den Verbrauchern gewünscht«.[1173] So sieht es jedenfalls ein Leitartikelschreiber der ›Deutschen Geflügelwirtschaft und Schweineproduktion‹.

Um Mißverständnisse zu vermeiden: Wer glaubt, daß die heute praktizierte Batteriehaltung von Hühnern auch nur den einfachsten Bedürfnissen eines geflügelten Lebewesens gerecht wird, der möge einmal einen Blick in so eine Produktionsanlage mit Zigtausenden armseliger eingezwängter Tiere werfen. Er wird danach auf Wissenschaftler und Suppenhühner verzichten können.

Wissenschaft »im Dienste« der Politik

Fünf Jahre lang ließ das Bonner Landwirtschaftsministerium die Batterie-, Boden- und Auslaufhaltung an Tausenden Hühnern untersuchen, bis man zu den eingangs zitierten Resultaten gelangte. Nun sind beileibe nicht alle Wissenschaftler dieses umfangreichen Forschungsprojekts einer Meinung gewesen. Denn die Verhaltensforscher, deren Aufgabe ja vor allem darin bestand, die tierschutzrelevanten Tatbestände zu prüfen, lehnten die übliche Käfighaltung als objektive Tierquälerei ab. Das war dem politischen Auftraggeber und seinen Interessengruppen offenbar etwas unbequem. Nacheinander schieden fünf Verhaltensforscher aus dem Projekt aus.[1195] Nachdem der letzte von ihnen seine Arbeit niedergelegt hatte, übertrug man die endgültige Auswertung einem ausländischen Sachverständigen, Professor Tschanz aus Bern. Sein abschließendes Urteil: »Das Ungenügen der Umgebung eines Batteriekäfigs ist mit den Ergebnissen der in Celle durchgeführten Untersuchungen damit so eindeutig nachgewiesen, daß es keiner weiteren Erhebungen bedarf, das Verbot dieses Haltungssystems zu begründen.«[1200] Diese klare und eindeutige Aussage wurde seitens des auftraggebenden Ministeriums flugs als »eine persönliche Meinung« abqualifiziert, die »nur (!) vor dem Hintergrund des schweizerischen Tierschutzgesetzes zu verstehen« sei, welches die Batteriehaltung verbietet.[1194]

Statt dessen faßte Staatssekretär Rohr die Untersuchungsergebnisse seinerseits so zusammen: »Weder die Käfighaltung noch die Bodenhaltung [bieten] den Hennen so viele Vorteile . . ., daß einer dieser Haltungsformen aus der Sicht des Tierschutzes uneingeschränkt der Vorzug gegeben werden könnte.«[1194] Er darf sich bei dieser Beurteilung auf den »offiziellen« Abschlußbericht des Forschungsauftrags berufen.[1193] Und der ist anonym und tendenziös. Man kann sich des Eindrucks nicht erwehren, daß die angeblichen Nachteile der Auslaufhaltung durch ungeeignetes Gelände provoziert und die vorgeblichen Vorteile der Batteriehaltung durch Fehlinterpretationen erreicht wurden.

Aus diesen Vorgängen wird das Dilemma moderner Wissenschaft deutlich. Weigert sie sich, politische oder wirtschaftliche Forderungen »sachlich« zu begründen oder steht sie den Interessen des Auftraggebers im Wege, so gelten ihre Urheber als »unqualifiziert«, ihre Arbeiten werden verschwiegen oder sogar in ihr Gegenteil verkehrt. Andere dienstbare Geister, wenn nötig aus einer anderen nicht zuständigen Disziplin, sind schnell gefunden. Die Aufrichtigkeit der betroffenen Verhaltensforscher nötigt deshalb Respekt ab. Wer den modernen Wissenschaftsbetrieb kennt, der weiß, daß ihre Haltung keine Selbstverständlichkeit ist.

Der hohe Preis des allzu Billigen

Die Batteriehaltung von Hühnern geht nicht nur auf Kosten der Tiere, sondern bedroht auch die Existenz vieler Landwirte. Dank der Batterien mußten in den letzten 15 Jahren drei Viertel aller Eiererzeuger, insbesondere die kleinen Betriebe, aufhören. Ein halbes Prozent des verbleibenden Restes produziert heute drei Viertel aller Eier.[671] Bei diesem halben Prozent handelt es sich um vollautomatische Haltungseinheiten mit bis zu einer Million Legehennen. Gegenüber solchen Industrieunternehmen kann ein kleiner Landwirt mit einer vielseitigen traditionellen Wirtschaftsweise nicht konkurrieren. Diese unheilvolle Entwicklung läßt sich praktisch in allen Sektoren der Lebensmittelerzeugung beobachten. Damit werden nicht nur bäuerliche Strukturen zerstört, sondern letztendlich auch der Verbraucher an der Nase herumgeführt. Um seine Kaufbereitschaft zu erhöhen, signalisiert die Verpackung gerne ein ländliches Idyll unter Verwendung naturverbundener Markennamen. So stimmen wenigstens die Illusionen.

Dem Landwirt wird immer noch die intensive Legehennenhaltung als wünschenswert und zukunftsweisend dargestellt, während ein freilaufendes Huhn schon als minderwertiger »Mistkratzer« tituliert wird, das halt keine »schönen Eier« legen kann. Die Batteriehaltung ermöglicht durchaus eine Senkung der Erzeugerpreise. In der Folge erscheint eine vernünftige Hühnerhaltung von vornherein als Verlustgeschäft, sofern die Eier anschließend an Vermarktungsgesellschaften abgeliefert werden. Dies ist aber ab 10000 Legehennen unumgänglich – und die sind notwendig, um rentabel arbeiten zu können.

Will ein Eiererzeuger, gleich welcher Größe, seine Erzeugnisse verkaufen, so muß er sich an den Preisen der holländischen Importe orientieren, deren Gestehungskosten rund 1 bis 2 Pfennige niedriger liegen. Diese billigen Preise sind nicht das Ergebnis besonders fähiger Wirtschaftsweise, sondern rücksichtsloser Produktionsmethoden. Werden in einem bundesdeutschen Batteriekäfig 4 Hühner eingesperrt, so sind es in anderen EG-Ländern deren 5 oder 6, die sich den gleichen Raum teilen müssen. Das senkt natürlich den Preis. Die Gewinnspanne bei der in der Bundesrepublik üblichen Batteriehaltung ist so minimal, daß selbst unter günstigen Bedingungen »der zu erwartende Gewinn pro Tier und Jahr... maximal 1,26 DM« beträgt.[1184] Dies setzt voraus, daß es zu keinerlei Ausfallserscheinungen kommt. Kommt es aber. 5 bis 10 Prozent der Tiere krepieren vorzeitig.[1184] Durch den dichten Besatz breiten sich Krankheiten so schnell aus. Selbst bei geringsten Gesundheitsstörungen der Tiere gerät eine Massengeflügelhaltung unweigerlich ins Minus. Legen die Hühner pro Monat jeweils nur ein Ei weniger, so kann der Betrieb schon mit Verlust arbeiten.

Der Zwang zur Illegalität: Medikamente

Weil die Anfälligkeit der Hühner die Rentabilität gefährdet, sind Hygiene und prophylaktisches Verabreichen von Medikamenten das A und O jeder Massentierhaltung. Während bei den Batterien eine brauchbare Hygiene durchführbar ist – der Kot fällt durch die Gitterroste und wird automatisch abtransportiert –, so ist dies bei der sogenannten Bodenhaltung praktisch nicht möglich. Bodenhaltung heißt im allgemeinen: Die Tiere sind nicht mehr durch Gitter getrennt, sondern hausen allesamt zu Abertausenden auf dem Stallboden. Auslauf gibt es keinen. Bodenhaltung ist typisch für die Hähnchenmast und nur durch ständige Medikamentengaben praktikabel.

Aber auch bei den Legehennen kommt man ganz ohne Arzneimittel nicht aus. Je nach Art der Behandlung werden Wartezeiten zwischen einem und 60 Tagen gefordert. Die während dieser Zeit gewonnenen Eier dürfen nicht zum Verzehr gelangen. So müßte man bei einer eintägigen Behandlung mit Medizinalfutter und 5 Tagen Wartezeit bei einer Legehennenherde von 50000 Tieren eine Viertelmillion Eier wegwerfen. Kaum vorstellbar, daß sich angesichts der knappen Kalkulation ein Hersteller daran halten kann, auch wenn er wollte.

Der Geflügelspezialist Professor Siegmann 1974: »Die Eierproduzenten stehen vor der Entscheidung, entweder aufzugeben oder in die Illegalität auszuweichen. Das letztere bedeutet unkontrollierbaren Medikamenteneinsatz, sicher wesentlich häufiger als medizinisch gerechtfertigt ...«[1184] Eier gibt es immer noch.

Der Tierarzneimittelforscher Professor Hapke 1979: »Daß die Wartezeit hierbei nicht eingehalten wird, ist mehrfach belegt, auch in Form von Gerichtsakten.«[1198] Und 1981: »Die Einhaltung der amtlich vorgeschriebenen Wartezeit ist bei der Gewinnung von Eiern insofern problematisch, da oft der Legehennenhalter nicht geneigt ist, den Hinweisen des praktizierenden Tierarztes zu folgen. Er neigt nämlich eher dazu, den Tierarzt zu umgehen ...« Deshalb »ist es denkbar, daß zahlreiche Eier verzehrt werden, die unkontrolliert sind und nicht bekannte Konzentrationen nicht bekannter Arzneimittel enthalten. Hinzu kommt, daß die Eier keiner amtlichen Kontrolle zum Nachweis von Tierarzneimitteln unterliegen. Hier läßt sich also eine gewisse Verschiebung des Tierarzneimittelhandels in die Illegalität beobachten.«[1035]

Besonderes Interesse der Tierhalter findet seit jeher das Chloramphenicol. Es ist »wirksam und preiswert«, garantiert der Hersteller, so wirksam, daß nach den Berechnungen von Professor Dieter Großklaus die Rückstände in Eiern ausreichen können, um die Gesundheit des Bundesbürgers zu gefährden.[1218] In seltenen Fällen kann es zu einer schweren und tödlichen Blutkrankheit kommen, ähnlich einer Leukämie[1457] (siehe Seite 40). Die Firma Parke-Davis, Entdecker und Hersteller, ficht dies freilich nicht an. Schließlich seien besagte Blutschäden »generell ein sehr seltenes Ereignis« und ein Zusammenhang mit chloramphenicolhaltigen Lebensmitteln sei auch nicht zu beweisen.[1458] Kein Wunder, denn zwischen Verzehr und Ausbruch der Krankheit können Monate, wenn nicht Jahre vergehen.

Während in den USA Chloramphenicol für die Tierproduktion erst gar nicht zugelassen wurde, sei das Erzeugnis für den deutschen Markt – so der amerikanische Produzent – einfach »zu wertvoll... um verboten zu werden«.[1458] Eine Wertschätzung, die auch Besonnenere wie der Münchner Professor Beck teilen – und zum Anlaß nehmen, ein Verbot zu begründen: Chloramphenicol ist »eines der wichtigsten Reserve-Antibiotika« für den Arzt.[1459] Wird es in der Tierproduktion verheizt, ist die Wirkungslosigkeit beim Menschen durch Resistenzbildung nur noch eine Frage der Zeit.

Immerhin, nach zehnjährigem Eiertanz mußte die Hühnerlobby nun doch einige Federn lassen: 1984 wurde die Anwendung bei Legehennen und Milchvieh generell untersagt, und für fleischliefernde Tiere gilt jetzt eine zweimonatige Wartezeit. Sogar eine Höchstmenge (1 µg/kg) wurde erlassen – die allererste für Tierarzneimittel überhaupt.[1461] Inwieweit dies in der Praxis tatsächlich mehr Verbraucherschutz bedeutet oder nur zu Verschiebungen in der Wahl der Mittel führt, mag dahingestellt bleiben. Dr. Petz, Arzneimittelanalytiker an der Universität Münster, ist skeptisch: »Chloramphenicol ist zwar zur Anwendung bei Legehennen verboten, andererseits als Arzneimittel bei Schweinen, Rindern oder Aufzuchtgeflügel weiterhin zugelassen und auch sehr gebräuchlich. Darüber hinaus läßt es sich unschwer über den grauen Markt oder den Chemikalienhandel besorgen... Dies wird unterstrichen durch die Ergebnisse einiger Untersuchungsämter, in denen in jüngster Zeit Chloramphenicol-Rückstände in Eiern nachgewiesen worden sind.«[1462]

Neben Chloramphenicol sind die Sulfonamide Mittel der Wahl. Die Untersuchungsergebnisse der Überwachung verdeutlichen, daß auch sie eine gelegentliche Zutat unserer Frühstückseier sind.[1463] Ihre Wasserlöslichkeit – sie ermöglichen einen raschen Einsatz in der vom

Tierhalter bevorzugten Dosierung – und ihre »Preiswürdigkeit haben den Sulfonamiden einen festen Platz im Arzneimittelschatz« der Massengeflügelhaltung verschafft, und dieser »Schatz« wird, wie aus der Tierärztlichen Hochschule Hannover verlautet, auch »häufig eingesetzt«.[1209]

Bei anderen Antibiotika steht vor allem ihre wachstumsfördernde Wirkung und eine Erhöhung der Legeleistung als Verkaufsargument im Vordergrund.[1214, 1464]

Massengeflügel hat aber auch noch unter einer speziellen Infektionskrankheit zu leiden, die spezielle Medikamente erfordert: Die Kokzidiose, eine Darmerkrankung, die von Kleinstlebewesen, sogenannten Protozoen, verursacht wird. »Eine Massenaufzucht von Hühner- und Putengeflügel«, versichert ein Lehrbuch, »wäre unter den intensiven Haltungsbedingungen ohne Kokzidiostatika nicht möglich.«[1217] Diese Medikamente schufen die Voraussetzung für die Hähnchenwelle in den sechziger Jahren. »Da sie zusätzlich das Wachstum von Mastvieh und die Legeleistung von Hennen fördern, wird insbesondere Furazolidon auch mißbräuchlich dem Futter beigemischt. Dabei spielt sicherlich eine Rolle, daß die Nitrofurane zu den preiswertesten Tierarzneimitteln gehören.«[611] Der Erfolg vieler Kokzidiostatika beruht auch auf ihrer »eingebauten« Nachfragesicherung: Sie verhindern »die Entwicklung natürlicher Immunität«[1215] und müssen deshalb ständig weitergefüttert werden.[1205, 1207] Würden die vorgeschriebenen Absetzfristen tatsächlich eingehalten, muß, den Untersuchungen von Professor Irmgard Gylstorff zufolge, mit einem »Kokzidioseausbruch zum Schlachttermin, also einer Krankschlachtung« gerechnet werden. Deshalb wird »in der ganzen Welt nur eine technische Absetzfrist von 8 bis 12 Stunden eingehalten. Das ist die Zeit, die nach der letzten Mahlzeit für Einfangen und Transport bis zum Beginn des Schlachtvorganges vergeht.«[1205]

In der Bodenhaltung würde aber selbst die Einhaltung der Wartezeit nichts mehr nützen. Es ist aufschlußreich, wenn der Stuttgarter Tierarzt Professor Woernle die Bodenhaltungsbetriebe ermahnt, die Junghennen nach 16 Wochen (!) »wenigstens in einen frisch gereinigten Stall umzusetzen«, damit ihre Eier nicht, wie von ihm beobachtet, auch noch die monatealten Arzneimittelrückstände aus dem eigenen Kot enthalten.[1465]

Die Überwachung steht der recht illustren Klasse der Kokzidiostatika ziemlich hilflos gegenüber. Die Zahl der Arzneimittel ist kaum noch überschaubar, oftmals sind es Mischpräparate, die aufgrund massiver Resistenzentwicklungen im ständigen Wechsel eingesetzt werden.[1205, 1216] Obwohl die Analytik noch in den Kinderschuhen steckt und Medikamentenfunde eher Zufallstreffer sind[1219, 1466, 1467], wurden in Baden-Württemberg bei insgesamt 752 Proben »in 75 Fällen Rückstände gefunden, davon in 54 Fällen Nicarbazin, ein Mittel zur Bekämpfung der Geflügelpest, das zur Behandlung von Legehennen nicht zugelassen ist...«[610] »Insbesondere bei Eiern«, klagt die Sigmaringer Landesuntersuchungsanstalt, »werden zum Teil hohe Rückstände nachgewiesen. Da entsprechende gesetzliche Regelungen fehlen, kann die Überwachung in den meisten Fällen nicht einschreiten.«[1456]

Die gesundheitliche Bedeutung der Arzneimittel war lange Zeit unbekannt. So stand ihrer Anwendung auch nichts entgegen. Inzwischen ist aber klar, daß die wichtigste Verbindungsklasse, die Nitrofurane, über ein beachtliches krebserzeugendes Potential verfügt.[1206, 1468] Damit ist im Hinblick auf den Schutz des Verbrauchers nur eine völlige Medikamentenfreiheit akzeptabel. Eine Forderung, gegen die Professor Woernle in einem Fachblatt der Hühnerhalter vorsorglich Einspruch erhebt: »Die Vernichtung größerer Eiermengen [würde] zu kaum übersehbaren Umweltbelastungen führen.«[1465] So bleibt als Alternative wohl nur noch der Verzehr.

Neben Antibiotika und Kokzidiostatika finden in den letzten Jahren die Wurmmittel, Antihelmintika genannt, wieder mehr Zuspruch.[1469] Darunter befindet sich übrigens auch ein Stoff, der sich bei Zitrusfrüchten hinter dem Etikett »behandelt« verbirgt: Es ist Thiabendazol, diesmal als Pilzgift eingesetzt. Lange Zeit hatten Antihelmintika nur eine untergeordnete Rolle gespielt. Inzwischen ist ihr Einsatz vor allem in unhygienischen Bodenhaltungen, speziell bei Puten, ratsam. Obwohl sie bei Geflügel sehr hoch dosiert werden müssen, gibt es keinerlei Kontrollen.[1205] Auch hier die gleiche Problematik wie bei den Kokzidiostatika: zu viele Arzneimittel, keine Analysemethoden und selbstverständlich keine Kontrollvorschriften.[1407] Die Wirkungen von Eiern, die den Verbraucher vor Spulwürmern schützen, sind nahezu unbekannt.

Nur im Bereich der Hormone sieht die Situation erfreulicher aus. Sexualhormone, allen voran das DES (siehe Seite 24), wurden nach dem Zweiten Weltkrieg besonders in den USA hochdosiert in die Hühnerhälse zur Kastration eingepflanzt.[3] Das bewirkt eine sogenannte Qualitätsverbesserung: zähe »Gummiadler« werden durch vermehrte Fetteinlagerung zarter im Biß.[1208] Heute wird gelegentlich eine Steuerung der Mauser und Legetätigkeit beziehungsweise eine Erhöhung der Eigewichte durch Hormone diskutiert.[1208, 1220]

Obwohl 1974 in der einzigen veröffentlichten Rückstandsuntersuchung in 9 von 10 Hähnchenlebern Östrogene gefunden wurden,[214] darf inzwischen davon ausgegangen werden, daß dieser Unfug im Inland kaum noch eine Rolle spielt. Schon vor Jahren nahm der Hersteller Bayer-Leverkusen bei mangelhaftem Kaufinteresse sein Hormonpräparat »Kapaunetten« ohne viel Federlesens vom Markt.[1208]

Und was ist sonst noch faul am Ei?

Reinigungsmittel im Frühstücksei – eine saubere Überraschung

Anfang 1981 wurden in Hühnereiern erstmalig stark überhöhte Rückstände (bis zu 10 Milligramm pro Kilo) des Reinigungs- und Lösungsmittels Perchloräthylen (»Per«) festgestellt.[34] Als Ursache erwies sich die Verfütterung von Tierkörper- und Knochenmehlen, denen zuvor das Fett mit Per herausgelöst worden war. 10 Milligramm sind immerhin 400mal soviel, wie in bundesdeutschem Trinkwasser zugelassen ist. Für die Gesundheitsbehörden und die Futtermittelhersteller war dies aber kein Problem: Denn erstens gab es für Lebensmittel keinerlei Höchstgrenzen, so daß Beanstandungen wegen einer möglichen Gesundheitsgefährdung praktisch nicht ausgesprochen werden konnten. Und zweitens ist Perchloräthylen dem Futtermittelgesetz zufolge gar kein Schadstoff, sondern »nur ein Fremdstoff«. Lediglich »nach dem Chemikaliengesetz sei Per als gesundheitsschädlich beziehungsweise als Stoff mit gefährlichen Eigenschaften einzustufen«, erläuterte der Karlsruher Experte Dr. Quellmalz im Bundesgesundheitsamt.[356] Und das Chemikaliengesetz gilt wiederum nicht für Lebensmittel oder Kraftfutter.

Als technisch praktikabel gilt heute ein vergleichsweise geringer Rückstand von 10 Milligramm pro Kilogramm. Die fraglichen Mehle wiesen aber bis zu 30 *Gramm* auf.[476]

Immerhin bewirkte der Skandal erhebliche Absatzschwierigkeiten für Per-haltige Futtermittel. Um dem auszuweichen, erwog man auch den Verkauf »von Mehl in das benachbarte Ausland«. Dort reagierte man allerdings prompt: Es sei »verboten, Mehle tierischen Ursprungs... in den Handel zu bringen«, die einen Höchstgehalt von 0,05 Milligramm pro Kilo überschritten, ließ der holländische Landwirtschaftsminister seinen Bonner Kollegen wissen.[25] Man sehe sich zu dieser Maßnahme genötigt »angesichts der alarmierenden Berichte über die Toxizität und die Karzinogenität dieses Stoffes«.[25]

Auch das Bundesgesundheitsamt wurde tätig – und behauptete das Gegenteil: »Es ist davon auszugehen, daß die gemessenen Konzentrationen von Perchloräthylen nach bisheriger Kenntnis nicht als geeignet angesehen werden können, die menschliche Gesundheit im Sinne von § 8 LMBG (Lebensmittel- und Bedarfsgegenständegesetz) zu schädigen.«

Gar so dramatisch wie es die Niederländer sehen, ist das Problem wahrscheinlich nicht, aber so harmlos wie das Gutachten des Bundesgesundheitsamtes tut, ist Perchloräthylen keinesfalls.

Für den Gesunden ist durchaus ein kräftiger Schluck Per vonnöten, um die tödliche Dosis zu erreichen. In den zwanziger Jahren wurde das Lösungsmittel sogar als Wurmmittel ärztlich angewandt. Aber schon beim Einatmen von Per-Dämpfen werden Benommenheit, Übelkeit und Erbrechen beobachtet. Aufgrund seiner hypnotischen Wirkung wurde es gelegentlich als Rauschmittel mißbraucht. Todesfälle sind bekannt.[356]

Gelbsuchtpatienten erlitten nach medizinischer Anwendung ein akutes Leberversagen. Gerade die langfristigen Folgen auf das Entgiftungsorgan des Menschen provozieren Synergismen mit vielen anderen Schadstoffen.[626] Untersuchungen an vergleichbaren Verbindungen legen nahe, daß die Wirkungen von Per kumulieren.[240]

Professor Uehleke nimmt »mit einiger Sicherheit« an, daß es mit verwandten (krebsauslösenden) Chemikalien potenzierend wirkt.[244] Nach Professor Classen hat sich Per »bei Mäusen als kanzerogen erwiesen«.[356] Die Gefahr einer Krebsförderung kann deshalb nicht mehr von der Hand gewiesen werden, auch wenn dies von interessierter Seite immer wieder bestritten wird.

Die Fleischmehlindustrie hat aus diesen Erkenntnissen inzwischen die Konsequenzen gezogen. Die fraglichen Tierkörperverwertungsanstalten und Knochenbetriebe wurden bis Ende 1985 auf mechanische Preßverfahren umgerüstet. Das neue Verfahren ist zudem erheblich wirtschaftlicher, wurde jedoch nicht im gleichen Maße wie der Bau von Per-Anlagen subventioniert.

Damit ist die Per-Problematik keineswegs gelöst. Per ist praktisch in allen Lebensmitteln nachweisbar, ebenso in Luft und Wasser.[210] Dies beruht aber weniger auf den Aktivitäten der Futtermittelbranche, die maximal 5 Prozent der Gesamtproduktion an Per verbraucht. Der Löwenanteil dient zur Metallentfernung und chemischen Reinigung oder geht in die Lackindustrie. Die jährliche Weltproduktion wird mit einer Million Tonnen beziffert.[210] Daran ist die Bundesrepublik zu einem Sechstel beteiligt. Praktisch das gesamte Per gelangt früher oder später in die Umwelt. Dort wird es in jedem Falle verbleiben und sich anreichern, da es nur schwer abbaubar ist.

Im Regenwasser werden schon heute 0,1 Mikrogramm pro Liter

gemessen, in der Isar bei München 0,6, im Rhein bei Duisburg 1,7 und im Münchner Trinkwasser bis zu 2,4 Mikrogramm Per. Obwohl dieser Stoff nur begrenzt akkumuliert, enthält menschliches Fettgewebe immerhin bis zu 30 Mikrogramm.[210] Daneben lassen sich im Humanfett (genauso wie in Lebensmitteln) auch noch andere technische Lösungsmittel in zum Teil beträchtlichen Konzentrationen nachweisen: zum Beispiel Chloroform, Tetrachlorkohlenstoff, Trichloräthan und Trichloräthylen.[210]

Das Rückstandsproblem der Lösungsmittel in der Nahrung und im Menschen ist wahrscheinlich ebenso umfangreich und tückisch wie das der Schwermetalle oder Pestizide. Daran ändert weder die geringe akute Toxität einzelner Verbindungen etwas noch ein Gutachten des Bundesgesundheitsamtes.

Verchromtes Futter

In punkto Umweltgifte unterscheiden sich Hühnereier praktisch nicht von anderen tierischen Lebensmitteln. Es werden darin sowohl toxische Spurenelemente wie Blei, Cadmium, Arsen und Quecksilber nachgewiesen,[336, 371] als auch viele Pestizide, vereinzelt sogar in beträchtlichem Ausmaß.[307, 378, 494, 507] Andere organische Schadstoffe wie Phthalate, die beispielsweise in der Kunststoffindustrie eingesetzt werden, sind ebenfalls vertreten.[357]

Die Schwermetalle werden im Körper des Huhnes an schwefelhaltige Eiweiße gebunden, zum Ei transportiert und schließlich im Eiklar abgelagert.[371, 437] Fettlösliche Verbindungen wie Pestizide scheidet das Federvieh vorwiegend über das Dotterfett aus.[494]

Verursacht wird die Schadstoffbelastung vor allem durch Futtermittel. Immer wieder werden dafür belastete Rohstoffe wie Fischabfälle verarbeitet. In diesem Zusammenhang sei erwähnt, daß sogar schon mit chromhaltigen Lederabfällen verfälschtes Legehennenfutter in den Handel gebracht wurde. Das Leder sollte teures Eiweiß sparen helfen. Eine derartige Manipulation ist zweifellos unzulässig.[458] Daneben leistet die sogenannte Stallhygiene, die vor allem das Versprühen von Pestiziden beinhaltet, ihren stattlichen Beitrag zur Umweltverschmutzung in der Legebatterie.[494]

Einzig tröstlich ist die Tatsache, daß der Verseuchung mit Aflatoxinen (Schimmelgifte, vgl. Milch) natürliche Grenzen gesetzt sind. Ab 10 Milligramm pro Kilogramm im Kraftfutter stellen die Hennen die Legetätigkeit ein.[435]

Wo sind sie geblieben – die ungezählten Chloramphenicol-Eier frisch behandelter Legehennen-Herden, die Millionen Ausschuß-Eier aus den Brütereien? In den Brutschränken jener Unternehmen, die unsere Hähnchen-Mästereien und Legebatterien termingerecht mit »Gebrauchsküken« beliefern, werden etwa 15 Prozent aller eingelegten Eier ohne Erfolg bebrütet. Übrig bleiben teils unbefruchtete Eier, teils solche mit abgestorbenen Embryonen, sprich: faule Eier. Dieser Abfall wurde früher als Industrie-Rohstoff weiterverarbeitet, etwa zu Haarshampoo »mit Ei«, zu Futtermitteln oder zu Lederölen. Inzwischen haben ihn billigere Produkte weitgehend ersetzt.

In dieser mißlichen Absatzlage gab der Gesetzgeber dem kostenbewußten Lebensmittelhersteller eine Chance: »Gebrütete Eier können«, so die EWG-Verordnung Nr. 2772/75, »in die Güteklasse C eingestuft werden.« Solche »aussortierten« Brut-Eier EG-verbriefter Güte und Klasse sind seither »für die Nahrungsmittelindustrie bestimmt«. Voraussetzung dafür ist, daß die Eier unbefruchtet sind und nicht länger als 6 Tage im Brutschrank lagen. Hans Kruppa, Geschäftsführer des größten deutschen Herstellers von Qualitäts-Eiprodukten, hält die Verwendung solcher Brut-Eier dennoch für »eine große Schweinerei, denn ein Ei verdirbt unter Hitze viel zu schnell. Aber davon ganz abgesehen, gibt es diese 6 Tage alten angebrüteten Eier gar nicht, weil die Brütereien ihre Schier-Eier frühestens nach 17 Tagen erst aussortieren, alles andere wäre für sie viel zu teuer.« Und wie sollte die Einhaltung der Verordnung in diesem Punkt auch kontrolliert werden?

Im harten Konkurrenzkampf hat sich deshalb ein anderes, wenn auch verbotenes Verfahren als besonders rentabel erwiesen: Die Ausschuß-Eier mit ihrem leblosen Inhalt werden nach etwa 18 Tagen eingesammelt, unterschiedslos maschinell zerkleinert, mit Schalen, anhaftendem Dreck und toten Embryonen verrührt und dann – nach dem Wäscheschleuder-Prinzip – zentrifugiert. Dieses absolut unhygienische und in der Regel salmonellenhaftige Schleuder-Ei wird schließlich pasteurisiert, wodurch sich vor allem der verräterische Geruch nach faulem Ei verflüchtigt.[1522]

Nicht wenige Firmen im In- und Ausland wußten diese Verordnung und ihre wohl beabsichtigten Schwächen unternehmerisch zu nutzen. Zu fürchten hatten Händler wie Abnehmer wenig: Ein zuverlässiges Nachweisverfahren zur Unterscheidung legaler von illegalen Brut-

Eiern in verarbeiteten Lebensmitteln stand lange Zeit nicht zur Verfügung. Besonders ein holländischer Exporteur hatte sich jahrelang mit besonders günstig kalkulierter Ei-Suppe einen Namen gemacht: »Von 20 Millionen Eiern, welche die Firma van Loon im Jahr 1983 zu Voll-Ei verarbeitet hatte, [waren] 18 Millionen Eier länger als 6 Tage im Brutschrank.« Und die hätten sie abermals »unter Mißachtung gesetzlicher Vorschriften« durch Ausschleudern in Flüssig-Ei verwandelt, meldete pikiert das Branchenblatt ›Deutsche Geflügelwirtschaft und Schweineproduktion‹ im Sommer 1985.[1520] Für seine Billigbrühe fand der Holländer, so die Verbraucherzentrale Baden-Württemberg, Hunderte von bundesdeutschen Abnehmern. Sie kauften ihm alles in allem »jährlich bis zu zirka 6000 Tonnen für Nahrungszwecke nicht geeignetes Voll-Ei« ab.[1520] Das ist immerhin ein Fünftel des Jahresbedarfs unserer gesamten Ernährungsindustrie, die Flüssig-Ei vorzugsweise für Mayonnaise, Eier-Nudeln, Speise-Eis und Kuchen verwendet, aber auch für Kindernahrung oder Eierlikör.

Nicht etwa, daß diese Praktiken den Behörden bis dahin unbekannt gewesen wären. Dem Stuttgarter Regierungspräsidium zufolge hatte der Wirtschaftskontrolldienst schon in den Jahren zuvor herausgefunden, »daß Schleuder-Ei-Lieferungen in mehrfacher Hinsicht nicht den lebensmittelrechtlichen Vorschriften entsprachen« und »daß es sich bei diesen Beanstandungen nicht um Einzelfälle handelte«.[1515] So ganz nebenbei waren im Laufe der Ermittlungen auch noch Eitererreger, Kokzidiostatika und Chloramphenicol in der Ei-Suppe aufgespürt worden. Doch die Ermittlungsverfahren gegen die ertappten Schleuder-Ei-Kunden wurden sang- und klanglos wieder eingestellt. Derweil war auch das Bonner Gesundheitsministerium von seinen holländischen Kollegen speziell vor dem fragwürdigen Inhalt van Loonscher Tanklastzüge gewarnt worden. Mit Schreiben vom 4. Oktober 1984 unterrichtete das Ministerium die Obersten Landesveterinär- und Landesgesundheitsbehörden sogar von der Festnahme van Loons durch die holländische Justiz. Aber seine Ei-Suppe floß weiterhin, unbeanstandet von den deutschen Behörden, über die Grenze. Verbotenes Schleuder-Ei wurde weiterhin angeboten und zu Dumpingpreisen gern gekauft.

Zum Skandal geriet die langjährige Affäre erst, als die Medien im Sommerloch 1985 das Thema entdeckten und gar gefiederte »Kükenleichen« in Frischeinudeln wähnten. Zwar bescheinigte der baden-württembergische Landwirtschaftsminister Gerhard Weiser seinen

Spätzle-Fabriken im Musterländle noch am 13. August 1985, sie hätten sich »geradezu beispielhaft verhalten«.[1519] Aber schon zwei Tage später sprach das Regierungspräsidium Stuttgart von Geschäftspraktiken, »für die ›unappetitlich‹ noch ein schwacher Ausdruck ist. Es ist eine bare Selbstverständlichkeit, daß alles getan wird, um die dafür Verantwortlichen zur Rechenschaft zu ziehen.«[1515] Die eingeschlafenen Ermittlungen seien schon wieder aufgenommen worden. Und da man die Liste mit den rund 600 deutschen Geschäftsfreunden van Loons denn doch nicht veröffentlichen wollte, beschränkte man sich auf die Bekanntgabe einiger dieser »beispielhaften« Teigwaren-Hersteller, deren Produkte durch merkwürdige Analysenwerte auffielen.[1515] Dem Untersuchungsamt Hamm war es gerade gelungen, eine Nachweismethode für Brut-Ei und verdorbene Eier zu entwikkeln.[1522] Damit hatten die Hersteller wohl nicht gerechnet. Wütend polterte der Geschäftsführer des Bundesverbandes der Teigwarenindustrie, die Verantwortlichen hätten den Verbraucher grundlos »verhetzt«. Marktführer Birkel, der wegen überhöhter Milchsäure-Werte ebenfalls auf der Liste stand,[1515] warf umgehend den »Behörden ein verantwortungsloses, fahrlässiges und skandalöses Verhalten vor, das viele leidenschaftliche und überzeugte Nudelesser grundlos zutiefst verunsichert« habe. Auf einer gemeinsamen Pressekonferenz mit seinem inzwischen aus der Haft entlassenen Lieferanten van Loon betonte Klaus Birkel, er hätte von ihm nur einwandfreie Ware bezogen.[1516] Und van Loon fügte hinzu, es habe bis Anfang 1985 auch »keine gesicherte Analyse für die Überprüfung von Eiern, die länger als 6 Tage im Brutschrank waren, gegeben«.[1517] Die beanstandete Milchsäure, Indikator für mikrobiellen Verderb, wäre nach Darstellung des Hauses Birkel bei der Gewinnung von Trocken-Ei aus Flüssig-Ei beigemischt worden,[1518] was manchen Verbraucher zu neuen Spekulationen über die Herstellung von Frisch-Ei-Nudeln veranlaßt haben soll.

Seltsam genug: Ende August 1985 gelobten die schwäbischen Nudelfabrikanten »im Interesse des Verbrauchers« fürderhin keine angebrüteten Eier mehr zu verwenden. Dem Verbraucher wurde das Gerede bald zuviel. Er übte Kaufverzicht, der Nudelabsatz sank auf die Hälfte. Mitten im Skandal widerfuhr den ertappten Herstellern unerwartete Hilfe: »Überbrütete Eier sind zwar unappetitlich, jedoch nicht gesundheitsschädlich; das gleiche gilt für Salmonellen in geringer Konzentration.« Diese unerhörte Verharmlosung gravierender lebensmittelrechtlicher Verstöße kam von der Arbeitsgemeinschaft der Verbraucher (AgV), die, anders als der Name zunächst vermuten läßt, dem gewöhnlichen Verbraucher die Mitgliedschaft verwehrt. Die vom Bundesminister für Wirtschaft finanzierten AgV-Verbraucher gaben die vielzitierte Entwarnung: »Nudeln aller Art können wieder unbesorgt gegessen werden. Für Verunsicherung und Kaufverzicht bestehe kein Anlaß mehr.«[1521]

Geflügel: Lebensmittelvergiftungen

»Die Salmonellose des Menschen nimmt ständig zu«, warnt Professor Sinell, Berliner Lebensmittelhygieniker.[300] Heute sind es pro Jahr mehr als 30000 Erkrankungen; etwa 70 Fälle enden tödlich. Diese erschreckende Zunahme hat ihre Gründe. Der ›Ernährungsbericht‹ wartet mit unglaublichem Zahlenmaterial auf: »Ergebnisse einiger Laboratorien weisen darauf hin, daß man heutzutage bei 70 Prozent oder sogar 100 Prozent der Geflügelschlachtkörper mit einem Nachweis von Salmonellen rechnen muß.«[49, 1303]

Ein Bazillus kommt selten allein. Der Eitererreger Staphylococcus aureus leistet ihnen »bei etwa 60 bis 80 Prozent der untersuchten Schlachthähnchen« Gesellschaft.[49] Und das widerstandsfähige Clostridium perfringens rundet das illustre Bild ab. Es sei, vermerkt der Ernährungsbericht lapidar, »sehr häufig«.[49]

Die durchrationalisierte Intensivtierhaltung garantiert den Salmonellen optimale Verbreitungsbedingungen: 25 Hähnchen auf einem Quadratmeter, insgesamt 100000 bis 200000 Tiere in einer Halle.[594] Und danach die unhygienische Massenschlachtung mit Kühlung der ausgenommenen Hendl im gemeinsamen Tauchbad: Die Übertragung »von einigen infizierten Tieren auf zahlreiche andere Schlachtkörper« ist unvermeidlich.[49] Und das Bundesgesundheitsamt bemerkt treffend: »Offensichtlich wird die Zunahme der Salmonellosen durch die modernen Technologien ... geradezu gefördert.«[583]

Nun blieb dieses Problem nicht nur der Fachwelt bekannt. Auch eine breite Öffentlichkeit nahm mit Ekel davon Kenntnis. Wohl um das geschäftsschädigende Thema aus den Schlagzeilen zu bekommen, wurden die Veterinäre angewiesen, verseuchte Ware »ohne Auflagen für den Verkauf freizugeben und möglichst keine weiteren Salmonellenuntersuchungen beim Schlachtgeflügel durchzuführen«.[594]

Das Prinzip »Vertuschen statt Handeln« erlangte inzwischen eine geradezu makabre Qualität. Während der ›Ernährungsbericht‹ von 1976 noch unumwunden Massentierhaltung und Massenschlachtung als Ursache nennt, in denen »die generelle Durchsetzung ... hygienischer Verbesserungen bisher an wirtschaftlichen Überlegungen gescheitert ist«[49], erklärt der Bericht von 1984 die Opfer zum Täter: Nicht mehr die unverändert skandalösen Mißstände in der Produktion sind für den hohen Durchseuchungsgrad unserer Hähnchen verantwortlich, nein, schuld an »Zehntausenden von Krankheitsfällen« und »auch Todesfällen« seien jetzt die Verbraucher persönlich: Die »Nichtbeachtung erforderlicher Hygienemaßnahmen« findet heute, so die Experten, »meist im Haushalt« statt.[1472]

Was tun? Verbraucherselbsthilfe

Die Aufklärung über die »Leiden der Käfighenne« zeigt Wirkung: Schon 40% aller Verbraucher erwerben Eier aus Bodenhaltung. Allerdings werden dort nur 10% produziert.[1617]

Doch Bodenhaltung darf nicht mit Freilandhaltung verwechselt werden. Bedeutet es wirklich mehr Tierschutz, wenn Tausende von Hühnern auf engstem Raum zusammengepfercht auch noch eine Hackordnung auskämpfen müssen? Ganz abgesehen von den hygienischen Problemen durch Krankheitserreger und Arzneimittelrückstände im Kot. Natürlich ist Bodenhaltung auch tier- und verbrauchergerecht möglich. Aber eine regelmäßige Reinigung der Ställe, Abgrenzung kleinerer Herden in geräumigen Hallen und gutes Futter sind teuer. Eine verläßliche Kontrolle hat der Verbraucher eigentlich nur keim Kauf direkt von einer Freilandhaltung.

Eier: Früher gab die Dotterfarbe den Ausschlag bei der Qualitätsbeurteilung. Sie *war* der Maßstab für die Güte des Futters.[438] Heute gibt die Verfütterung von Carotinoiden den Ausschlag bei der Farbe. Deshalb bleiben nur noch drei Kriterien:

Die Frische: Auf den Aufdruck der Eierkartons ist kein Verlaß. Der Verbraucher kann die Frische erst nach dem Aufschlagen erkennen: Je flüssiger und verlaufener das Eiklar und je flacher das Dotter, desto älter das Ei. Besonders »betagte« Exemplare haben eine ungewöhnlich große Luftkammer, und nach dem Kochen berührt das Dotter schon fast die Schale.

Die Stabilität: Angebrochene Schalen (»Knickeier«) sind nicht nur ein Zeichen für grobe Behandlung, sondern auch ein Hinweis auf Hühnerkrankheiten oder ungeeignetes Futter.[607, 1011]

Der Geschmack: »Riecheier« beruhen häufig auf minderwertigem Futter wie Ledermehl oder Raps. Lediglich der Fischgeruch wird heute meist durch Schmarotzer und Bakterien im Eileiter hervorgerufen.[458, 619, 1008]

Geflügel: Brathähnchen stammen in der Regel aus der Bodenhaltung. Ihre manchmal »gesunde« Hautfarbe wird ebenfalls durch Farbstoff-Verfütterung erzielt.[1111] Der Käufer von Suppenhühnern erwirbt hingegen ausgediente Legehennen aus der Käfighaltung.

Hauptproblem sind neben Arzneimittelrückständen die (resistenten) Salmonellen. Schon das Tropfwasser im Kühlschrank reicht zur Infektion anderer Speisen aus. Deshalb Hände, Messer und Arbeitsplatte nach der Arbeit mit rohem Huhn gründlich reinigen. Neuartige Geflügelerzeugnisse, wie »Hähnchenschnitzel«, werden aus Resten, vormals »Hühnerklein«, geformt. Siehe Seite 76.

Fisch

»Alles nur Nervensache«: Schwermetalle

Dichtung und Wahrheit

»In den Nacht- und frühen Morgenstunden jedes Wochentags löschen in unseren Fischereihäfen die von See zurückgekehrten Schiffe ihren Fang. Die Begutachtung durch die amtliche Lebensmittelkontrolle schließt sich an. Bereits wenige Stunden später haben die Einkäufer der großen Fischversandunternehmen der Konservenfabriken, Marinierbetriebe und Räuchereien und nicht zuletzt auch all die kleinen Handelsbetriebe, die die Küstenbevölkerung mit Fisch versorgen, den von ihnen benötigten Anteil der Tagesanlandung erworben.«[744]

Dieses idyllische Bild von Geschäftigkeit und Ordnung stellte nicht etwa ein Dichter an den Anfang eines Märchens; nein, das ist moderne Verbraucheraufklärung. So steht es in einer aufwendigen, 48 Seiten starken Broschüre aus dem Jahre 1980. Titel: ›Verbraucher-Dienst informiert – Fisch‹. »Mit Förderung durch den Bundesminister für Ernährung, Landwirtschaft und Forsten« heißt es auf der Rückseite.

Leider vergaß man dabei, den Verbraucher über die tatsächlichen Probleme des Lebensmittels Fisch zu informieren; zum Beispiel wurden die Ergebnisse der obengenannten Lebensmittelkontrolle nicht vorgestellt.

Dr. Nagel, seit 20 Jahren Direktor des chemischen Untersuchungsamtes Bielefeld, schildert hierzu einen Fall aus der Praxis. Es sei angemerkt, daß es sich nach seiner Aussage »keineswegs um einen untypischen Fall« handelt: »Im August 1972 wird Schwertfisch, der später von deutschen Großhandelsfirmen in Thunfisch umdeklariert wird, aus Kuba über eine norddeutsche Großstadt in die Bundesrepublik eingeführt. Es sind mehr als 50000 Dosen.«[743] Der ehemalige Schwertfisch enthält teilweise 17mal soviel Quecksilber wie erlaubt. Durchschnittlich wird die Grenze der Höchstmengenverordnung um das 2- bis 3fache überschritten. Die Ware ist damit »als gesundheitsschädlich im Sinne des LMBG (Lebensmittel- und Bedarfsgegenständegesetz) anzusehen« und dürfte somit keinesfalls zum Verzehr gelangen.[743] Schließlich verkauft die Importfirma die »heiße Ware« an eine weitere Großhandelsgesellschaft.

Das wiederholt sich einige Male, bis die Dosen nach zwei Jahren im Besitz einer vierten Großhandlung sind; natürlich mit der Deklaration: »Qualität gesund, handelsüblich, dem deutschen Lebensmittelgesetz entsprechend.« »Bei jeder Weitergabe der Ware wird diese im übrigen teurer, aber natürlich auch immer älter. Dabei werden ohne große Mühe, sozusagen am Schreibtisch, nicht unerhebliche Gewinne erzielt«, bemerkt Dr. Nagel dazu.[743] Schließlich wird die strohige und alte Ware an Großhandelsketten verkauft, die den Schwertfisch als »Thunfisch« an den Verbraucher bringen. In Niedersachsen wird von der Lebensmittelüberwachung im Jahre 1975, also erst 3 Jahre nach der Importierung, sogar einmal eine Dose untersucht. Sechs Monate später liegt das Untersuchungsergebnis vor. Andere Überwachungsämter in anderen Bundesländern folgen. Einhelliges Resultat: Die Konserven müssen sofort beschlagnahmt und vernichtet werden. Leider sind sie inzwischen weitgehend verkauft. Das Ermittlungsverfahren seitens der Staatsanwaltschaft gegen die beteiligten Firmen wird eingestellt, da – laut Dr. Nagel – »kein Verschulden nachzuweisen sei«. Auch stünde das »Ergebnis der Strafverfolgung ... keineswegs allein«.[743]

Bleibt nur noch zu klären, warum die Lebensmittelkontrolle überhaupt dahinterkam: Thunfischkonserven gelten allgemein als stark quecksilberbelastet, eine gründlichere Überwachung als bei anderen Lebensmitteln ist deshalb allemal angezeigt.

Nun gibt es durchaus Versuche, die Belastung unserer Umwelt und damit auch unserer Nahrung durch gezielte Messungen vor Ort festzustellen. Dazu untersuchte Dr. Holm vom Veterinäruntersuchungsamt Braunschweig die Fischbestände am Harz auf toxische Schwermetalle.[746] Diese Region ist bekannt für ihre Hüttenwerke und deren Bleiemissionen. Im Fleisch der Fische fand er dementsprechend bis zu anderthalb Milligramm Blei pro Kilogramm. Schockierend waren die Rückstandsgehalte von Cadmium: bis zu 6 Milligramm pro Kilo Fischfleisch. Das ist gesundheitsschädlich.

Geradezu unfaßbar war der Cadmiumgehalt einer Barschleber: 1110 Milligramm pro Kilo.[746] Das ist mehr als ein ganzes Gramm. Als Richtwert gab das Bundesgesundheitsamt für Süßwasserfische 0,05 Milligramm pro Kilogramm vor. Damit enthielt diese Leber das 22000fache des gerade noch Tragbaren. Soweit den Verfassern bekannt, wurde bis heute noch nie ein derart extremer Rückstandswert in einem Lebensmittel publiziert. Selbst in Japan, wo es durch regelmäßigen Verzehr cadmiumhaltiger Fische zu einer grauenhaften Massenvergiftung kam (»Itai-Itai«, zu deutsch Aua-Aua-Krankheit), konnten derartige Konzentrationen offensichtlich nie nachgewiesen werden.

Nun werden Fischlebern im allgemeinen nicht verspeist. Sie sind aber Bioindikatoren und ermöglichen damit eine schnelle und relativ einfache Beurteilung der spezifischen Rückstandssituation in kritischen Gebieten. Es ist gewiß effektiver und billiger, ein Lebensmittel am Herstellungsort auf die jeweilig bedeutendsten Schadstoffe zu prüfen, statt eine Probe aus dem Handel mit aufwendigen Methoden auf irgendwas zu analysieren.

Ergebnis der Harz-Studie: Fische aus der näheren Umgebung der Industriebetriebe sind eindeutig »nicht zum menschlichen Verzehr geeignet«. Aber auch im Umkreis von 30 bis 40 Kilometern ist die Situation immer noch »kritisch«. Deshalb rät Dr. Holm den Verbrauchern, beispielsweise auf den »generell hoch kontaminierten Barsch« zu verzichten.[746]

Im Gegensatz dazu sind die Quecksilberbelastungen in dieser Region »als unbedeutend« einzustufen.[746] Kein Wunder – es gibt dort keinen Industriebetrieb, der die Gewässer und die Luft mit Quecksilber verunreinigt.

Die sind offensichtlich anderswo, denn Fisch ist bekanntermaßen die bedeutendste Quecksilberquelle für den Menschen.[770] In Elbfischen hat die Quecksilberbelastung ein »alarmierendes Stadium erreicht«, die Rückstände könnten »zu einer Gefahr für den Verbraucher werden«[767] – so Dr. Krüger, Direktor des staatlichen Veterinäruntersuchungsamtes für Fisch in Cuxhaven. Ein beträchtlicher Teil der Elb-Brassen und -Aale überschreitet die gesetzliche Höchstgrenze ebenso wie Hechte und Rotaugen aus dem Rhein.[768, 769, 771, 773] Fische aus Naturschutzgebieten sind dagegen durchweg günstiger zu beurteilen, sofern sie nicht aus süddeutschen Gewässern mit ihrer hohen Cäsiumbelastung stammen.[771, 772] Es entbehrt nicht einer gewissen Tragik, daß durch Tschernobyl gerade unbelastete Teichwirtschaften verseucht wurden.[1583, 1585]

Wenn man der Deutschen Forschungsgemeinschaft folgt, dann steht es auch um den Fisch aus küstennahen Gewässern, insbesondere aus den Mündungsgebieten der großen Flüsse, schlimm. Seine »Rückstände an Quecksilber, Cadmium und Arsen« seien derzeit »bedenklich«.[768] Lediglich um den Hochseefisch ist es besser bestellt. Die wichtigsten Speisefische (zum Beispiel Hering, Makrele, Kabeljau) enthalten im allgemeinen deutlich weniger Schadmetalle als Fluß- und Küstenfische.

Nahezu alle untersuchten Herings-, Eis- und Riesenhaie (Marktbezeichnung »Grundhai«, »Speckfisch«) mußten von den Veterinärämtern an der Nordseeküste beschlagnahmt werden. Ebenso viele Kaulbarsche und manch ein Heilbutt mit zum Teil erheblichen Überschreitungen des amtlichen Limits.[775–777] Bei Mittelmeerfisch ist vor allem vor Thun zu warnen, der durchschnittlich doppelt soviel Quecksilber enthält wie tragbar.[781] Der allgemein schlechte Ruf seines Fleisches rührt möglicherweise auch daher, daß ausländische Konservenhersteller für den deutschen Markt die bekanntermaßen quecksilberhaltigen Schwertfische und Heringshaie eingedost und als »Thun« etikettiert haben.

Ganz anders klingt die Beurteilung der Situation in einer Veröffentlichung im ›Bundesgesundheitsblatt‹, dem Presseorgan des Bundesgesundheitsamtes in Berlin: »Die Quecksilberbelastung der Konsumfischarten liegt im allgemeinen weit unterhalb der derzeit zulässigen Grenze von 1,0 ppm und wird nur von 0,6 Prozent der untersuchten Fische überschritten.«[777] Diese Bewertung wird so häufig als eine Unbedenklichkeitserklärung für den deutschen Fisch zitiert, daß ihr Zustandekommen einer genaueren Betrachtung wert erscheint. Denn diese 6 Promille beanstandeter Fisch wurden, wie an einer anderen Stelle in demselben Bericht ausgeführt wird, »ohne Einbeziehung der Fische aus den Mündungsgebieten sowie bestimmter hochbelasteter Fischarten« errechnet.[777] Mit dieser Methode läßt sich allerdings unsere gesamte Nahrung öffentlichkeitsgerecht und zugleich mathematisch exakt entgiften.

Versuchstier Mensch

In den letzten Jahrzehnten wurde eine ganze Reihe von Quecksilberkatastrophen bekannt.[784–786, 869] Der spektakulärste Fall geschah zweifellos in Minamata, einem kleinen japanischen Fischerdorf, an einer idyllischen Bucht gelegen. In seiner Nähe hatte sich eine chemische Fabrik angesiedelt. Seit 1932 pumpte sie quecksilberhaltige Abwässer ins Meer. Zwanzig Jahre später treten in dieser Region geheimnisvolle Nervenkrankheiten auf. Die Patienten können nicht mehr richtig sehen, hören, sprechen und fühlen. Das Zusammenspiel der Muskeln ist soweit gestört, daß ihnen selbst Essen und Trinken schwerfallen. Unter Zittern und Krämpfen beginnen sich die Gliedmaßen allmählich in anormalen Stellungen zu versteifen. »Atmende Holzpuppen« nennen ihre Mitmenschen die bedauernswerten

Opfer.[786] In den folgenden Jahren weitet sich die Krankheit zu einer Epidemie aus. Kurze Zeit später wird quecksilberverseuchter Fisch als Ursache erkannt und die chemische Fabrik als Schuldige entlarvt. Diese Entdeckung wird jedoch geheimgehalten und man wartet, bis die Zahl der Opfer weiter zunimmt.[784, 785] Erst im Jahre 1971 kann die Fabrik veranlaßt werden, auf eine weitere Einleitung von Quecksilber zu verzichten. Obwohl zu diesem Zeitpunkt alle Welt vor den furchtbaren Konsequenzen einer nachlässigen und profitorientierten Umweltpolitik gewarnt sein mußte, kam es in der Folgezeit wiederholt zu vergleichbaren Katastrophen.[784, 785, 840] Akute Krankheitsfällen wurden aus allen Teilen der Welt berichtet.[783, 784]

In der Bundesrepublik ließ man deshalb die »nahrungsbedingte Quecksilberaufnahme der Bevölkerung« untersuchen, um über eine Gefährdung des Normalverbrauchers rechtzeitig informiert zu sein.[787] Von vier erwachsenen Versuchspersonen wurde die wöchentliche Gesamtaufnahme an Quecksilber ermittelt. Drei von ihnen lagen mit durchschnittlich 0,05 Milligramm deutlich unter den von der Weltgesundheitsorganisation (WHO) geforderten 0,3 Milligramm.[1169] Eine akute Gefährdung kann damit ausgeschlossen werden. Nur der vierte tanzte aus der Reihe. Er kam mit seinen 0,2 Milligramm dem WHO-Limit schon erstaunlich nahe. Kein Wunder, er hatte Fisch gegessen. Und dann sieht die Sachlage schon ganz anders aus. Schon mit einem knappen Pfund Flußfisch, der nicht einmal die zulässige Höchstgrenze zu erreichen braucht,[1719] kann die maximal tolerierbare Quecksilberaufnahme eines Erwachsenen für mehr als eine Woche ausgeschöpft sein. Es darf aber dem Verbraucher nicht zum Verhängnis werden, wenn seine Lieblingsgerichte zufällig zu den stärker belasteten Lebensmitteln zählen.

Auch in Japan war die Gesamtbevölkerung niemals akut gefährdet. Lediglich ein vergleichsweise kleiner Personenkreis wurde von der furchtbaren Vergiftung erfaßt. Die Frage drängt sich geradezu auf, in welchem Ausmaß hierzulande die Küstenbevölkerung betroffen ist. Können Fischer und Sportangler noch unbesorgt ihre Fische verzehren? Es darf angenommen werden, daß einige von ihnen die tolerierbare Wochendosis deutlich überschreiten. Obwohl sie damit noch lange nicht jene extreme Quecksilberaufnahme der Minamata-Opfer erreichen (die war etwa 10mal so groß), dürfen die Betroffenen dennoch mit Gesundheitsschäden rechnen.[813] Man faßt sie unter dem Begriff der maskierten oder larvierten Schwermetallvergiftung zusammen.

Ein typisches Krankheitsbild existiert hier nicht. Den Ausführungen des finnischen Umweltforschers Dr. Nuorteva zufolge erinnert sie »an die Symptome vieler anderer Krankheitszustände, weshalb nicht selten Fehldiagnosen gestellt werden«.[786] Die Wirkungen sind genauso vielfältig wie unspezifisch. Schwermetalle verschlechtern das Allgemeinbefinden vor allem durch Kopfweh, Müdigkeit, Reizbarkeit und Angstgefühle, beschleunigen das Altern, vermindern die Widerstandsfähigkeit des Körpers gegenüber Infektionskrankheiten und fördern degenerative Zivilisationskrankheiten wie Bluthochdruck, Arteriosklerose, Krebs oder Diabetes.[784, 802, 805–808, 810, 826, 828, 853] Je empfindlicher ein Organismus ist und je höher die Dosis, desto schwerwiegender die Folgen. Dies trifft in erster Linie das ungeborene Leben und den Säugling. Im Blut Neugeborener wurde ein 30 Prozent höherer Quecksilberspiegel festgestellt als in dem ihrer Mütter.[784, 794] In Minamata »entgifteten« sich die Schwangeren sozusagen über den Fötus und blieben dadurch selbst verschont. Ihre Kinder kamen zwar medizinisch gesund zur Welt, litten aber dennoch an einer larvierten Vergiftung: Viele von ihnen waren ungewöhnlich empfindlich gegenüber Infektionen und verstarben schließlich an einer Lungenentzündung; andere wiederum waren in ihrer Entwicklung gehemmt oder wurden epileptisch.[784]

Ganz allgemein stehen die toxischen Schwermetalle im dringenden Verdacht, die Fortpflanzungsfähigkeit zu beeinträchtigen, insbesondere Schwangerschaftskomplikationen hervorzurufen, Mißbildungen, Früh- und Totgeburten zu begünstigen.[784, 786, 795, 803, 804, 811, 824, 825, 827, 854, 855, 867, 868, 873, 1144–1148, 1221, 1222] In Schweden, dessen Quecksilberprobleme mit denen der Bundesrepublik durchaus vergleichbar sind, veranlaßten diese Beobachtungenen nicht nur ein konsequentes Verbot des Fischfangs in kontaminierten Gewässern, es wurde zusätzlich auch noch die dringende Warnung an alle schwangeren Frauen gerichtet, keinesfalls Fische aus Binnengewässern und der Ostsee zu verzehren.[786, 794]

Wie immer ist die Wirkung einer Substanz natürlich auch noch davon abhängig, welche anderen Schadstoffe gleichzeitig einwirken können. Zusammen mit Pestiziden kann es zu einer Potenzierung der Quecksilberwirkung kommen.[1157] Ein besonderes Problem auf diesem weiten Feld stellt ein Stoff namens Piperonylbutoxid dar, der als Synergist verschiedenen Pflanzenschutzmitteln beigemischt werden darf. Für sich allein betrachtet ist er ziemlich harmlos. In Kombination aber verstärkt er nicht nur das jeweilige Pestizid, sondern gleichzeitig auch die Wirkung anderer Gifte wie Quecksilberverbindungen. Es blockiert nämlich die Entgiftungsprozesse vieler Lebewesen und beraubt den Organismus damit der Möglichkeit, sich vor Umweltgiften zu schützen.[849] Ähnlich bei Alkohol, dessen immer wieder beschworene Gefahr nicht nur im Alkoholismus begründet liegt, sondern vielmehr auch darin, daß er zur Wirkungsverstärkung von Umweltgiften beiträgt. Bei der Kombination von Quecksilber mit Äthanol erhielten kanadische Tiermediziner eine Potenzierung der Schwermetallvergiftung.[850] Oder andersherum ausgedrückt: Je größer die Fremstoffbelastung des Körpers, desto geringer die Alkoholmenge, die er ohne gesundheitlichen Schaden verträgt.

In den letzten Jahren wurde wiederholt eine Senkung der bisherigen Höchstgrenze von 1 ppm Quecksilber im Fisch auf wenigstens die Hälfte oder besser auf ein Fünftel gefordert, »weil die jetzige Grenze nur vor klinischer Erkrankung schützt, nicht aber vor dem Aufbrauchen der Gehirnzellenreserven oder vor genetischen Läsionen«.[784, 786, 813]

Alles nur Nervensache?

Im August 1972 erschien in einer renommierten Fachzeitschrift ein sensationeller Artikel: »Subtile Folgen durch Methylquecksilber: Verhaltensabweichungen bei der Nachkommenschaft behandelter Muttertiere«[800] hieß der Titel*. Die Autoren, Joan Spyker, Sheldon Sparber und Alan Goldberg, bewandert in unweltmedizinischen, pharmakologischen und psychologischen Fragen, griffen darin die bisher übliche Praxis der Umwelttoxikologie scharf an. Dort gelte nur das als giftig, was klassische Krankheitssymptome erzeuge. Alles andere aber, was nicht mehr mit der Waage oder dem Mikroskop nachweisbar ist, fällt unter den Tisch.

Soweit bis heute überhaupt Höchstmengenbegrenzungen für Umweltgifte oder Lebensmittelzusatzstoffe existieren, orientieren sie sich fast ausschließlich an pathologisch nachweisbaren Organveränderungen, nicht aber an der psychischen und geistigen Gesundheit, am Wohlbefinden des Menschen.

Sie hatten allen Grund zur Kritik. In einem Experiment hatten sie

* Im folgenden wird der Übersichtlichkeit halber nicht wie gewohnt zwischen anorganisch und organisch gebundenem Quecksilber unterschieden. Beide Formen können im Organismus (Darmflora, Leber) problemlos ineinander umgewandelt werden.[1143] Zum anderen besteht der größte Teil des in tierischen Lebensmitteln vorkommenden Quecksilbers aus der Methylverbindung, die als erheblich toxischer gilt.[1174] Schließlich kann die Möglichkeit eines Synergismus zwischen den beiden Bindungsformen nicht ausgeschlossen werden.

trächtigen Mäusen ein einziges Mal ein Bruchteil eines Milligramms an Methylquecksilber verabreicht. Einige Zeit nach der Geburt konnten sie mit den üblichen Methoden, wie bei dieser geringen Dosis nicht anders erwartet, keinerlei Unterschiede zu unbehandelten Kontrollmäusen feststellen. Im Alter von einem Monat wurden dann die jungen Mäuse mehreren Verhaltenstests unterzogen: Am unterschiedlichsten waren die Ergebnisse beim Schwimmversuch. Während die jungen Kontrollmäuse sich im Wasser erst umsahen und dann brav davonpaddelten, hatte der Nachwuchs der Quecksilbermäuse gewisse Schwierigkeiten, mit dem zugegebenermaßen ungewohnten Element umzugehen. Zeitweise trieben sie bewegungslos im Becken dahin, nur die Schnauze über der Oberfläche, zeitweise verloren sie beinahe das Gleichgewicht und versuchten, sich mit wildem Geplansche und heftigem Schwanzpeitschen halbwegs waagrecht zu halten. Auch bei anderen Testverfahren schnitten die Tiere unterschiedlich ab. Setzte man sie in ein unbekanntes Revier, so begannen die Kontrollmäuschen unmittelbar danach ihre neue Umgebung zu erforschen. Die anderen aber schienen etwas ängstlicher zu sein. Statt sich wie ihre Artgenossen nach vorne zu orientieren, wichen sie lieber zurück. Die eigentlich quecksilberbehandelten Muttertiere zeigten keinerlei Reaktion, auch nicht in ihrem Verhalten gegenüber ihrem Nachwuchs. Sie pflegten, säugten, putzten und verteidigten ihre Jungen auch nicht anders als die Vergleichsmütter.

Mit dieser bahnbrechenden Arbeit war nach einer langen Zeit der Spekulation die Tür endlich weit aufgestoßen zu einer neuen Überprüfung des alten Nervengiftes Quecksilber. Die extreme Empfindlichkeit des fetalen Gehirns wurde bald von anderen Autoren und an anderen Tierarten bestätigt.[834, 838, 842–844, 1152–1154] Ja sogar Küken, die aus quecksilberbeimpften Hühnereiern geschlüpft waren, hatten ungewohnte Lernschwierigkeiten, wenn sie ihren Futternapf über einen einfachen und durchaus bekannten Umweg erreichen sollten.[843] Im Laufe ähnlicher Experimente wurden die Quecksilbermengen weiter gesenkt, die man den trächtigen Weibchen verabreichte. Ein Forscherteam der Gesellschaft für Strahlen- und Umweltforschung in Neuherberg bei München behandelte trächtige Ratten sogar nur viermal mit nur 0,01 Milligramm Methylquecksilberchlorid pro Kilo Körpergewicht. Die Lernfähigkeit der Jungen, die darauf trainiert wurden, einen Hebel zu drücken, um Futter zu erhalten, sank gegenüber den Kontrolltieren signifikant.[838] Wenn man diesen Wert auf den Menschen umrechnet, so entspricht das einer Gesamtmenge von lediglich 2,3 Milligramm reinem Quecksilber, die während einer bestimmten Periode der Schwangerschaft verzehrt werden muß. Diese Bedingung kann heute schon mit ein paar Mahlzeiten erfüllt werden (zur Erinnerung: die Höchstmengenverordnung läßt Gehalte bis zu einem Milligramm pro Kilo Fisch zu.[1719] Ansonsten existieren nur noch für Trinkwasser, Hummer, Muscheln und Schnecken Höchstmengen, alle anderen Lebensmittel unterliegen keiner derartigen Begrenzung).[1719, 1178]

Verminderte Intelligenz, Lernschwierigkeiten und eine Veränderung der Emotionslage – so lauten die wichtigsten Befunde bei einer erhöhten Quecksilberzufuhr, insbesondere während der Trächtigkeit.[834,838,839,841–843,859,900,1152–1154] Elektronenmikroskopische Aufnahmen lassen auf Degenerationserscheinungen von Nervensystem und Gehirn schließen.[382, 844, 846, 847, 851, 852, 900]

Daneben wurden noch einige überraschende und nicht minder interessante Beobachtungen gemacht: Die allererste Folge scheint weniger ein Absinken des durchschnittlichen Leistungsniveaus zu sein, sondern vielmehr eine größere Schwankungsbreite der einzelnen Ergebnisse; das heißt, es kommen häufiger sehr gute und ebensooft miserable Leistungen in einem Testdurchgang vor, so daß das Gesamtresultat anfangs immer noch gleichbleibt.[845, 859, 884] Eine Beeinträchtigung des geistig-seelischen Gleichgewichts muß nicht notwendigerweise bald nach der Geburt oder im Kindesalter auftreten; manchmal nimmt eine Schädigung erst in der zweiten Lebenshälfte ausgeprägte Formen an.[830, 900]

Zu den unerwarteten Entdeckungen der Langzeitversuche zählt vor allem die Infektionsanfälligkeit älterer Tiere. Wahrscheinlich konnte das Quecksilber aus dem Blut der behandelten Muttertiere so stark auf das Knochenmark der Föten einwirken, daß es in seiner Fähigkeit beeinträchtigt wurde, über die ganze Lebenszeit ausreichend jene Zellen zu bilden, die zur Abwehr bakterieller Krankheitskeime dienen.[900] Zugleich alterten diese Tiere vorzeitig und starben gewöhnlich auch früher als ihre unbehandelten Artgenossen.[900]

Schließlich kann die Empfindlichkeit gegenüber Quecksilber innerhalb ein und derselben Spezies extrem unterschiedlich ausfallen.[845] Demzufolge dürfte es schwierig sein, eine Dosis anzugeben, die für alle Vertreter einer bestimmten Art harmlos ist.

Wie realistisch solche Laborergebnisse auch unter sogenannten »natürlichen« Bedingungen sind, zeigt eine bemerkenswerte Studie amerikanischer Zoologen mit wilden Mäusen, die sie vorher auf den Inseln eines Salzsees einfingen. Die besondere Ökologie des Sees bedingt seit Urzeiten eine erhöhte Quecksilberaufnahme der Inselnager, die aber durchaus vergleichbar ist mit der Belastung von Teilen der Bevölkerung. Die Mäuse, die nach Angaben der Forscher auf den ersten Blick völlig »normal wirkten«, mußten ein umfangreiches Testprogramm absolvieren.[835] Erst unter Streß wurden Unterschiede augenfällig – dann aber um so deutlicher: je höher der Schwermetallstatus der Tiere, um so geringer ihre Ausdauer und um so auffälliger ein, wie die Wissenschaftler vermerken, »abnormes Verhalten«. Resümee: »Diese Quecksilbergehalte sind bemerkenswert niedrig und lassen vermuten, daß viele andere Tierpopulationen, einschließlich Menschen... an den subtilen Folgen geringer Quecksilberkonzentrationen leiden.«[835]

Diese Untersuchung ist um so bedeutsamer, als sie ein wichtiges Beweisstück ist gegen die immer wieder anzutreffende Feststellung, das Säugetier Mensch könne sich auch erhöhten Fremdstoffkonzentrationen erfolgreich anpassen. Die genannten Mäuse vom Großen Salzsee im US-Bundesstaat Utah hatten sicherlich Jahrtausende, wenn nicht Jahrmillionen zur Verfügung, sich an den Quecksilbergehalt jener algenfressenden Salzseefliegen zu gewöhnen, die sie als Grundnahrungsmittel auf ihrem Speisezettel führen. Offenkundig gelang dies nicht einmal einer schier endlosen Zahl von Mäusegenerationen. Genausowenig wird es dem Menschen gelingen, sich in kurzer Zeit an mehrere Schadstoffe gleichzeitig zu gewöhnen.

Wenn diese Konzentrationen wie im Falle von Blei durch die Tätigkeit des Menschen auf das Hundert-, ja Tausendfache des Natürlichen angereichert wird, dann ist die »biologische Effektschwelle« eines hochkomplizierten Lebewesens allemal erreicht. Den Beweis für diese extreme Akkumulation erbrachten Chemiker, Ärzte und Anthropologen, die die Gebeine und Zähne von Menschen aus vorgeschichtlichen Kulturen auf Blei analysierten.[683, 874, 876, 1142] Unlängst konnten diese Ergebnisse auch von anderer Seite bestätigt werden. Blutuntersuchungen bei Völkern, die in unzugänglichen Dschungelregionen Neuguineas oder in abgelegenen Tälern des Himalaya ein von unserer Zivilisation unberührtes Leben führen, hatten einen Bleiwert ergeben, der nur ein Zehntel dessen betrug, was bisher als »natürlich« und »gesund« galt.[875, 877]

Rund drei Viertel unserer täglichen Bleiaufnahme entstammen der Nahrung.[874] Blattgemüse und Lebensmittel aus verlöteten Konservendosen rangieren dabei auf den vordersten Plätzen.[682, 874] Die Wirkungen von Blei sind denen des Quecksilbers durchaus ebenbürtig. Ähnlich wie jenes beeinträchtigt es das Allgemeinbefinden ohne typische klinische Symptome.[873] Auch sind Nervensystem und Gehirn die empfindlichsten Organe. Von der gewöhnlich sehr zurückhaltenden Akademie der Wissenschaften der USA verlautete: »Die subtilen Folgen einer Langzeitaufnahme von geringen Bleimengen auf das Verhalten... können sich in zwei Formen manifestieren: Abstumpfung der geistigen Fähigkeiten und chronische Hyperaktivität.«[872] Diesem Urteil liegen nicht nur zahlreiche Tierversuche zugrunde, sondern auch Beobachtungen an Kindern.[373, 795, 836, 837, 879–899, 901–908, 1149, 1150]

Kinder, die einmal eine leichte Bleivergiftung erlitten hatten, entwickelten nach ihrer »Gesundung« erhebliche Schulprobleme.[908] Nicht nur ihre verminderten geistigen Leistungen fielen aus dem Rahmen, sondern auch die ungehemmte Impulsivität, die bis zur Gewalttätigkeit reichte.[908] In der Folgezeit wurden vor allem von Kinderärzten epidemiologische und klinische Studien unternommen, die die Frage klären sollten, ob die in den Industrienationen üblichen und als normal angesehenen Bleibelastungen einen bleibenden Schaden auf das kindliche Gehirn ausüben können. Viele der Untersuchungen deckten klare Zusammenhänge zwischen der jeweiligen Exposition und der Intelligenz beziehungsweise dem Verhalten auf.[879, 880, 898, 899, 901–908] Kinder mit viel Blei in Blut, Haaren oder Zähnen schnitten in den unterschiedlichsten psychologischen Testverfahren ausgesprochen schlecht ab. Bei so manchem Jungen oder Mädchen, die ohne erkennbare Ursache geistig zurückgeblieben waren, konnte nachträglich eine larvierte Bleivergiftung diagnostiziert werden.[897, 903] In jenen Fällen, in denen Kinder mit überhöhten Bleiwerten Medikamente erhielten, die Schwermetalle binden und aus dem Körper ausschwemmen, trat nach einiger Zeit eine bemerkenswerte Besserung ein, sowohl hinsichtlich ihrer geistigen Fähigkeiten als auch ihres Verhaltens.[879, 880]

Kein Zweifel, bei Verhaltensstörungen und Lernschwierigkeiten spielen viele Ursachen mit und unbestritten kommt den sozialen Faktoren die größte Bedeutung zu. Diesem Umstand wurde von der Mehrzahl der zitierten Arbeiten angemessen Rechnung getragen. Angesichts der Tatsache, daß eine Fülle von Chemikalien wie Psychopharmaka oder Rauschmittel die Persönlichkeit eines Menschen beeinflussen können, darf es nicht überraschen, wenn sich auch unter weit verbreiteten Umweltgiften Stoffe befinden, denen vergleichbare Wirkungen zukommen können. Inzwischen wird von maßgeblichen Verhaltenstoxikologen übereinstimmend die Ansicht vertreten, daß die heute üblichen Bleibelastungen – insbesondere in den großen Städten – die außerordentlich komplexen Vorgänge menschlichen Denkens beeinträchtigen können. Folgen auf die Kombinationsgabe und Logik, auf Phantasie und Vorstellungskraft, auf verbale und mathematische Fähigkeiten werden diskutiert. Unlängst warnte der Umweltchemiker Professor Bryce-Smith von der Universität Reading die britische Regierung vor den Folgen der Umweltverschmutzung mit Blei: »Das menschliche Gehirn stellt die komplizierteste und am zweckmäßigsten geordnete Form von Materie dar, die wir kennen, und es ist das Organ, von dem der Mench für seine einmalige Position in der Welt am meisten abhängig ist. Sogar die geringste Beeinträchtigung seiner Funktionstüchtigkeit könnte deshalb unmittelbar mit schädlichen Konsequenzen für die menschliche Gesellschaft gekoppelt sein.«[795]

Schwermetalle im Essen – ein Fall für die Polizei

Die Berichte über spontane und unmotivierte Aggressivität bei Bleikindern lassen »einen Verlust der normalen Hemmungsfunktion der Hirnrinde« vermuten.[872, 908] Ähnliche Erfahrungen liegen aus Tierversuchen vor.[882] Dies veranlaßte einige Wissenschaftler zu der spekulativen Frage, ob nicht Umweltgifte wie Blei eine Rolle bei der Entstehung bestimmter Formen von Kriminalität spielen könnten.[872, 873, 981]

In verschiedenen Experimenten mit Schwermetallen bereitet eine gesteigerte Angriffsbereitschaft der Tiere gewisse Schwierigkeiten. Dies veranlaßte eine gezielte Überprüfung anhand der Tötungslust von Ratten. Während einer mehrmonatigen Cadmiumbehandlung wurden die Tiere einzeln für jeweils 24 Stunden mit einer Maus zusammengesperrt. Nach zehnwöchiger Behandlungsdauer töteten elf der 25 Ratten ihre unfreiwilligen Mitbewohner. Bei den Kontrolltieren, die lediglich eine physiologische Salzlösung erhalten hatten, fanden sich nur zwei tote Mäuse.[726]

Fischsterben: Ursache und Wirkung

Fischsterben sind immer ein spektakuläres Signal der Umweltverschmutzung. Allein in Bayern werden den Behörden Jahr für Jahr über 200 derartige Ereignisse gemeldet. Die wichtigsten Schadensverursacher sind anscheinend gerade jene, die nach eigenem Bekunden ein besonderes Verhältnis zur Natur haben und sich gerne als »Umweltschützer von Berufs wegen« verstehen wollen. Nach einer detaillierten Aufschlüsselung des Bayerischen Landesamtes für Wasserwirtschaft führen die Landwirte die Liste der Gewässerverschmutzer an.[923] Vor allem unerlaubtes Einleiten von Jauche und Silagebrühe bilden – der Häufigkeit wie der Schadenshöhe nach – die wichtigste Ursache. Aufschlußreich ist in diesem Zusammenhang die jahreszeitliche Verteilung: Im Mai setzen die Fischsterben verstärkt ein, was Dr. Sanzin vom Landesamt für Wasserwirtschaft in München auf die »neubeginnenden Freilandaktivitäten« der Landwirte und die heftigen Gewitterregen zurückführt, die auch all das, was der Bauer seinem Feld zugedacht hat, dem nächsten Gewässer zukommen lassen. »Im Oktober ist ein zweites Maximum feststellbar, das sehr stark von den Silieraktivitäten der Landwirtschaft und dem damit zusammenhängenden, unerlaubten Ableiten der Sickersäfte geprägt ist.«[923]

An zweiter Stelle in der Auflistung der wichtigsten Verursacher von Fischsterben folgen die Teichwirte selbst. Das überrascht zunächst, da ein jeder sein Gewässer selbstverständlich zur Fischproduktion nutzen will. Aber wie mancher das versucht, ist doch zumindest ungewöhnlich. Da werden bis zu fünfzehn(!)mal mehr Fische in einen Teich gesetzt, nein gestapelt, als die Richtlinien ratsam erscheinen lassen.[923] Todesursache: Sauerstoffmangel. Da werden zur Entfernung mißliebiger Wasserpflanzen Pestizide in solchen Mengen hineingekippt, daß die Gewässer nebenbei auch noch vom gesamten Fischbestand befreit werden. Durch »Einbringen von Bioziden«, sagt die Statistik, wurde 1984 immerhin viermal soviel Fisch getötet, wie durch Einleiten giftiger Gewerbeabwässer.[1499]

Seit etwa 1982 werden vermehrt Verluste durch Verätzungen der Kiemen beobachtet. Die Schneeschmelze setzt gebundene Schadstoffe wie Schwefeldioxid so schnell frei, daß das Wasser mancherorts sauer wie Essig wird. Dr. Sanzin klagt, daß inzwischen das »Schmelzwasser Fische tötet«.[1476]

Neben diesen unbeabsichtigten und stets unerwünschten Fischsterben gibt es auch noch solche, die gezielt vorgenommen werden. Soll ein Gewässer nicht mehr dem gewöhnlichen Fischfang dienen, sondern der »wirtschaftlichen« Fischproduktion, dann werden die konkurrierenden »Nebenfischarten« mit Pestiziden wie Toxaphen ausgerottet. Solche Aktionen der »Fischunkrautbekämpfung« (!) sollen die natürliche Artenvielfalt eines Gewässers beseitigen, um »reine Kulturen definierter Arten zu entwickeln«.[1092] »Diese Methode ist unkompliziert und in allen abgeschlossenen Gewässern durchführbar«, konstatiert ein Lehrbuch aus der DDR.[1092] In den USA »erbrachte ein Freilandversuch im Oberen See (Lake Superior) zirka 750000 getötete Neunaugen«.[1092] Die Maßnahme wurde auf Wunsch der Fischerzeuger durchgeführt, da sich die gefräßigen Räuber an den teuren Lachsen gütlich taten.

Ganz findige Wissenschaftler haben sogar schon Pestizide entwickelt, die es ermöglichen, Fische regelrecht zu »ernten«. Die Chemikalie vergiftet die Fische nur soweit, daß sie an die Wasseroberfläche kommen und noch lebendig eingesammelt werden können.[1234] Erst danach werden sie geschlachtet.

Eine »schleichende Verseuchung«: Die toxische Gesamtsituation

»Schlimmer noch« als Fischsterben, befand der Münchener Fischforscher Professor Reichenbach-Klinke, »ist die schleichende Verseuchung unserer Gewässer«.[925] Sie ist gekennzeichnet durch »Abwanderung von Fischarten, verminderte Vermehrung, geringes Wachstum und erhöhte Sterblichkeit«.[924] Der Fisch ist ein idealer Bioindikator, der nicht nur Auskunft über das Lebensmittel Fisch gibt, sondern auch über die Verseuchung der Grundlage jeglichen Lebens, über unser Wasser.[1010]

In Fischen aus dem Oberrhein, entlang der französischen Grenze, werden nicht nur Rückstände der Schwermetalle Cadmium, Chrom, Blei und Quecksilber gemessen, auch der radioaktive Fallout von Atomwaffentests und aus Tschernobyl ist mit etwas Strontium und reichlich Cäsium vertreten.[773, 1400] Die ganze Palette weltweit verbreiteter organischer Schadstoffe läßt sich schon in Spuren nachweisen, wie die technischen Lösungsmittel, Pflanzenschutzmittel oder Chlorstyrole.[773, 1005–1007] Die Rückstände des Beizmittels HCB sind so hoch, daß neben der Landwirtschaft noch andere Quellen vorhanden sein müssen. Und der Weichmacher PCB überschreitet zum Teil sogar die absolute Höchstmenge von einem Gramm pro Kilo Fettgewebe.[1006]

Industrieanlagen an den Ufern des Rheins und kommunale Einleiter begründen seinen Ruf als »Kloake Europas«. »Bei Untersuchungen an Fischen in der Nähe von Kernkraftwerken« hat die Deutsche Forschungsgemeinschaft schon 1975 »eine größere Anzahl künstlicher Isotope« festgestellt.[768] Ab Worms sind unter den Waschmitteln allein die anionischen Tenside mit 4 bis 5 Milligramm pro Kilo Fisch vertreten. Die übelriechenden Phenole haben sich verfünfzigfacht und die Quecksilberwerte nähern sich mancherorts bedenklich der Höchstmenge.[773, 1604] In Duisburg hat sich dann das Spektrum der Pestizide vervollständigt, zum Teil wieder verdünnt und bereichert um die Industriechemikalie Pentachloranisol.[1607] Diese Aufzählung ist beileibe nicht vollständig und schon gar nicht auf den Rhein beschränkt. Einmal konnte sogar ein synthetisches Parfüm (Moschusxylol) als Umweltkontaminante in Muscheln identifiziert werden.[975]

Deshalb spricht man heute von einer *toxischen Gesamtsituation*. Ein Begriff, den Professor Fritz Eichholtz in den fünfziger Jahren geprägt hat.[45] Schon damals begann sich diese unheilvolle Entwicklung abzuzeichnen. Anfang der achtziger Jahre legte der Ökochemiker Professor Friedhelm Korte aus München einen Bericht über Verunreinigungen im Wasser vor: Für die tabellarische Auflistung bisher nachgewiesener Schadstoffe benötigte er 150 Seiten.[1037]

Die Fülle von Fremdstoffen, die der Mensch seiner Umwelt zugemutet hat, und die damit auch in seinem Nahrungsmittel Fisch auftreten können, veranschaulichen die Seiten 163 und 165. Bei diesen Ausschnitten sollte man sich vor Augen halten, daß hinter jedem der Begriffe von S. 163 sich wiederum zahlreiche Stoffe verbergen, bei den PCB über 200, bei den PCT einige Tausend. Ähnlich bei den chlororganischen Pflanzenschutzmitteln auf Seite 165: Das Insektizid Toxaphen, ein Nachfolger des DDT, besteht aus 180 bis 220 verschiedenen Verbindungen. Chlordan ist eine Mischung aus 45 Einzelsubstanzen, Methoxychlor enthält neben seinem Wirkstoff auch noch über 50 Verunreinigungen.[1050, 1052–1054, 1180]

Viele Umweltgifte sind ubiquitär, sie lassen sich unabhängig von ihrem eigentlichen Ausgangsort fast überall nachweisen. Lange ist bekannt, daß das Ewige Eis des Nordpols vom Winde verwehte Umweltgifte der Industrien Europas und der UdSSR birgt. Überraschung rief bei den jüngsten wissenschaftlichen Polflügen die Beobachtung von Smog am Nordpol hervor – ein Resultat der Politik der hohen Schornsteine, die Schadstoffe nicht beseitigt, sondern breiter verteilt.[1009] Nach Angaben der Forscher war in der Arktis im März 1984 die Sonne am Nachmittag kaum noch sichtbar.[96] Auch Fisch aus der

Im Fisch nachgewiesene halogenierte Kohlenwasserstoffe

Industriechemikalien und verwandte Gemische

Kurzform	*Name*	*Verwendung, Herkunft, Entstehung*	*Literatur*
–	Polychlorierte Benzole	Metaboliten und Abfallprodukte von HCB	768, 962, 1165
PCB	Polychlorierte Biphenyle	Weichmacher, Pestizidhaftmittel und -synergist, Isolier-, Hydraulikflüssigkeit, Öle	768, 946, 948
PCT	Polychlorierte Terphenyle	Kühlflüssigkeit für Reaktoren, Weichmacher, PCB-Zusatz	992
PCS	Polychlorierte Styrole	Abfälle der Synthese chlororganischer Verbindungen und von $MgCl_2$	954, 993, 1165, 1175
PCDD	Polychlorierte Debenzodioxine	Nebenprodukte und Verunreinigungen in Chlorphenolen, Chlorbenzolen und PCB, v. a. Flugasche und Chemieabfällen	950, 955
PCDF	Polychlorierte Dibenzofurane		987
PCDE	Polychlorierte Diphenyläther	Vorläufer von PCDD und PCDF	987
PCN	Polychlorierte Naphthaline	Weichmacher, Imprägniermittel, Motorölzusatz	1175
CAA	Polychlorierte aromatische Amine	z. B. zur Kunststoffherstellung	991
–	Polychlorierte Phenole	Fungizide, Metaboliten von HCB, 2, 4-D u. 2, 4, 5-T, Abwasser v. Zellstoffbleichen	976, 978, 979
PCG	Polychlorierte Guajakole		978, 979
PCA	Polychlorierte Anisole	Metaboliten von PCB und Quintozen	976, 1175
PCC	Polychlorierte Catechole	Abwässer bei der Papierherstellung	978, 973, 979
PAA	Polychlorierte Aminoalkane	unbekannt	1165
CFT	Chlorfluortoluole	zur Pestizidherstellung	1044
–	Chlortoluole	zur Pestizidherstellung	1044
PBP	Polybromierte Phenole	durch Abwasserdesinfektion	976
–	Bromindole, Brombenzthiazole	durch Abwasserdesinfektion	955
–	Polybromierte Phenetole	unbekannt	976
–	Polychlorierte Phenetole	unbekannt	976
CP	Chlorierte Paraffine	Weichmacher, PCB-Nachfolger, Flammschutzmittel, Schmiermittel	951, 1165, 1175
–	Polychlorierte Alkene	Abfall bei der Lösungsmittelsynthese	1044, 1045, 1165, 1175
–	Polychlorierte Cycloalkane	unbekannt	1175

Antarktis enthält schon ein breites Spektrum an Organchlorverbindungen, allerdings nur in Spuren.[1400]

Verständlich, daß auch die unberührten Regionen Europas so unberührt nicht sind. Mitten in Schweden, im Vätternsee, hatten Saiblinge mehr Toxaphen im Fettgewebe als DDT. Das Pestizid Toxaphen wurde aber in Schweden nie eingesetzt. Ähnliches wird vom Chlordan berichtet.[986]

Die chemische Industrie produziert nach eigenen Angaben 100000 verschiedene Chemikalien.[1603] Viele von ihnen gelangen in die Umwelt. Nicht wenige davon tauchen früher oder später in der Nahrung wieder auf und einige reichern sich in der Muttermilch an. Welche Stoffe das im Einzelfall sein werden, bleibt dem Zufall überlassen und den Bedürfnissen unserer Wirtschaft.

Umweltdiskussionen um einzelne Stoffe und ihr Ersatz durch andere, weniger bekannte Mittel, gehen deshalb in der Regel am eigentlichen Problem vorbei. Angesichts der toxischen Gesamtsituation macht es wenig Sinn, ein »Modegift der Woche« zu kreieren; bei hunderttausend Produkten eine Aufgabe für die nächsten 2 Jahrtausende. Die Fremdstoffe in der Umwelt müssen in ihrer Gesamtheit vermindert werden.

Der Verbraucher merkt die Folgen der »schleichenden Verseuchung« kaum, der Sportfischer manchmal und der Berufsfischer fast immer: »... warum schmecken vielerorts die Fische stark nach Öl oder Petroleum?« fragte der Fischereiexperte Dr. Morawa in einem Vortrag – und gab die Antwort gleich selbst: »Weil oft... ungenügend gereinigte Abfallstoffe vom ›freien Autowäscher‹ bis zur Ölraffinerie in die Gewässer gelangen.

Warum schmecken mancherorts die Schuppenträger so süßlich aromatisch? Weil Abwässer synthetischer Gummiproduktion in die Gewässer gelangen. Und warum schmecken andernorts die Kiemenatmer gar nach Bittermandel? Weil Abwässer mit Nitroverbindungen aus Sprengstoffabriken in die Gewässer gelangen. Und wie viele Schäden gibt es, welche Chemikalien und Industrieprodukte schwächen den Fisch, beizen seine Kiemen, lassen seinen Atem anders schlagen und verdrängen ihn in andere Gewässerbereiche? Es ist unmöglich, sie alle aufzuzählen, oder sie auch in ihrer vielseitigen Wirkung und Nachwirkung zu kennen.«[972]

Damit hat Dr. Morawa auch das Problem des *toxischen Gesamtrisikos* angesprochen. Für sich allein betrachtet sind viele Stoffe nicht unmittelbar schädlich. Wie aber steht es mit der Summe der Belastung? Und wie um die betroffenen Risikogruppen, wie Sportangler

Im Fisch nachgewiesene halogenierte Kohlenwasserstoffe

Pestizide und ihre Metaboliten, nachgewiesen in Fisch, Muscheln oder Shrimps

Kurzform	*Name*	*Verwendung, Ursache*	*Metaboliten*	*Literatur*
DDT	Dichlordiphenyltrichloräthan	Insektizid	DDE, DDD, DBD, DDMU, DDMS, DDNU, DDNS	768, 946, 947, 990
γ-HCH	Lindan	Insektizid		768, 946, 948
α-HCH	Hexachlorcyclohexan	Insektizide und Abfallprodukte bei der Lindanherstellung		768, 943, 946–948, 974
β-HCH	Hexachlorcyclohexan			
HCB	Hexachlorbenzol	Fungizid, Verunreinigung und Metabolit von Pestiziden, Weichmacher, Flammschutzmittel	Chlorbenzole	768, 946–948
DCPA	Dimethyltetrachlorterephthalat	Herbizid		1176
PCSD	Polychlorierte Sulfonamid-Diphenyläther	Insektizide für Textilien	PCAD	1048
PCP	Pentachlorphenol	Allround-Pestizid, HCB-Metabolit	PCA	952, 768
CNP	Trichlornitrophenoxybenzol	Herbizid		996, 997
NIP	Dichlornitrophenoxybenzol	Herbizid		997
HCND	Hexachlornorbornadien	zur Endrinsynthese	HCEN	1051, 1165, 994
–	Endrin	Rhodentizid		949, 994, 1112, 1165
–	Trifluralin	Herbizid		1047
–	Mirex	Insektizid, Flammschutzmittel	Kepone, Photomirex	995, 1044, 1056
–	Kepone	Insektizid	Hydrokepone	989, 1046, 1049, 1055
–	Toxaphen	Insektizid, Pestizid		949, 986, 994
–	Chlordan	Insektizid	Oxychlordan	976, 977, 986, 1058
–	Heptachlor(expoxid)	Insektizid, Chlordanmetabolit	Hydroxychlordan	953, 977, 1959
HEOD	Dieldrin	Insektizid, Aldrinmetabolit		946, 947, 962, 974
DMTD	Methoxychlor	Insektizid		953
PCTA	Methylthiopentachlorbenzol	Quintozenmetabolit (Fungizid)		1112
–	Dimethylthiotetrachlorbenzol	Quintozenmetabolit (Fungizid)		1112
–	Dicofol	Akarizid		971
TCDD	»Sevesogift«	2, 4, 5-T Verunreinigung (Herbizid)		950, 955

und Berufsfischer? Manchmal führt uns die Natur die Folgen unseres unbedachten Handelns vor Augen: Verschiedene krepierte Zootiere in Berlin sind nach Angaben der Veterinäre offenbar an erhöhten Pestizidrückständen eingegangen. Sie wurden überwiegend mit Fisch aus den überdurchschnittlich belasteten Berliner Seen und der Ostsee gefüttert.[1605]

Manche Tierarten, die sich vornehmlich von Küstenfischen ernähren, sind vom Aussterben bedroht.[770, 1013] Unmittelbare Ursache ist meist eine Beeinträchtigung der Fortpflanzungsfähigkeit.[1014–1018, 1038, 1060, 1605] Bei der Vogelwelt wurden die Eischalen so dünn, daß sie beim Brüten zerbrachen.[1019–1023, 1162–1164, 1223] Bei Säugetieren treten mit zunehmender Belastung Unfruchtbarkeit, Fehl- und Totgeburten häufiger auf.[1024–1030, 1224] Ein solcher Zusammenhang ist inzwischen auch für den Menschen gesichert: Mit erhöhten Organochlorwerten steigt bei der Frau das Risiko von Fehl- und Frühgeburten, beim Mann das von Sterilität.[1608–1616]

Fisch aus der Massentierhaltung

Wenn es darum geht, aus »Verdautem« Geld zu machen, dann sind leider auch Nahrungsmittelproduzenten zur Stelle, zum Beispiel in der Fischmast: »Im Rahmen der biologischen Abwasseraufbereitung nutzt man vielfach den großen Nährstoffgehalt und die erhöhte Temperatur des Abwassers zur besonders wirtschaftlichen Produktion von Speisefischen. Unter günstigen Bedingungen erübrigt sich dabei sogar der Einsatz von Futtermitteln.«[1031] Das mag zwar für den Mäster sehr einträglich sein, für den Verbraucher ist es aber alles andere als vorteilhaft. Der Lebensmittelhygieniker Dr. Wißmath von der Universität München: »Bei der Produktion von Fischen mit Hilfe von Abwasser ist es unmöglich, toxische Rückstände zu vermeiden.«[1031] Praktisch unmöglich ist es auch für die Lebensmittelüberwachung, auf eine letztendlich unbekannte Vielzahl von toxischen Rückständen zu prüfen, die sich im Abwasser sammeln. So gelangen diese Tiere als »unbeanstandet« in die Statistiken der offiziellen »Verbraucheraufklärung« und auf den Tisch des ahnungslosen Konsumenten.

Längst nicht alle Mastbetriebe verfügen über einträgliches Abwasser. Man kann sich aber auch anders helfen. Jauche und Schwemmist aus der Massentierhaltung heißt das Zauberwort. Um eine möglichst gleichmäßige Verteilung im Karpfenteich zu erhalten, wird er mit einer Spezialmaschine, dem Vakuumfaß, einer Art »Mistkanone«, aufs Wasser geschleudert. Darin ist natürlich auch all das enthalten, was der Schweine- oder Kälbermäster seinen Tieren angedeihen ließ, zum Beispiel Medikamente. Steht kein Mist zur Verfügung, so ist dies noch kein Grund zur Trauer. Dem klugen Karpfenteichwirt wird dann der Einsatz von Kunstdünger angeraten. Insbesondere gebrannter Kalk und Phosphat sollen hier günstige Wirkungen auf den Geschäftsverlauf entfalten.[1032, 1090] Auch Kraftfuttermittel bleiben dem modernen Fisch nicht erspart. Fein aromatisiert und auf seine spezielle Geschmacksrichtung abgestellt, erhält er als cremige Paste oder knackig gepreßt Geflügelschlachtabfälle, Fleischknochenmehl, Blutmehl, Molkenpulver, Schlachttierinnereien, Klärschlamm, Getreide (!), Borstenmehl, Vitamine, Mineralstoffe, Preßhilfsstoffe und selbstverständlich auch Fischmehl.[1066–1069]

Andere Ansprüche an die Umwelt als der Karpfen stellt beispielsweise die Forelle. Sie benötigt sauberes Wasser. Aber die Massentierhaltung ist auch ihr nicht erspart geblieben. Eingesperrt in große Käfige, im See verankert, mit einer automatischen Fütterungsanlage versehen, wird der ehemals freilebende Fisch im Schnellverfahren mittels Kraftfutter auf sein Schlachtgewicht gebracht. Dagegen wäre vom Standpunkt des Lebensmittelchemikers nur wenig einzuwenden, wenn da nicht eine verhängnisvolle Kettenreaktion in Gang gesetzt würde. Nicht nur eine Hähnchenbatterie macht Mist, der zum ökologischen Ärgernis werden kann, auch die Massentierhaltung des Fisches kann die Umwelt belasten. »Ein Netzgehege mit einer Tonne Forellen Inhalt ist danach bezüglich der Abwasserfracht mit einem Mietshaus für 56 Mieter zu vergleichen; das heißt, eine Batterie von 10 solchen Netzgehegen verschmutzt einen See in gleichem Maße wie etwa ein Campingplatz mit 560 Urlaubern, wenn deren Abwässer ungeklärt in den See gelangen. Dadurch können besonders kleine Seen recht schnell eutrophieren und damit ersticken«, befanden Mitarbeiter der Bayerischen Biologischen Versuchsanstalt.[924] Vermittels sogenannter Kreislaufanlagen versucht man, diesem Problem zu begegnen. Dazu werden die Mastbecken gleich mit einer eigenen Kläranlage versehen. Das gereinigte Wasser fließt anschließend wieder ins Becken zurück. In dieser unnatürlichen Umgebung können die Fische praktisch keine Abwehrstoffe gegenüber Infektionserregern bilden. So werden sie leicht Opfer von Fischkrankheiten, die sich wegen der hohen Besatzdichte rasant ausbreiten. Dann müssen ebenso wie in jeder anderen Massentierhaltung vorbeugend Antibiotika verabreicht werden. Das führt schließlich zum

Zusammenbruch der Kläranlage, die ja mit Mikroorganismen arbeiten muß.[924]

Im Trüben gefischt: Medikamente zur Mast

Auch beim Fisch gilt heute ein Arzneimitteleinsatz als Selbstverständlichkeit.[1776] Die übliche Massentierhaltung bedingt, so das Bundesgesundheitsamt, »eine breite und oft illegale Anwendung von Arzneimitteln und Chemikalien«.[1771] Existentiell für die Intensivmast sind neben den bekannten Antibiotika vor allem Antiparasitika gegen Fischläuse, wichtig bei Forellen und Lachsen. Daneben existiert eine Vielzahl probater Mittelchen zur Bekämpfung des Algenwuchses (Algizide), zur Abtötung mißliebiger Wasserpflanzen (Herbizide) oder zur Desinfektion der Teiche, bis hin zu speziellen und höchst dubiosen Farbstoffen zur Erzielung eines herrlich lachsfarbenen Fleisches. Bei dieser Aufzählung dürfen natürlich die sogenannten Piscizide nicht unerwähnt bleiben, ersonnen zur Ausrottung naschhafter Nebenfischarten, die sich an den Kraftfuttergaben fürs Mastvieh gütlich tun könnten. Oder auch die Betäubungsmittel zum bequemeren Abfischen der Teiche.[1770-1772]

Eine Verbesserung des Mastergebnisses mit Antibiotika und »Wachstumsförderern« wie bei Schweinen und Kälbern ist offenbar nur bei Karpfen möglich.[1065, 1089] Neuerdings hat sich aber herausgestellt, daß Sexualhormone und Thyreostatika vorzüglich zur Fischmast geeignet sind und geradezu märchenhafte Gewichtszunahmen bis zu 50% ermöglichen.[1056] Diese Erkenntnisse sind nicht nur von theroetischem Interesse, clevere Fischerzeuger haben sie sich längst zunutze gemacht: das Veterinäruntersuchungsamt Gießen fand bereits in Forellen das riskante Hormon DES.[512]

Nach Angaben des Staatlichen Medizinal-, Lebensmittel- und Veterinäruntersuchungsamts Mittelhessen setzen »95% der Teichwirte Medikamente und/oder Chemikalien... ein«.[1772] In der Tat werden seit vielen Jahren allerlei Chemieprodukte wie Formaldehyd ohne Zulassung als Arzneimittel mißbraucht. Die beunruhigend seltenen Kontrollen beschränken sich in der Regel auf einige wenige Stoffe, vor allem Malachitgrün sowie Chloramphenicol. Rückstände werden regelmäßig angetroffen.[1747, 1775] Eine Übersicht der bekanntermaßen geeigneten Chemikalien, Pestizide, Desinfektionsmittel und Arzneimittel, die zwar in der Fischproduktion angewandt, aber in der Regel nicht überprüft werden, gibt die folgende Tabelle:

Typische Chemikalien für die intensive Fischmast (512, 1033, 1088, 1156, 1770–1774, 1777, 1778)

Arzneimittel	*Anwendungszweck*
Tetracycline	Antibiotika, Antipastasitika, Markierungsmittel
Sulfonamide	Antibiotika
Nitrofurane	Antimykotika, Coccidostatika
Nitroimidazole	Coccidiostatika
Nitrothiazole	Antiparasitika
Chloramphenicol	Antibiotikum
Dimetridazol	Antibiotikum, Antiparasitikum
Niclosamid	Antiparasitikum
Dibutyltinnoxid	Antibiotikum, Antiparasitikum
Ampicillin	Antibiotikum
Ormetropin	Antibiotikum
Trimethroprim	Antibiotikum
Estomycindisulfat	Antibiotikum
Paramomycinsulfat	Antibiotikum, Antiparasitikum
Neomycin	Antibiotikum
Metrifonat	Antiparasitikum, Antimykotikum
Oxolonsäure	Antibiotikum
Mebendazol	Antihelmentikum
Flubendazol	Antihelmentikum
Thyreostatika	Schilddrüsenhormone zur Masthilfe
DES	Sexualhormon zur Masthilfe
Äthoxyquin	Antioxidans, schützt die Leber vor Giften
Desinfektionsmittel	
Methylenblau	Antiparasitikum, Antimykotikum
Chloramin T	Algazid
Malachitgrün	zur Desinfektion von Fischeiern
Jodophore	Fungizide
Formaldehyd	Antiparasitikum
Hexamethylentetramin	Konservierungsmittel
Calciumhypochlorit	Algizid, Bakterizid, Fungizid
Polyvinylpyrrolidon	Desinfektionsmittel für Kaviar
Borsäure	Algizid, Konservierungsmittel für Kaviar
Benzalkoniumchlorid	Bakterizid, Algizid
Kaliumpermanganat	Antiparasitikum, Fungizid, Algizid
Pestizide	
Aluminiumsulfat	Algizid, Herbizid
Calciumsulfat	Algizid, Herbizid
Kupfer	Algizid, Antibiotikum für Shrimps

Kupfersulfat	Algizid, Herbizid, Fungizid, Antiparasitikum
Calciumoxid	Ätzmittel, Fungizid
Trichlorfon	Insektizid, Antiparasitikum
Dichlorvos	Insektizid, Antiparasitikum
2,4-D	Herbizid
Deiquat-Dibromid	Algizid, Herbizid
Endothal	Herbizid
Fluridone	Herbizid
Glyphosat	Herbizid
Kalium-Rhizinoleat	Algizid
Simazin	Algizid, Herbizid
Xylol	Lösungsmittel, Herbizid
Antimycin	Piscizid
Rotenon	Piscizid
Betäubungsmittel	
Kohlensäure	Mittel zur »Fischernte«
Tricain-Methansulfonat	Mittel zur »Fischernte«
Natriumbicarbonat	Natron, Mittel zur »Fischernte«

Fisch aus der Fabrik

Konservierung: Medikamente, Konservierungsmittel, Strahlenbehandlung

Nicht überall wird die Lebensmittelüberwachung so inkonsequent gehandhabt wie in diesem Lande. Kurz nach der »Entdeckung« von Sexualhormonen in der Babynahrung, die wohlgemerkt in Italien ihren Anfang nahm und dort zur Beschlagnahme führte, ließen die italienischen Behörden auch tetracyclinhaltige Fischstäbchen einkassieren.[1072] Die gesamte Ware mußte vernichtet werden. Ein Kolumnist der ›Süddeutschen Zeitung‹ bemerkte treffend: »Man muß den italienischen Richtern für solche spektakulären Verfügungen auch in der Bundesrepublik dankbar sein, denn sie bewirken, daß man die Lebensmittelkontrollen auch hierzulande ernster nimmt und die Verbraucher immun werden gegen Beschwichtigungen.«[1073]

Nun wäre es aber durchaus interessant zu wissen, wie die Tetracycline in die tiefgefrorenen Fischstäbchen gelangt sind. Fischstäbchen werden aus billigerem Seefisch hergestellt, eine Antibiotikaanwendung im Meer dürfte wohl etwas unangebracht sein. Außerdem akkumulieren Tetracycline weniger im Fleisch, sondern vor allem in den

Gräten. Es darf deshalb angenommen werden, daß die »Therapie« erst nach dem Fang erfolgte und der »Frischhaltung« dienen sollte. Dies kann schon an Bord mit antibiotikahaltigem Eis geschehen oder nachträglich im Verarbeitungsbetrieb durch ein entsprechendes Tauchbad.[284]

Während in Ländern wie zum Beispiel den USA, in Kanada oder Großbritannien solche Verfahren durchaus erlaubt waren,[284] sind in der Bundesrepublik derartige Mißbräuche nicht bekanntgeworden. Hier sind als Konservierungsmittel zulässig: Benzoesäure, Sorbinsäure, PHB-Ester und Ameisensäure.[269] Die ersten drei wurden ebenso wie die »Antibiotika-Konservierung« bei der Wurst (siehe Seite 118–123) eingehend beschrieben. Lediglich die Ameisensäure ist für Fischmarinaden, Rogen, Seelachsschnitzel und Krabben zusätzlich zugelassen. Dort darf sie in Konzentrationen bis zu einem Gramm pro Kilo zugesetzt werden.

Professor Fritz Eichholtz: »Sofern die Ameisensäure sich im Lebensmittel mit den anwesenden basischen Bestandteilen völlig umsetzt, ist sie reizlos, denn alle Neutralsalze der Ameisensäure sind ohne jede Reizwirkung.«[45] Ameisensäure ist ein normales Stoffwechselprodukt von Pflanze, Tier und Mensch und wird, sofern sie als Neutralsalz vorliegt, offenbar auch in höheren Dosen ohne nachteilige Folgen vertragen.[45] Bisher gibt es noch keinen ernstzunehmenden Hinweis für eine chronische Giftwirkung. Sie ist aus der Sicht des Toxikologen eindeutig Stoffen wie Sulfit oder Nitrit überlegen.

Dies soll jedoch kein Freibrief sein für ungehemmte Anwendung von Ameisensäure für alles und jedes. Selbstverständlich sind wirklich frische Lebensmittel jeder – egal wie – konservierten Ware vorzuziehen.

Durchaus fragwürdig ist die Strahlenkonservierung von Fischen und Shrimps. Derartige Verfahren werden seit Jahrzehnten mit wechselndem Erfolg vorangetrieben, in Holland existiert bereits eine Zulassung.[1080, 1375, 1442–1444]

Pökeln und Räuchern von Fisch

Nitrat, das schon beim Pökeln im Rahmen der Wurstherstellung eine unrühmliche Rolle spielte (siehe Seite 97), ist auch bei der Verarbeitung von Sprotten und Heringen zu Anchosen erlaubt. Anchosen sind Produkte, die einer Reifung in einer Salz-, Zucker- und Gewürzlake unterworfen werden und vor allem unter den Bezeichnungen Appetitsild, Kräuterfisch, Gabelbissen oder Matjes nach Anchosenart im Handel sind. Da eine leichte rötliche Färbung bei diesen Erzeugnissen als »erwünschtes Charakteristikum« gilt, werden zur Färbung feingemahlenes Sandelholz und Nitrat beigegeben.

Dadurch wird die Belastung des Menschen mit dem unerwünschten und letztendlich hochgiftigen Nitrit abermals erhöht. Nitrit kann bekanntermaßen mit den im Fisch reichlich vorhandenen Aminen zu Nitrosaminen reagieren. Diese Reaktion spielt sich vorzugsweise im menschlichen Magen ab, aber auch in gepökeltem Fisch sind sie nachweisbar.[93, 1085, 1113, 1114, 1181] Gleichfalls problematisch ist das Räuchern von Fisch bei hohen Temperaturen. Rauchgase und Hitze begünstigen eine Nitrosaminbildung. Dementsprechend fand man auch nur bei heißgeräucherter Ware Rückstände, zum Teil aber in bedenklicher Höhe.[1085, 1114]

Selbstverständlich können auf Räucherfisch ebenso wie auf geräuchertem Schinken polycyclische aromatische Kohlenwasserstoffe nachgewiesen werden (siehe Seite 112). In der Universität Hamburg analysierte Ergebnisse enthielten sogar »erhebliche Mengen« derartiger Verbindungen. Lediglich Benzpyren war etwas schwächer vertreten.[66]

Inzwischen sucht die Branche nach neuen, noch billigeren Wegen, um möglichst viel Fisch möglichst schnell den Aromaeindruck »geräuchert« verpassen zu können. So erwies sich eine Behandlung mit elektrisch geladenen Rauchbestandteilen als ebenso vorteilhaft wie der Versuch, die Fische erst in einer wäßrigen Rauchlösung zu baden, um sie anschließend mit Infrarotstrahlung zu garen.[1086]

Ein Fertiggericht vor dem Landgericht

Wirft man einen Blick ins Tiefkühlfach eines Fischgeschäftes oder in die Fischabteilung eines Großmarktes, so laden den Betrachter panierte Fischstäbchen, gefrorene Forellen oder schöne Schollen- und Kabeljaufilets zum Kauf ein. Besonders findige Werbefachleute benamsten ihre fertig panierten Erzeugnisse vielversprechend als Fischer-, Seemanns-, Normannen-, Matrosen- oder Wikingerschnitzel. Die Bezeichnung »Schnitzel« läßt ein gut gewachsenes, vorzügliches Stück Fleisch erwarten. Knusprig braun und appetitlich garniert präsentiert sich dem kauflustigen Kunden ein »guter Fang«, so der Aufdruck.

Den Eindruck eines »guten Fangs« hatte allerdings auch die Berliner Lebensmittelüberwachung, als sie eines dieser recht erfolgreichen Produkte in Augenschein nahm. Schließlich zog man vor den Kadi. Und was beim Berliner Landgericht als Analyse dieses, laut Herstellerangabe, »herzhaften Schmauses« vorgetragen wurde, dürfte dem Konsumenten den Appetit gründlich verleiden. Der Fischanteil bestand aus:

»1. Sogenannten V-Abschnitten, die beim Zerlegen von Kabeljau und Seelachs anfallen und wegen ihres hohen Seitengrätenanteils früher zu Fischmehl verarbeitet wurden.
2. Fischfleischsägemehl, das beim Aufsägen und Zerkleinern der Standard-Frostblöcke zur Produktion von Fischportionen oder -stäbchen anfällt.
3. Zum kleinsten Teil Kabeljau- oder Seelachsfilet.«[1091]

Diese Komponenten werden miteinander unter Zugabe von Gewürzen, Gurken- und Käsepartikeln zu einem Brei vermatscht. Darein kommt noch etwas Phosphat, »als Bindemittel«, wie das Gericht erfuhr. Das fertige Mus wird anschließend mit einer Stanzmaschine in Form gepreßt und paniert. Die Herstellung derartiger Erzeugnisse wurde »durch das Veterinäramt Bremerhaven wohlwollend gefördert«.[1091] Das besagte Veterinäramt ist wiederum für die Lebensmittelkontrolle und Überwachung dieses Erzeugnisses zuständig. Bis dato wurden von ihm »Beanstandungen ... nicht festgestellt«.[1091]

Um sachliche Gründe für das »Wohlwollen« ist der Sachverständige in diesem Prozeß, der Direktor des fraglichen Untersuchungsamtes, natürlich nicht verlegen. »Die modernen technischen Einrichtungen ermöglichen es, dieses hochwertige Fischeiweiß ... so herzurichten«, daß es »dem Verbraucher, unter geeigneter Präsentation des Produktes, preisgerecht angeboten« werden könne.[1091]

Die »Präsentation« allerdings befand das Gericht weniger geeignet. Schlichte Irreführung sei dies, denn der Berliner Verbraucher verstünde unter einem Schnitzel nun mal ein Schnitzel und keinen Fischklops oder eine -frikadelle. In dem sachlich wie juristisch überzeugenden Urteil wird das Gericht den Erfordernissen eines sinnvollen und angemessenen Verbraucherschutzes voll gerecht.

Außerhalb West-Berlins hatte man mit Beanstandungen dieser Produkte weniger Erfolg, da ja auch Seelachsschnitzel (»Lachsersatz«) geschnetzelt sind und deshalb mit einem »Fischschnitzel« natürlich Fischhack gemeint sein könne. Das Oberlandesgericht Hamm vertrat gar die Überzeugung, die Bezeichnung »Schnitzel« sei beim Fisch »durchaus unüblich für ganze, gewachsene Stücke«.[1101] Und der Sachverständige vom Bremerhavener Untersuchungsamt bekundete vor Gericht gutachtlich, daß die süddeutschen Verbraucher geradezu diese Erzeugnisse erwarteten. Erst 1980 gelang es beim Amtsgericht Soest, das Produkt wegen Verbrauchertäuschung verbieten zu lassen.[1274] Obwohl Langnese-Iglo (Unilever-Konzern) nun alle juristischen Hebel in Bewegung setzte – man legte sogar Verfassungsbeschwerde ein –, gelangen nur noch spärliche Teilerfolge: Während der hessische Sozialminister 1981 eine Sondergenehmigung zum Verkauf der verbotenen »Schnitzel« mit dem Hinweis ablehnte, »eine Straftat« könne »eine Behörde« unmöglich billigen,[1274] hatte »die Hamburger Gesundheitsbehörde Einsehen. Sie erteilte eine Ausnahmegenehmigung.«[1102] Auf Dauer bleibt den Herstellern jedoch das »Umtaufen« ihrer phospatierten Fischsägemehlpreßlinge nicht erspart: »Statt ›Seemannsschnitzel‹ gibt's nun künftig ›Seemannsschmaus‹. Das gleiche Produkt« – so die ›Ernährungswirtschaft‹ – »nur mit anderer Bezeichnung.«[1102]

Was tun? Verbraucherselbsthilfe

Für den Verbraucher mag es schon etwas banal klingen, wenn ihm geraten wird, beim Fischkauf auf die Frische zu achten. So selbstverständlich scheint diese Forderung für einige Hersteller und Händler dennoch nicht zu sein. Eine Überprüfung im Raum Siegen ergab, daß von 30 Frischfischen stolze 17 »als verdorben zu beurteilen« waren und von 20 weiteren tiefgefrorenen Filets »4 als unverkäuflich bewertet« werden mußten.[1105] Von 28 Thun- und Ölsardinenkonserven waren 17 wegen ihres brennenden Geschmacks oder fauligen Geruchs vom schleswig-holsteinischen Veterinäruntersuchungsamt zu beanstanden.[1166] Vor allem Histamin, welches bei unsachgemäßer Lagerung durch bakteriellen Verderb entsteht,[144, 1117] hat in den letzten Jahren zu Vergiftungen geführt.[1106]

Beim Kauf von Süßwasserfisch ist der direkte Bezug von einer Teichwirtschaft, die man selbst kennt, sicherlich das beste. Ansonsten empfiehlt sich ein zuverlässiges Fischgeschäft, das vielleicht sogar Lebendfisch führt und ihn auf Wunsch des Kunden aus dem Bassin fängt und schlachtet. Über die weitere küchentechnische Verarbeitung gibt meist ein gutes, traditionelles Kochbuch erschöpfend Auskunft, so daß auch der Ungeübte mit dieser Anleitung schmackhafte Mahlzeiten zubereiten kann. Frischware ist den bequemeren, vorverarbeiteten Produkten allemal vorzuziehen, da sie sich auf ihren Allgemeinzustand und auf Makellosigkeit direkt überprüfen läßt.

Fisch soll deshalb sein:

- frisch
- möglichst unverarbeitet (keine Fertiggerichte)
- und von reinem Geruch und Geschmack.

Fremdgerüche sind ein sicherer Hinweis auf verschmutzte Gewässer oder schadstofflässige Verpackungen. Auch ein strenger »Fischgeruch« muß eher als beginnender Verderb denn als gute Qualität aufgefaßt werden. Fisch ist ein wertvolles Grundnahrungsmittel. Er sollte keinesfalls aus Schadstoffangst generell vom Speiseplan verschwinden. Würde man die Belastung mit Umweltgiften zum alleinigen Maßstab erheben, so wären eigentlich nur noch der pure Alkohol und der Kristallzucker vertretbar: Sie sind frei von Begleitstoffen jeglicher Art. Auch wenn es nicht ratsam ist, Fisch nur nach

Quecksilber-Tabellen und Cäsiumwerten auszuwählen, hat es durchaus Sinn, einige wenige Spitzenbelastungen zu kennen – und wenn möglich zu vermeiden.

Süßwasserfisch: Fisch aus verschmutzten Gewässern, insbesondere in der Nähe von Industrieansiedlungen, Kernkraftwerken oder kommunalen Einleitungen sollte auch ein begeisterter Sportangler nicht als Nahrungsgrundlage wählen.[1626] Speziell die großen Flüsse Rhein und Elbe sind in einem unvertretbaren Maße verunreinigt. Als echte Spitzenbelastung für die menschliche Ernährung erwies sich dabei der Aal, der nicht nur Quecksilber und Pestizide anreichert, sondern auch das arsenreichste Lebensmittel überhaupt sein dürfte.[768, 1122, 1235, 1236, 1627, 1628] Vor einem Verzehr von Rhein- und Elbaalen wird deshalb nachdrücklich gewarnt.

Fische aus gut geführten Teichwirtschaften werden bisher, trotz eventueller Arzneimittelanwendung, noch am günstigsten beurteilt. Die Strahlenbelastung sollte im Rahmen der toxischen Gesamtsituation gesehen werden, die in abwasserfreien Betrieben sicherlich besser ist als in manchem Flußlauf.

Seefisch: Hochseefische wie Makrele, Seelachs oder Kabeljau sind durch die starke Verdünnung von Umweltgiften im Meer wesentlich »sauberer« als Süßwasserfische. Lediglich bei einigen Fettfischen wie Heringen aus der Nordsee werden lokal etwas erhöhte Pestizidwerte ermittelt, die aber keinen Anlaß zum Konsumverzicht geben.[1400, 1625]

Spitzenbelastungen haben nur die als »Speckfisch« gehandelten Eis- und Heringshaie.[775–777, 1125] Der Dornhai (Handelsbezeichnung: »Seeaal«, und geräuchert: »Schillerlocken«) ist in der Regel unproblematischer.[1400]

Etwas anders stellt sich die Lage beim Küstenfisch und den »Meeresfrüchten« aus der Ostsee und dem Mittelmeer dar. Zwei Produkte verdienen dabei ausdrückliche Erwähnung: Dorschleber und Thunfisch. Die Leber des Ostsee-Kabeljaus (»Dorsch«), und damit auch der Lebertran, war in den siebziger Jahren in einem unverantwortlichen Maß mit Pestiziden, PCB und zum Teil sogar mit Arsen verseucht.[752, 946, 947, 1125, 1135, 1445–1447] Ebenso der Thunfisch, insbesondere aus dem Mittelmeer, der zusätzlich durch überhöhte Quecksilberwerte auffiel.[52, 1124–1126, 1292] Inzwischen hat sich die Situation durch eine gezieltere Rohstoffkontrolle entspannt.[1134, 1400, 1630] Vereinzelte Überschreitungen des Schadstofflimits lassen sich aber kaum vermeiden.[1624] Ein gelegentlicher Verzehr erscheint deshalb wieder vertretbar.

Muscheln: wegen relativ hoher Arsen- und Cadmiumgehalte sollten diese Delikatessen weiterhin nur besonderen Anlässen vorbehalten bleiben.[1122, 1123, 1126, 1133–1135] Der Verbraucher könnte dabei auch berücksichtigen, daß die Miesmuschel in unsauberem Wasser besonders gut gedeiht.

Es sei an dieser Stelle betont, daß es nicht die Aufgabe des Bürgers sein kann, sich auf Schritt und Tritt um die Schadstoffgehalte seiner täglichen Speisen zu kümmern. Denn Essen ist nicht nur notwendige Nahrungsaufnahme, sondern sollte auch noch Genuß sein, in einer »Wohlstandsgesellschaft« allemal. Einen wirklichen Überblick über alle Schadstoffe in Umwelt und Lebensmitteln hat heute nicht einmal mehr der Fachmann. Er kann ihn angesichts der Vielfalt der Probleme auch gar nicht haben. Um so unverständlicher ist es, wenn von seiten der Behörden erwartet wird, der Verbraucher müsse im Zuge der immer gravierender werdenden »Nahrungsverschmutzung« eben immer »schadstoff-bewußter« einkaufen. Zu diesem Zweck gibt das Berliner Bundesgesundheitsamt »Empfehlungen zur Verzehreinschränkung« heraus.[1132]

Der einzig wirksame und dringend gebotene Verbraucherschutz aber unterbleibt: nämlich von vornherein zu verhindern, daß bestimmte Fremdstoffe wie Cadmium erst in die Umwelt und damit in die Nahrung gelangen können. Mit ihrer Empfehlung zur Verzehreinschränkung haben die Berliner Gesundheitswächter das eigentliche Problem geschickt umgangen und die Verantwortung auf den Bürger abgewälzt: Erkrankt der ahnungslose Verbraucher an einem Nierenversagen, so darf er sich als Opfer dieser Politik auch noch mangelnde Sorgfalt im Umgang mit cadmiumreichen Lebensmitteln vorwerfen lassen.

Solange dieser untragbare Zustand anhält, muß der Bürger allerdings selbst sehen, wie er damit zurechtkommt. Deshalb, und nur deshalb, werden im folgenden einige weitere Hilfestellungen gegeben, um zu verhindern, daß mehr Schadstoffe verzehrt werden als unvermeidbar.

Wildpilze: Verschiedene Pilze reichern radioaktive Elemente aus dem Fallout von Tschernobyl an.[1623] Aktivitäten bis zu 14000 Becquerel pro Kilogramm allein an Cäsium lassen im Süden der Republik die Pilzmahlzeit zu einem zweifelhaften Vergnügen werden.[1583] Betroffen sind davon nicht nur die Maronenröhrlinge, von deren Genuß die Strahlenschutzkommission abrät. Schon 1978 warnte das Bundesgesundheitsamt vor einem regelmäßigen Verzehr schwermetallbelasteter Wildpilze, speziell vor einigen Champignon- und Egerlingarten.[1132; 1128–1132] Die nach wie vor hohen Cadmiumwerte (bis zu

15 mg/kg) und Quecksilbergehalte (bis zu 9 mg/kg) gaben 1985 Anlaß, diese Warnung zu wiederholen.[1618]

Auch aus Gründen des Naturschutzes wird empfohlen, das Sammeln nicht zu übertreiben. Der saure Regen bedroht die Existenz wertvoller Speisepilze – eine Ruhepause vor Sammlerleidenschaft sei ihnen gegönnt.

Paranüsse: Österreich hat schon 1977 den Verkauf dieser südamerikanischen Spezialität wegen sehr hoher Mykotoxingehalte (Pilzgifte, siehe Seite 188) verboten. Inzwischen wurde bekannt, daß der Paranußbaum radioaktives Radium und Strontium sammelt und in der Frucht ablagert. Daneben enthält die Paranuß auch noch das giftige Erdalkalimetall Barium.[1619]

Bleileitungen: Bei Wasserleitungen aus Blei, aber auch bei cadmiumhaltigen Zinkrohren können sich während des nächtlichen Stehens des Wassers Rückstände herauslösen. Dieser Beitrag kann im Falle von Blei recht hoch sein, so daß das erste Leitungswasser am Morgen nicht für Tee oder Kaffee verwendet werden sollte, sondern als Brauchwasser in Bad oder Toilette. Ansonsten bei Bleileitungen das Wasser morgens erst einige Minuten lang ablaufenlassen.[780, 1629] Lediglich die unerwünschte Verkalkung der Rohre bietet einen gewissen Schutz.

Keramikgeschirr: Möglichst keine sauren Lebensmittel (Kompott, Joghurt, Essigbeizen) in Porzellan mit farbigem Innendekor aufbewahren (zum Beispiel Babyteller). Die Säure kann aus den Farben Cadmium und Blei herauslösen. Bei emaillierten Kochgeschirren ist dieser Effekt bisher kaum beobachtet worden.[1136–1138, 1160] Aus dem (südlichen) Ausland mitgebrachtes Geschirr mit Innendekor nicht für Speisezwecke verwenden, da die Farbpigmente und Glasuren nicht immer einwandfrei sind.[1631]

Waschen von Obst und Gemüse: Die alte Empfehlung von Bundesgesundheitsamt und Verbraucherschützern, durch Abwaschen mit warmem Wasser könnten nennenswerte Anteile an Schadstoffen entfernt werden, erwies sich als Verbrauchertip-Ente.[1127, 1620] Aber es beruhigt ungemein zu wissen, durch Abspülen eines Apfels könne man die Umweltverschmutzung in den Griff bekommen und das Versagen der Gesundheitsbehörden kompensieren...

Tatsächlich hilft nur das Abreiben der Schale mit einem Tuch oder das Abbürsten der dünnen natürlichen Wachsschicht.[1621, 1622] Die Unart mancher Kinder, Obst vor dem Reinbeißen noch schnell am Pulli zu polieren, wird ja schon seit langem mit dem vielsagenden Hinweis unterbunden, es solle sich nicht schmutzig machen.

Weiterhin wird das *übliche* küchentechnische Putzen von Obst und Gemüse empfohlen. Das Schaben von Karotten, das Entfernen der Hüllblätter beim Kohl oder das Pellen der Kartoffeln trägt zu einer Verminderung der Rückstände bei.[1127, 1619] Das bedeutet keineswegs alles und jedes zu schälen. So sind beim Apfel viele Vitalstoffe direkt unter der Schale lokalisiert, nicht so bei der Kartoffel.

Milch

Die Milch macht's: Schadstoffe

Äquatormilch aus Hamburg: Radioaktivität

Hätte es in den Tagen nach der Katastrophe von Tschernobyl einen Literatur-Wettbewerb gegeben, das Bayerische Umweltministerium wäre wohl als Preisträger hervorgegangen – in der Sparte »Vertuschungslyrik«. Als die radioaktive Wolke aus der Ukraine die Grenzen des Freistaates überschritt und dessen Bevölkerung einer erheblichen Strahlendosis ausgesetzt wurde, bestätigt das Ministerium am 30. April 1986 immerhin noch eine »leichte Erhöhung der Radioaktivität«. Als tags darauf Bayern durch Regengüsse vom radioaktiven Niederschlag derart verseucht wird, daß nach der Strahlenschutzverordnung nur noch eine sofortige Evakuierung in Frage käme (siehe Seite 60), hat sich die Lage in der Sprache des Ministeriums »stabilisiert«. Und am 2. Mai war die »Gammadosisleistung« schon wieder »normal« – die Radioaktivität war sozusagen über Nacht verschwunden. Aber dann passierte etwas Merkwürdiges. Die bereits »normalen« Werte zeigten am 3. Mai einen »weiter rückläufigen Trend«, auf den in den folgenden Tagen eine »starke Abnahme« folgte.[1634] Mit einer Informationspolitik, die jede Verunsicherung der Bürger vermied, wurde Bayern auf dem Papier dank Tschernobyl so strahlenarm wie nie zuvor.

Währenddessen bekamen die Landeskinder Milch mit Spitzenwerten von 1000 Becquerel pro Liter (Bq/l) zu trinken; bei Schafsmilch wurden sogar 10000 Bq/l und mehr gemessen.[1635, 1636] Als diese beängstigenden Zahlen trotz amtlicher Desinformation durchsickerten, setzten bei H-Milch und Milchpulver Hamsterkäufe ein. Im Mittelpunkt der Verbrauchertips stand das Mindesthaltbarkeitsdatum: Eine kurze Aufbrauchfrist sei ein sicherer Hinweis darauf, daß es noch vor der Katastrophe abgefüllt worden wäre. Auch die Molkereien reagierten auf die Forderungen des Marktes. Nachdem der Frischmilchabsatz in den Großstädten zum Erliegen kam, mußten sie ihren Rohstoff wohl über übel zu H-Milch oder gar Pulver verarbeiten. Und die Verpackungen lassen sich bei Bedarf durchaus mit einem recht kurzen Haltbarkeitsdatum versehen – ein unübliches, aber lebensmittelrechtlich völlig korrektes Verfahren.

In einer schwäbischen Kleinstadt waren deshalb die verunsicherten Bürger froh, als ihnen ihr Supermarkt endlich eine »gesunde Alternative« anbot – H-Milch mit »Strahlenwerten pro Liter unter 1 Becquerel«. Die Ware, alles in allem 100 Tonnen, kam per Luftfracht direkt aus einem Urlauberparadies am Äquator, den Kanarischen Inseln. Die allererste Lieferung wurde am Flughafen in Gegenwart der Presse werbewirksam in Szene gesetzt. Ob die Kunden mit dieser H-Milch ihrer Gesundheit tatsächlich einen Dienst erwiesen haben, darf bezweifelt werden. Zweifel ließ weniger die Beigabe von E 339 aufkommen, ein in Milch verbotener Stabilisator, auch nicht die 2,5 Becquerel Cäsium pro Liter, die sich seltsamerweise in dieser Milch fanden, obwohl das Tschernobyl-Cäsium den Äquator gar nicht erreichen konnte. Problematisch ist bei kanarischer Milch ihr hoher Pestizidgehalt.[1637] Er liegt etwa 5 bis 10mal höher als in Deutschland, mit Rückstandsgehalten, die teilweise bis an den höchstzulässigen Wert heranreichen. Da dürfte das Strahlenrisiko der Frischmilch schwäbischer Kühe auch für Kleinkinder damals das kleinere Übel gewesen sein. Zurück zur H-Milch in Gran Canaria: Die Verpackungen weisen dort merkwürdigerweise die »Deutsche Milch-Kontor GmbH, Hamburgo, Republica Federal de Alemania« als Hersteller aus.

Toilettensteine in der Milch: Pestizide

Natürlich ist auch die deutsche Milch nicht völlig frei von Pestiziden, auch nicht von solchen, die hier längst verboten sind. Eine ganze Palette von Schädlingsbekämpfungsmitteln kann in Spuren ausfindig gemacht werden: Angefangen vom Läusepulver Lindan über die Getreidebeizen HCB (Hexachlorbenzol) und Heptachlorepoxid bis zum Wühlmausmittel Endrin und dem Mückengift DDT.[172, 878, 1062, 1640] Ursache ist häufig Kraftfutter aus Preßkuchen und Extraktionsschoten von Ölfrüchten, die wir in beträchtlicher Menge aus Entwicklungsländern beziehen.[697, 1641] Dort verkaufen unsere Chemieunternehmen erfolgreich Pestizide, auch solche, die aufgrund ihrer Gefährlichkeit bei uns verboten sind. Schon 1978 folgerte der Sachverständigenrat für Umweltfragen aus den Höchstmengenüberschreitungen bei Kraftfutter: »Umweltbelastungen in den Entwicklungsländern haben so einen direkten, nicht zu unterschätzenden Einfluß auf die

Fremdstoffbelastung der Bürger der westeuropäischen Industriestaaten – insbesondere der Bundesrepublik Deutschland.«[17]

Diesem Einfluß sind wir manchmal auch dann ausgesetzt, wenn gar kein Import-Ölschrot verfüttert wird. Das mußte auch ein Biobauer erfahren, der sich die erhöhten Lindan-Gehalte in seiner Milch nicht erklären konnte. Als Ursache entpuppte sich schließlich eine Eutersalbe auf der Basis von Schaf-Wollfett.[1643, 1651] Schafe werden in einigen Ländern zur Bekämpfung von Schadinsekten mit Lindan gebadet. Daraus resultieren dann hohe Rückstände im Wollfett – und manchmal auch im Schafskäse.[1652]

Die meisten Rückstandsprobleme sind allerdings hausgemacht. Schließlich werden Insektenpulver auch in deutschen Ställen angewandt und sogar direkt auf die Rinder gesprüht. Zur Bekämpfung von Milben, Flöhen und Läusen beim Nutzvieh empfiehlt das Bundesgesundheitsamt vor allem Phosphorsäureester nach dem chemischen Bauprinzip von E 605. Obwohl sie zum Teil ohne Wartefrist angewendet werden dürfen, sind sie durchweg verschreibungspflichtig.[919, 1062, 1070] Grund genug für manchen Landwirt, sich auf dem Grauen Markt unter Umgehung des Tierarztes verbotene Stallhygienemittel zu besorgen. Speziell in Norddeutschland fanden die erheblich billigeren chlororganischen Pestizide bereitwillige Abnehmer. In der Milch kam es dann zu zahlreichen Überschreitungen der zulässigen Höchstmengen für Lindan. Professor Acker aus Münster führt dies »ausschließlich auf unzulässige Manipulationen der Tierhalter zurück, und zwar auf die äußere Behandlung der Milchtiere zur Bekämpfung von Hautschädlingen mit technischem HCH«. Technisches HCH ist ein riskantes und verbotenes Gemisch aus dem Insektenpulver Lindan (15 Prozent) verunreinigt mit 70 Prozent α-HCH und 15 Prozent γ-HCH. Professor Acker vermutet, »daß die technischen HCH-Präparate von Kleinbetrieben in der Bundesrepublik hergestellt und illegal in den Verkehr gebracht werden«.[738] Die Kieler Bundesanstalt für Milchforschung ergänzt, daß diese Mittel »nur eines bewirken, nämlich die Milch mehrere Tage lang genußuntauglich zu machen«.[870, 964, 966]

Die wegen ihrer Schädlichkeit ungenießbare Milch ist natürlich auch »den betroffenen Molkereien nicht verborgen geblieben und hat zu energischen Rundschreiben an die Milchablieferer geführt«.[738] Diese waren auch dringend geboten. Normalerweise kann es den Molkereien ziemlich egal sein, ob einzelne Milchlieferungen überhöhte Rückstandsmengen irgendwelcher Pestizide enthalten. Durch das Vermischen der gesamten Anlieferungsmilch in großen Tanks gleichen sich die verschiedenen Überschreitungen gegenseitig wieder aus. Die Höchstmengenverordnung kann so problemlos eingehalten werden. Nur beim Lindan klappte das in Niedersachsen nicht mehr so ganz.

Das Vermischen unterschiedlich belasteter Rohstoffe ist an sich gängige Praxis. »Produkte mit zu hoher Fremdstoffkonzentration«, beklagte das Umweltgutachten 1978, werden so »wieder verkehrsfähig gemacht«.[17] Damals war das noch verboten. In Baden-Württemberg beispielsweise wurde die extrem belastete Milch einzelner Erzeuger systematisch aufgespürt und aus dem Verkehr gezogen. So konnten immerhin Spitzenbelastungen vermieden werden. 1982 entschloß sich der Gesetzgeber jedoch im Rahmen einer Neuregelung diese Manipulation zu erlauben.[1326] Die zulässigen Höchstgrenzen konnten endlich legal ausgeschöpft werden. Dadurch sinken die Beanstandungsraten, die Belastung der Bevölkerung aber kann unbemerkt steigen.

Nicht alle »Pestizid-Rückstände« sind Ergebnis landwirtschaftlicher Aktivitäten. Zwar blieb das Verbot des Getreidebeizmittels HCB (Hexachlorbenzol) nicht ohne Auswirkungen auf die Rückstandssituation; zum Beispiel wurde damit die gelegentlich beobachtete Praxis verhindert, Reste von gebeiztem Saatgetreide zu verfüttern.[1110, 1201] Trotzdem ist HCB auch heute noch einer der wesentlichen Rückstände in der Milch.[172, 1647] HCB ist nicht nur schwer abbaubar, es gelang zudem aus den unterschiedlichsten Quellen in die Nahrungskette. Über die tatsächliche Verwendung liegen nur aus den USA Daten vor. Demnach verbrauchen dort die Farmer gerade 2,5 Promille zum Beizen. Knapp 30 Prozent fallen als Verunreinigung zweier weiterer Pestizide an, und die »restlichen« 70 Prozent sind Nebenprodukte bei der Herstellung unterschiedlicher Industriechemikalien wie Perchloräthylen oder Kautschuk.[920, 1647] Nicht zuletzt wird HCB bei der PVC-Verbrennung freigesetzt.[970]

Inzwischen gehen die Rückstände an chlororganischen Pestiziden nach umfangreichen Anwendungsverboten in der Bundesrepublik allmählich zurück.[1042, 1093, 1110, 1644] Die öffentliche Diskussion hat nach so vielen Jahren doch noch einen Erfolg zu verzeichnen. Ein Erfolg, der aber teilweise vom Auffinden immer neuer Schadstoffe geschmälert wird: Das unvermeidliche Resultat der toxischen Gesamtsituation (siehe Seite 162). Hierzu zählen beispielsweise die Dichlorbenzole, die eigentlich nur in Toilettensteinen enthalten sein sollten und nicht in Spuren in der Milch.[1646] Noch unerfreulicher ist folgende Mitteilung im Umweltgutachten 1987: »Neuere Untersuchungen ergaben Verunreinigungen mit polychlorierten Dibenzodioxinen (PCDD) und Dibenzofuranen (PCDF) in Frauen- und Kuhmilch.«[1644] Darunter befanden sich auch das Sevesogift TCDD und andere »extrem schwer abbaubare« und »hochtoxische« Dioxine und Furane, wie das chemische Untersuchungsamt in Oldenburg 1988 bekanntgab.[871] Selbst wenn es sich nur um geringe Spuren handelt, haben diese Stoffe in der Nahrungskette nichts verloren.

Manche Vertreter der Molkereiwirtschaft wollen die Zeichen der Zeit bis heute nicht begreifen. Statt sich gegen die Schadstoffbelastung und ihre Ursachen zu engagieren, empören sie sich über die Aufklärung der Öffentlichkeit. Zeitgenossen, die über Rückstände informiert sind, befindet der Chefredakteur des Branchenblattes ›Deutsche Milchwirtschaft‹, »taugen als potentielle Käufer nicht«.

Bis ins Mark: PCB

Ungeachtet des Sinkens der Pestizidrückstände sind die PCB-Gehalte in der Milch seit einem Jahrzehnt unverändert hoch. Die polychlorierten Biphenyle, kurz PCB genannt, wurden früher als Weichmacher für Kunststoffe verwendet, daneben als Kondensatorflüssigkeit in Trafowerken und als Hydrauliköl. Obwohl ihre Anwendung seit 1972 schrittweise eingeschränkt wurde, sind sie – dank ihrer Stabilität – auch heute noch die wichtigsten chlororganischen Umweltgifte.[172, 1644, 1647] Trotzdem, oder vielleicht gerade deshalb, vermied es der Gesetzgeber zehn Jahre lang, Höchstmengen festzulegen.

Probleme bereiten bei der Milch vor allem punktuelle Belastungen, die die gesamte Sammelmilch beeinträchtigen: speziell die Maissilage kann während der Gärung aus den Siloanstrichen hohe Gehalte an PCB herauslösen, gelegentlich geben sogar die Innenlackierungen der Tanks, in denen die Milch beim Landwirt gekühlt wird, PCB ab.[1063, 1400, 1643, 1653] Daneben belasten mit PCB »geölte« Sisalschnüre aus Bangladesch die Milch manchmal bis zur Ungenießbarkeit. Sisalschnüre werden zum Binden von Futterballen verwendet. Dabei geraten beachtliche PCB-Mengen ins Futter.

1978 warnte das Umweltgutachten, daß »ein Rückgang der PCB-Gehalte in Lebensmitteln« weder »zu erkennen« noch »zu erwarten« sei.[17] Ein Jahrzehnt später bestätigt der Sachverständigenrat die Prognose von damals: »Die polychlorierten Biphenyle (PCB) nehmen im Gegensatz zu den meisten chlororganischen Pestiziden nicht ab.«[1644] PCB ist heute praktisch überall nachweisbar, in der Luft, im Wasser, im Boden, in der Nahrung, ja sogar im menschlichen Knochenmark.[1642] Beim Übergang vom Boden zur Pflanze reichert sich das PCB um das 50fache an, von der Futterpflanze zur Kuhmilch abermals um das 50fache. In der Muttermilch und im menschlichen Mark beträgt seine Konzentration dann das 25000fache des Ausgangsgehalts im Boden.[172, 965, 1642]

Die Kieler Bundesanstalt für Milchforschung errechnete überschlagsmäßig, daß die Bundesbürger jährlich allein über Milch und Milchprodukte mehr als 100 Kilogramm PCB mitverzehren; der PCB-Gehalt in ihrem Fettgewebe würde zusammengenommen ein Gewicht von 600 Kilogramm haben.[172] Den Leiter der »Gruppe Verbraucherschutz« im Bonner Gesundheitsministerium, Ministerialrat Professor Krusen, ficht dies nicht an. Er zieht die Zählebigkeit der polychlorierten Biphenyle als Beweis für ihre Harmlosigkeit heran: »Sie sind in biologischen Systemen außerordentlich träge, deshalb werden sie nur sehr langsam abgebaut, und deshalb sind sie auch nur wenig toxisch.«[1645] Mit dieser bedenklichen Logik könnte das Ministerium versuchen, auch andere besonders langlebige, »träge« Stoffe wie Plutonium zu entgiften. Eine solche politisch motivierte Irreführung ist kein Einzelfall. Kürzlich erhob Professor Hildebrandt von der Freien Universität Berlin schwere Vorwürfe gegen die Deutsche Forschungsgemeinschaft. Sie habe – wie Hildebrandt in einer Studie belegt – aufgrund von haarsträubenden Fehlbeurteilungen das Risiko von PCB in der Muttermilch heruntergerechnet.[1647]

1988 trat endlich die neue Höchstmengenverordnung für PCB in Kraft.[1719] Das Problem wird dadurch nicht gelöst, sondern nur verschoben: 1978 tauchte in Lebensmitteln ein neues undefinierbares Stoffgemisch auf, das die PCB-Analytik störte. Die chemischen Untersuchungsämter identifizierten es nach mühevoller Kleinarbeit als »Ugilec«. Mit diesem Präparat hat die Industrie, unbemerkt von der Öffentlichkeit, das PCB nach seinem Verbot ersetzt.[1648–1650]

Nervennahrung Milch?

Immer wieder kann man im Gespräch mit Landwirten oder Gärtnern Klagen über Gesundheitsbeschwerden nach dem Ausbringen von Pflanzenschutzmitteln hören. Oft genug waren die Sicherheitsvorkehrungen unzureichend, dem Anwender wurde übel und schwindlig, er bekam Kopfweh, und manchmal fühlten sich seine Arme und Beine taub an. Meist bleibt es aber bei diesen ersten Anzeichen einer akuten Vergiftung, und wenige Tage später ist alles wieder vorbei.

Durch seine tägliche Nahrung ist der Verbraucher natürlich nicht so hohen Konzentrationen ausgesetzt, so daß für den Gesunden keine Gefahr einer akuten Erkrankung besteht. Das heißt aber nicht, daß die regelmäßige Aufnahme geringer Pestizidmengen durch Milch und andere Lebensmittel harmlos ist. Die Konsequenzen für die Gesundheit sind nur entsprechend subtiler.

Einen bisher fast unbeachteten, aber besonders schwerwiegenden Eingriff stellt der Einfluß von Umweltgiften auf das Nervensystem und das Gehirn dar. Schon bei den Schwermetallen Quecksilber und Blei wurde vermerkt, daß sie das Verhalten eines Versuchtstieres ebenso verändern können wie die Persönlichkeit eines Menschen. So auch viele Pestizide und ihre Verunreinigungen.[65, 920, 932–937, 998, 999, 1149, 1202] Schon geringe Mengen können Mäuse und Hühner lebhafter und zappelig machen.[932, 933] Bei trächtigen Tieren war vor allem die Nachkommenschaft betroffen.[1212, 1213] Anscheinend beeinflussen diese Stoffe auch lebenswichtige Instinkte der Tiere nachteilig: Mäuse, die Dieldrin, einem chlororganischen Pestizid von weiter Verbreitung, ausgesetzt waren, verloren ihre gute Orientierung und fanden nicht mehr nach Hause zurück.[934] Kürzlich wurden sogar Tierversuche bekannt, in denen dieses Dieldrin die Fähigkeit, vor Raubtieren zu flüchten, signifikant verminderte.[932] Dieser Effekt bestand über mindestens drei Generationen fort, so daß hier möglicherweise das genetisch definierte Verhaltensmuster der Tiere eine irreversible Schädigung erlitten hat.[998] Die außerordentlich geringen Mengen und eine höhere Empfindlichkeit des Menschen stellen nach Auffassung australischer Forscher eine ernstzunehmende Gefährdung für die »Spezies Mensch« dar.[933]

Pestizide und Krankheit

Als man vor vielen Jahren gezwungenermaßen auf die Probleme der Umweltverseuchung aufmerksam wurde, ging man allmählich daran, sich um die Giftwirkungen dieser Stoffe zu kümmern, um mögliche Schäden rechtzeitig vorhersagen zu können. Die Voraussetzungen für eine Toxizitätsprüfung waren bald gefunden. Giftwirkung ist das, was man klinisch oder chemisch fassen kann. Es muß sichergestellt sein, daß kein anderer als genau der untersuchte Stoff Ursache sein kann. Dazu müssen die Tiere nicht nur von allen anderen Schadstoffen abgeschirmt, sondern gleichzeitig auch noch keimfrei gehalten werden, um Infektionskrankheiten zu vermeiden. Damit waren die Toxizitätsprüfungen von Agrochemikalien und anderen Umweltgiften zwar wissenschaftlich exakt, aber völlig realitätsfremd.

Als dann in den siebziger Jahren die Fachwelt von den alarmierenden Ergebnissen der Verhaltenstoxikologie überrascht wurde, da war die bisher immer wieder beschworene »Sicherheitsspanne« zwischen den Schadenstoffgehalten in unserer Nahrung und dem ersten Auftreten toxischer Wirkungen mit einem Schlag weg. Die Rückstandswerte der Lebensmittel lagen voll im Wirkungsbereich. Damit waren aber auch die bisherigen toxikologischen Prüfungen, die eine Unschädlichkeit erweisen sollten, als wissenschaftliche Sandkastenspiele enttarnt. Und noch im Jahre 1970 wurden die Vertreter des »Alles-halb-so-schlimm« ein zweites Mal von den Tatsachen eingeholt, die sie mit soviel Geschick aus ihren Experimenten eliminiert hatten. Einige Wissenschaftler waren es leid geworden, die Schadstoffe unter praxisfremder Keimfreiheit zu testen und verabreichten ihren Versuchstieren die wichtigsten chlororganischen Umweltgifte zusammen mit einem Krankheitserreger. Zum Einsatz kamen PCB, DDT und Dieldrin, und zwar in Konzentrationen, wie sie auch schon in bundesdeutschen Lebensmitteln nachgewiesen wurden. Die Seite der Infektionserreger vertrat ein Gelbsuchtvirus; Ergebnis: Die Tiere wurden eher und schwerer krank als bei rückstandsfreiem Futter, und doppelt so oft verlief die Krankheit tödlich.[928]

Auch bei anderen Tierarten ergaben Versuche mit den unterschiedlichsten Pestiziden oder sonstigen Umweltchemikalien eine geschwächte Abwehrreaktion zum Beispiel gegen Typhus, Malaria, Wundstarrkrampf oder Herpesviren.[716, 722, 927, 929–931, 939–945, 968] (Herpesviren sind eine weit verbreitete Gruppe von Viren, die vor allem Hautkrankheiten verursachen können. Einige Vertreter stehen sogar im Verdacht, eine ursächliche Rolle bei der Krebsentstehung zu spielen.)

Von weitreichender Konsequenz scheint ein Versuch sowjetischer Forscher aus dem Jahre 1975 zu sein. Sie verabreichten Ratten 4 Monate lang eine Pestizidmischung, die in ihrer Zusammensetzung etwa dem entsprach, was ein Mensch Tag für Tag so alles mitverzehrt; Ergebnis: Sowohl alle nichtspezifischen wie auch die spezifischen Immunreaktionen nahmen deutlich ab, ja sogar der bakterizide Schutz der Haut war geschwächt. Obwohl die Tiere anschließend wieder pestizidfrei ernährt wurden, blieben die Auswirkungen noch Monate später bestehen. Die geschwächte Abwehrkraft konnte sich nicht mehr regenerieren.[926]

Damit steht fest: Eine der ersten Wirkungen von Schadstoffen in

Lebensmitteln ist eine Schwächung der Widerstandsfähigkeit des Körpers. Wer pestizidgeschädigt ist, und das sind wir inzwischen alle, der wird leichter krank. Dies gilt jedoch nicht nur für bekannte Infektionen wie Grippe oder Masern, sondern nach Angaben der Immunforscher auch für den Krebs.[931, 939, 956] Vielleicht ist dies ein Weg, um die krebsfördernde Wirkung vieler Pestizide besser verstehen zu können.[71, 920, 957–961, 967, 969, 1039–1041, 1043, 1064, 1094, 1095]

»Natürliche Umweltgifte«: Mykotoxine

»Verschimmelte Milch«

Zur Steigerung der Milchproduktion erhält die moderne Hochleistungskuh Kraftfutter. Dafür werden Preßrückstände der Ölgewinnung wie Palmkernexpeller oder Kokoskuchen als billige Rohstoffe verwendet. Tropisches Klima, schlechte hygienische Bedingungen und lange Lagerfristen lassen diese Futtermittel oft genug im Erzeugerland schnell und effizient schimmeln. Dabei werden sie nicht nur etwas muffig, sondern vor allem giftig: Die Schimmelpilze bilden Mykotoxine, gewissermaßen »chemische Kampfstoffe«, um sich – so wird vermutet – gegen Bakterien und andere Nahrungskonkurrenten durchzusetzen. Unter den Stoffen, mit denen sie »ihre« Futtermittel verseuchen, befinden sich die stärksten Krebsgifte, die jemals in der Natur entdeckt wurden. Während des langen Transportes in die Bundesrepublik wird durch den Abrieb ein vorhandener Schimmelbelag heruntergerubbelt und damit »unsichtbar« – die Gifte aber bleiben.

Nach Angaben amtlicher Futtermittelkontrolleure der Hamburger Universität enthielten zwischen 1977 und 1979 »nahezu alle Futtermittel« für Milchvieh die gefährlichsten aller Mykotoxine, die sogenannten Aflatoxine. Ein stattliches Viertel überschritt sogar die zulässige Höchstmenge.[1096] Rückstände in Milch,[501, 693, 1118] Fleisch[322] und Innereien[192, 322, 450] sind auch bei kleinen Mengen im Kraftfutter[169, 171, 423, 1118] unvermeidlich.

Nach vorsichtigen Schätzungen von Toxikologen sollte ein Erwachsener täglich möglichst nicht mehr als 1 Millionstel mg Aflatoxin zu sich nehmen.[300, 1301, 1302] 1978–80 enthielt allein der Liter Milch aus bundesdeutschen Geschäften durchschnittlich die 14fache Menge.[691] Berücksichtigt man die etwas schwächere Wirksamkeit des »Milchaflatoxins«,[1302] so sind sie immer noch doppelt so hoch als tragbar.

Auch wenn andere Lebensmittel* wie Erd- und Paranüsse durchaus höhere Aflatoxingehalte aufweisen können, so darf die Anwesenheit solch potenter Giftstoffe in Milch nicht unterschätzt werden. Denn Milch ist und bleibt für Kinder ein fast lebensnotwendiges Grundnahrungsmittel. Und Kinder, vor allem Kleinkinder, reagieren erheblich empfindlicher als Erwachsene. Das schließt man nicht nur aus Tierversuchen,[41] sondern auch aus tragischen Vergiftungsfällen. So sind »die bei indischen Kindern auftretenden Leberzirrhosen« vermutlich eine Folge »des ständigen Genusses aflatoxinhaltiger Erdnußkerne durch deren Mütter«[79] – die mit ihrer entsprechend aflatoxinhaltigen Milch ihre Sprößlinge gestillt hatten.[425]

Erwartungsgemäß ist auch in Milchpulver[422, 460, 1189] und Säuglingsmilchpulver[422, 790] wiederholt das »Milchaflatoxin« gefunden worden. Diese Stoffe sind so stabil, daß sie alle Verarbeitungsschritte unbeschadet überstehen. Recht vorsichtig stellte der Gießener Milchwissenschaftler Professor Renner fest, daß »in diesem Fall eine ständige Verabreichung der gleichen Produkte an Säuglinge und Kleinkinder möglicherweise nicht unbedenklich wäre«.[699] Und der amerikanische Mykotoxinforscher Hayes und seine Mitarbeiter befürchten sogar, daß junge Lebewesen, »die so aktiven Stoffen« ausgesetzt sind, als Erwachsene »erheblich empfindlicher« sein könnten »gegenüber ähnlichen oder anderen Umweltgiften, zum Beispiel Pestiziden«[41] – und die sind in der Milch gleich mit drin.

Todesursache Aflatoxin

Schon seit Jahrhunderten ist bekannt, daß Schimmelpilze giftig sein können. In der Vergangenheit spielten sie die gleiche dominierende Rolle wie die großen Seuchen. Noch Ende des letzten Jahrhunderts führte das Mutterkorn (ein von einem speziellen Pilz befallenes Korn) in Deutschland zu massenhaftem Auftreten der »Kribbelkrankheit« beziehungsweise des »Antoniusfeuers«. Erstere Erscheinungsform führt zu epilepsieartigen Anfällen, bis die Gliedmaßen in unnormaler Stellung verkrampft bleiben. Das Antoniusfeuer, auch »kalter

* Prinzipiell ist jeder Schimmel in der Lage, Mykotoxine zu erzeugen. In verdorbenen Lebensmitteln muß immer damit gerechnet werden. Hingegen lassen sich bei Camembert, Roquefort oder ungarischer Salami, die allesamt mit Schimmelpilzkulturen reifen, fast nie Mykotoxine nachweisen.[12, 694, 701, 1097, 1103, 1119] Versuche, diese Gifte auf Käse zu erzeugen, gelangen nur unter extremen Bedingungen.[1099] Selbst bei direktem Zusatz einzelner Toxine zu Käse oder Rohwurst wurden sie binnen weniger Tage abgebaut.[1116, 1098] Dies zeigt, daß traditionelle Methoden der Lebensmittelveredelung bei sachgemäßer Anwendung keinerlei Gefahren mit sich bringen.

Brand« genannt, endet mit dem Absterben einzelner Körperteile und Verblödung.[734]

Noch im Zweiten Weltkrieg kam es in der Sowjetunion durch verpilztes Getreide zu größeren Vergiftungen, die sich in Knochenmarkschädigungen und kaum stillbaren Blutungen äußerten.[59]

Doch nicht die bedauernswerten Opfer solcher Massenerkrankungen veranlaßten ein intensives Suchen nach weiteren Pilzgiften. Das geschah, wie so oft, erst dann, als es zu wirtschaftlichen Verlusten in der Viehmast kam.[314] 1960 krepierten in britischen Putenfarmen 100000 Tiere binnen weniger Wochen.[63]

Derartige Vorkommnisse häuften sich auch in anderen Mastbereichen, ja sogar Zuchtbetriebe von Labormeerschweinchen klagten über ernste Verluste.[462–465, 516, 531, 532] So war die Todesursache auch schnell gefunden: die Tiere hatten aflatoxinhaltiges Erdnußfutter erhalten.[55, 426, 448] Nach dieser Entdeckung konnte es nicht ausbleiben, daß auch beim Menschen so manch geheimnisvolle Todesursache geklärt wurde: In Münster verstarb ein 45jähriger Leberkranker ohne erkennbare Ursache innerhalb kurzer Zeit. Die Ärzte standen vor einem Rätsel. Die Ehefrau erzählte, ihr Mann habe »kurz vor Auftreten der ersten Beschwerden ungewöhnlich große Mengen verschiedener Nüsse gegessen«.[452]* Eine Obduktion schaffte Klarheit: »Die Extrakte der Leber des Verstorbenen enthielten... verdächtig blaufluoreszierende Substanzen«, die als Aflatoxine identifiziert werden konnten.[452]

Tierversuche bestätigten inzwischen ihre Lebergiftigkeit.[404, 484] Bei geringeren Dosen muß mit Leberkrebs gerechnet werden.[205, 254, 444, 449, 478, 479, 485] Bei der jungen Ratte genügt hierzu ein halbes Milligramm,[481] bei der empfindlichen Regenbogenforelle die tägliche Gabe eines Tausendstel dieser Dosis pro Kilo.[101]

Es überrascht nicht, daß gerade jener Staat, dessen Bevölkerung die meisten Aflatoxine verzehrt, gleichfalls die höchste Leberkrebsrate der Welt hat (Moçambique).[74, 486] Ähnliche Zusammenhänge werden aus bestimmten Regionen Südafrikas, Kenias und Thailands gemeldet.[19, 416, 495, 496, 502, 733] Daß gerade Erdnüsse besonders giftig werden können, wenn sie verschimmeln, ist den Eingeborenen der Erzeugerländer durchaus bekannt. In British-Guinea benutzten sie sie, um »für den Stamm schädliche Personen« zu beseitigen. Das mußte auch ein Missionar erfahren, dem ein Getränk, zubereitet mit vergammeltem Erdnußbruch, kredenzt wurde. Er starb an Vitaminmangel und einem »Leberleiden«, den klassischen Symptomen einer Überdosis Aflatoxin.[440, 441, 488]

* Für Nüsse, Sesam, Mohn und Getreide gibt es inzwischen eine Höchstmengenregelung.[560]

Der österreichische Landwirtschaftsexperte E. Lengauer bezeichnete 1977 auf einer Tagung in Linz die Mykotoxine als »ein zentrales und hochaktuelles landwirtschaftliches Problem«. Er fährt fort, daß »viele moderne Maßnahmen« der Lebensmittelherstellung »zu massiven Pilzvermehrungen, zu einer massiven Zunahme der Verpilzung in aller Welt geführt haben«. Dies sei »so vielfach erhärtet«, daß nun »kein besonderer Nachweis mehr« ausstünde.[695]

Heute werden die Pflanzen schon auf dem Feld befallen;[73, 1107] unter Umständen ist äußerlich noch kein Pilzbefall sichtbar, obwohl bereits Mykotoxine nachgewiesen werden können.[1107] Gesunde Pflanzen besitzen normalerweise natürliche Abwehrkräfte. Doch die heute praktizierte intensive Landwirtschaft schwächt die Pflanzen und fördert damit einen Pilzbefall: durch übermäßigen Einsatz von Kunstdünger und Pestiziden und durch den Entzug von Spurenelementen.[304, 309, 480] Auch viele Unkrautvernichtungsmittel oder Halmverkürzer können einem Schadpilzwachstum förderlich sein.[309, 405, 480, 695, 696] Wird dann noch über Jahre hinweg das gleiche angebaut, stellt sich der Pilz optimal darauf ein. Professor Herbert Koepf: »Die gerade in jüngeren Jahren beobachtete rasante Ausbreitung von Pilzkrankheiten im europäischen Weizenanbau ist die kombinierte Folge von Monokultur, Düngung und Zucht.«[470]

Das hat weitreichende Folgen. Die moderne Landwirtschaft kämpft schon mit dem nächsten Problem. »Fruchtbarkeitsstörungen bei Kühen« heißt das Schlagwort (siehe auch Seite 240ff.). Auch mit den ausgefeiltesten Methoden der modernen Tiermedizin gelingt es nicht mehr, diese Kühe zur Konzeption zu bringen. Und wo nicht gekalbt wird, da gibt's nicht viel Milch. In den letzten 25 Jahren verdoppelte sich die Zahl der Kühe, die wegen Fruchtbarkeitsstörungen zum Schlachter kamen – der entstandene Verlust wird insgesamt auf jährlich eine Milliarde Mark geschätzt.[451]

Dem könnte abgeholfen werden. In vielen Fällen ist verpilztes Futtermittel (zum Beispiel Mais) eine wesentliche Ursache, und sein Weglassen aus der Futterration bewirkt Erfahrungsberichten zufolge »eine schlagartige und nachhaltige Wiederherstellung der Fruchtbarkeit«.[695]

Aber auch die Agrochemie hält ihre Lösungsvorschläge feil: für die Kühe Hormon- und Vitaminpräparate und gegen die Pilze entsprechende Bekämpfungsmittel (Fungizide). Leider nehmen es letztere nicht so genau – sie schädigen nicht nur die Schadpilze, sondern allgemein das Bodenleben. Ein gesunder Boden ist wiederum die wichtigste Voraussetzung für gesunde Pflanzen. In der Folge muß deshalb noch mehr Fungizid gespritzt werden, bis der Boden – nach Jahrzehnten – endgültig tot ist.

Hier hilft nur Vorbeugen in Form einer vielseitigen Landwirtschaft, die auf die biologischen Erfordernisse von Boden, Pflanze, Tier und Mensch Rücksicht nimmt.

Das maschinenfreundliche Euter: Arzneimittel

Der »Milchentzug«

»Milchentzug« ist weder eine mittelalterliche Strafmaßnahme noch eine moderne Diätform, die zu Nutz und Frommen der Mineralwasser- und Bierhersteller erfunden wurde, nein, das ist modernes Deutsch. Milchentzug sagt der Fachmann der Landwirtschaft, wenn er melken meint. Besonders Gebildete sprechen dann sogar von der »Technik des Milchentzugs« und meinen damit eine Melkmaschine. Bei diesem Gerät wäre es allerdings verfehlt, von Melken zu sprechen. Mit pulsierendem Unterdruck wird dem Euter mit Gewalt die Milch abgesaugt. Melken hingegen orientiert sich an der Milchaufnahme durch das Kalb. Das drückt mit seiner Zunge die Zitzen an den Gaumen und massiert die Milch heraus. Beim Melken wird dieser Prozeß im Prinzip mit der Hand nachvollzogen.

Nun besitzt eine Kuh ja nicht nur eine Zitze, sondern vier. Darauf nimmt die Maschine gerade noch Rücksicht: aus allen vier Euterteilen wird die Milch »entzogen«. Leider ist das Euter bis heute noch nicht auf die Maschine hin konstruiert. Und so fordert die Deutsche Landwirtschafts-Gesellschaft (DLG) in einem ihrer Merkblätter das maschinenfreundliche Euter: »Eine Bodenfreiheit von mindestens 50 Zentimetern, ein Speicherungsvermögen von etwa 20 Litern, sowie senkrechtstehende Zitzen von etwa 8 Zentimeter Länge und 2,5 Zentimeter Durchmesser ...«[1074]

Vorerst aber bestehen noch Unterschiede zwischen den einzelnen Eutervierteln, so daß immer eines als erstes und ein weiteres als letztes »fertig« wird.[1077] Bis dahin pumpt die Maschine munter weiter, egal was kommt. Bei einem kräftigen Unterdruck ist Blut nichts ungewöhnliches. »Blindmelken« nennt das der Fachmann.

Auch ist Kuh nicht gleich Kuh: die Maschine behandelt leicht melkbare mit dem gleich hohen Vakuum wie schwer melkbare Tiere. Und nur allzuoft sind die Melkanlagen nicht in Ordnung: Überprüfungen im Rahmen des Eutergesundheitsdienstes ergaben, daß über 80 Prozent der Anlagen Mängel aufwiesen.[1076, 1078] Beanstandungen reichten von mangelhaftem hygienischen Zustand über verbrauchtes Gummimaterial bis zu falscher Vakuumeinstellung oder defekten Pulsatoren.[1076, 1732] In den meisten Fällen waren solche fehlerhaften Melkanlagen wesentliche Ursache für Euterentzündungen (Mastitis).[1078, 1109]

Den Kühen kann das ja auch nicht guttun; über die Hälfte ist heute euterkrank.[36, 1078] Die Konsequenz: Man greift von vornherein in die Apotheke und dippt die Zitzen in Desinfektionsmittel oder spritzt Antibiotika in die Euterviertel.[1079]

Leider helfen die Antibiotika kaum. Wenn eine Maschine die Ursache ist, hat es wenig Sinn, jene Bazillen zu bekämpfen, die die Gunst der Stunde nutzen, um sich im Euter einzunisten. Sie werden höchstens resistent.[234] Die Kuh aber gewöhnt sich nie und nimmer daran, die Euterentzündung wird schließlich chronisch, die Zitzen verhärten.

Die moderne Rinderhaltung provoziert die »Berufskrankheit der Kühe«, wie die Mastitis auch genannt wird. Neben den Melkmaschinen fügen die Anbindeställe und die kalten Betonböden dem empfindlichen Euter zusätzlich Schaden zu, aber auch stark mit Stickstoff gedüngte Futtermittel beeinträchtigen die Eutergesundheit.[1100, 1120, 1300] Seit der Einführung intensiver Haltungs-, Fütterungs- und Melkmethoden stieg die Anzahl der Abgänge wegen Euterentzündungen um das Zwei- bis Dreifache.[1300]

Natürlich hat das seine Auswirkungen auf die Qualität der Milch. Durch die Tätigkeit der Mastitisbazillen sinkt der Vitamin-, der Fett- und der Milchzuckergehalt.[1081–1084] Schließlich »kommt es zu sinnlich wahrnehmbaren Veränderungen der Milch. Sie enthält Kaseinflocken, Eiterpartikel und mitunter Blut.«[1081]

Zur Qualitätsbeurteilung wird einmal im Monat die Milch auf den Gehalt an dieser unappetitlichen Zugabe untersucht: liegt er über 500000000 somatische Zellen pro Liter, so werden dem Bauern dafür 2 Pfennige abgezogen – und dann das Ganze als Trinkmilch verkauft.[1061]

Um die Euterentzündungen kümmerten sich die Molkereien lange Zeit nur wenig.[24] Sie waren wohl der Meinung, daß durch Vermischen minderwertiger Mastitismilch mit normalem Gemelk nennenswerte Schwierigkeiten bei der Verarbeitung vermieden werden können.[24] Erst als es bei der Joghurtproduktion zu erheblichen Verzögerungen und Ausfällen kam, wurden auch die Molkereien gezwungenermaßen auf das Problem aufmerksam. Die Antibiotika, die den kranken Eutern appliziert worden waren, traten selbstverständlich in die Milch über. In der Molkerei angelangt, hemmten die Bakterientöter auch noch das Wachstum der zugesetzten Joghurtkulturen.[17, 1001, 1002]

Bereits geringe Antibiotikaspuren führen zu Qualitätsverschlechterungen bei Joghurt, Sauermilcherzeugnissen und Käse, oft merklich an einem heftigen Geschmack oder an einer pastigen Konsistenz.[24] Ende der sechziger Jahre wurde der jährliche Schaden durch »säuerungsträge« Milch auf 400 bis 500 Millionen DM beziffert.[1004]

Deshalb prüfen die Molkereien heute zweimal im Monat die Milch eines jeden Erzeugerbetriebs auf Antibiotika. Enthält sie Rückstände, so werden dem Landwirt einen Monat lang 20 Pfennig je Kilogramm Milch abgezogen[1061] – und die Antibiotikamilch? Die ist nach den Bestimmungen des Gesetzes nicht verkehrsfähig. Aber bis das Untersuchungsergebnis vorliegt, »ist hemmstoffhaltige Milch bereits vermischt mit hemmstofffreier Milch und verarbeitet«, stellt Dr. Kreuzer, Milchexperte an der Staatlichen Lehr- und Versuchsanstalt im bayerischen Triesdorf, fest.[1001]

Die Rückstandskontrollen der Molkereien bewirkten leider auch ein Ausweichen auf Eutersprays mit Sulfonamiden und vor allem mit Chloramphenicol. Sie sind preiswert, wirksam und schwer nachweisbar. Speziell Chloramphenicol (siehe Seite 40) kommt nach Angaben von Frau Bergner-Lang vom Chemischen Untersuchungsamt Stuttgart »sehr oft zur Anwendung«. Bei einer Kontrolle fand sie es in jeder fünften Milchprobe.[598]

Obwohl die Anwendung dieses Arzneimittels bei Milchvieh generell verboten ist, sind Rückstände bis zu einer gewissen Menge in der Milch wiederum zulässig. Deshalb konnte das Stuttgarter Untersuchungsamt keine der arzneimittelhaltigen Milchproben beanstanden. Der Gesundheitsschutz des Verbrauchers hat damit wieder einmal das Nachsehen. Die Molkereien halten sich schadlos. Ihnen stehen heute antibiotika-resistente Kulturen zur Verfügung.[1003]

Fasziolizide gegen Leberegel

Die Leberegelseuche, auch Fasziolose genannt, bereitet vielen Milcherzeugern Schwierigkeiten. Ihre Kühe stecken sich im Sommer auf feuchten Wiesen an. Die Egel wachsen in den Gallengängen heran und zerstören das Lebergewebe. In der Folge sinken Milchausbeute und Mastleistung um etwa 10 Prozent.[1115, 1638] Der volkswirtschaftliche Schaden beträgt nach Angaben des Bonner Landwirtschaftsministeriums jährlich einige 100 Millionen Mark.[698]

Zur Bekämpfung gibt es mehrere Möglichkeiten. Am einfachsten sind vorbeugende Maßnahmen: Trockenlegen der Weiden, Einzäunung von Gräben und Tümpeln und eine einwandfreie Tränke mit sauberem Wasser.[698] Eine zweite Methode der Bekämpfung beruht auf der Ausrottung der Zwischenwirte, vor allem der Leberegelschnecke. Dafür müßten aber riskante Mittel wie Pentachlorphenol ausgebracht werden, die nicht nur teuer sind, sondern auch das Trinkwasser gefährden und Anwendungsbeschränkungen unterliegen.[1042, 1469]

Am bequemsten und am weitesten verbreitet ist heute die Behandlung der Rinder.[1469] Damit sie funktioniert, müssen alle Tiere die Medikamente erhalten, egal ob krank oder nicht. Das sind in der Bundesrepublik nach vorsichtigen Schätzungen mindestens eine Million Stück Vieh.[53] Im Herbst bekommen sie zweimal ein Fasziolizid, gesunden über den Winter, um sich im Frühjahr dann erneut auf der Weide anzustecken.[698]

Bei dem häufigen Einsatz ist es verwunderlich, daß Fasziolizide nur »gelegentlich in der Milch einzelner Betriebe« gefunden werden.[1716] Systematische Untersuchungen fehlen aber bis heute. Wahrscheinlich hat der Verbraucher einfach Glück gehabt. Denn obwohl bei allen Medikamenten zu befürchten war, daß sie in die Milch übergehen, handelte man erst, als es zu wirtschaftlichen Einbußen kam. Fasziolizidrückstände störten bei der Käseherstellung die Dicklegung der Kesselmilch. Nachprüfungen ergaben, daß offenbar immer ein und dasselbe Fasziolizid (Niclofolan) Probleme aufwarf.[1034, 1070] Seither weiß man wenigstens, welches der verschiedenen Leberegel-Mittel in wirksamer Dosis bis in die Milch gelangt.[1639] Aber niemand vermag zu sagen, was passiert, wenn ein Mensch Milch trinkt, die ihn gegen Leberegel feit.[1035, 1036]

Vorzugsmilch – verschmutzt durch Sauberkeit?

Vorzugsmilch ist teuer, doppelt so teuer wie »normale« Trinkmilch. Der Verbraucher kann mit Recht etwas Besonderes erwarten. Die gesetzlichen Auflagen sind streng.

Zunächst einmal braucht der Betrieb, der Vorzugsmilch produzieren will, eine Erlaubnis von der zuständigen Kreisverwaltungsbehörde.[1141] Sie wird nur erteilt, wenn der Antragsteller zuverlässig ist und die Kühe gesund – also auch frei von Mastitis – sind. Einmal im Monat muß der Veterinär jedes Tier untersuchen. Um den hohen Hygiene-Anforderungen zu genügen, erscheint es ratsam, den Stall auszukacheln.

Wie bei jeder normalen Milch müssen auch hier die Melkanlagen nach jedem Gebrauch mit Reinigungs- und Desinfektionsmitteln durchgespült werden. Dabei bleiben immer Rückstände in den Leitungen, die »grundsätzlich durch Abspülen mit Wasser auch unter Hochdruck« nicht zu entfernen sind.[1140]* Bei normaler Milch wurden bei einer Untersuchung auf eine einzige Gruppe von Reinigungsmitteln (quartäre Ammoniumverbindungen) in 13 Prozent der Proben über 1 Milligramm im Liter gefunden.[1139]

Die Vorzugsmilch hat dabei ein besonderes Problem: Sie darf eine vorgeschriebene Keimzahl nicht überschreiten. Die ist jedoch so niedrig angesetzt, daß sie selbst mit außerordentlicher Sauberkeit und Sorgfalt kaum erreicht werden kann.

Es ist ein offenes Geheimnis, daß sich durch eine erhöhte Dosierung der Reinigungs- und Desinfektionsmittel und durch einen Verzicht auf das obligate Nachspülen mit klarem Wasser die Keimzahl senken läßt. Damit hat man statt gewöhnlicher Bakterien eine ungewöhnliche Reinigungslösung in der Milch. Nach Ansicht der Deutschen Forschungsgemeinschaft sollten Desinfektionsmittel »nicht im Zusammenhang mit der Lebensmittelgewinnung eingesetzt werden, wenn nicht gewährleistet ist, daß keine Rückstände im späteren Lebensmittel auftreten können«.[1167] Denn sie erhöhen die »Darmdurchlässigkeit für manche Substanzen«, so daß »unübersehbare Kombinationen und Wirkungen« hervorgerufen werden können.[1140]

Ein gewisses Maß an Stallhygiene ist sicherlich wünschenswert. Trotzdem sollte im Interesse des Gesundheitsschutzes der Verbrau-

* Das Problem stellt sich auch in der eigenen Küche: das vielfach propagierte Spülen ohne Abtrocknen beruht auf einem wasserabstoßenden Tensidfilm, der auf dem Geschirr verbleibt, bis er bei der nächsten Mahlzeit verzehrt wird.[1140, 1203]

cher auf die überzogenen Anforderungen an die Keimzahl verzichtet werden. Sonst richten die Bazillenphobie und in ihrem Gefolge die aggressiven Reinigungsmittel noch mehr Schaden an, als die Bakterien selbst, die normalerweise in der Milch vorkommen. Eine derartige Maßnahme würde gleichzeitig zu einer Verbilligung führen.

Vorteile der Vorzugsmilch bestehen unbestritten: Sie enthält keinen Mastitiseiter, sie ist unverarbeitet, insbesondere nicht erhitzt, und sie ist frischer, da sie innerhalb von 24 Stunden fertig verpackt sein muß. Jedoch sagt das Wort »Vorzug« nichts aus über einen eventuell geringeren Schadstoffgehalt, sie kann genauso viele Rückstände enthalten wie jede andere Trinkmilch auch.[1179]

Milch aus der Maschine

Milch unter Druck gesetzt: Homogenisierung

In der Molkerei wird die Milch vor der Erhitzung zuerst einmal homogenisiert. Das heißt, sie wird unter gewaltigem Druck gegen eine Metallwand geprallt, um ihre Fettkügelchen zu zertrümmern, damit diese nicht mehr aufrahmen können (siehe Seite 200). Angeblich liegt es im Interesse des Verbrauchers, wenn seine Milch keinen »Fettkragen« mehr bekommt, oder anders ausgedrückt, wenn er keine Rahmschicht abschöpfen kann, und die Sahne extra kaufen muß.

Vor Jahren wurden gegen die Homogenisierung Bedenken erhoben. Nach Angaben des amerikanischen Arztes Dr. Kurt Oster soll sie die Entstehung von Arteriosklerose begünstigen.[1664–1669] Die Homogenisierung setzt ein milcheigenes Enzym namens Xanthinoxidase frei. Dieses könne ungehindert die Darmwand passieren, gelange so in die Blutbahn und könne nun an der Arterienwand Reaktionen einleiten, die letztlich den Herzinfarkt begünstigen. Als Gegenmaßnahme empfiehlt Oster, jede Milch zur endgültigen Abtötung dieses Enzyms abzukochen. Gegen diese Hypothese lief die Milchindustrie Sturm, mit mehr oder weniger fundierten Begründungen.[1659, 1662, 1670]
Dennoch ist Osters Theorie eher unwahrscheinlich:

- Das fragliche Enzym Xanthinoxidase ist sowieso in allen menschlichen Zellen vorhanden, so daß eine Zufuhr von außen überflüssig erscheint.[1660]
- Muttermilch enthält Xanthinoxidase. Daß Muttermilch Herzinfarkt erzeugt, ist unwahrscheinlich.[1663]

– Die Xanthinoxidase der Milch kann auch ohne Homogenisierung den Darm des Menschen passieren. Normale Fettkügelchen aus der Milch werden unverändert von der Lymphe aufgenommen (sogenannte Persorption).[1252, 1656, 1657, 1660] In der Muttermilch lassen sich deshalb sogar intakte Kuhmilch-Eiweiße nachweisen.[1654, 1655]

Wesentlich substantieller sind jüngste Forschungsergebnisse aus Dänemark. Einigen Eltern von Kleinkindern mit Milchallergie war aufgefallen, daß ihre Sprößlinge frische Milch vom Bauernhof klaglos vertrugen, nicht aber solche aus Molkereien. Tierversuche in Kopenhagen zeigten, daß die Allergenität von Milch durch die Homogenisierung um das 20fache steigt.[1658] Diese Resultate schreckten die deutschen Molkerei-Experten zunächst auf, um dann alles entschieden zurückzuweisen: Das Verabreichen von unbehandelter, frischer Milch an Kinder könne den Tatbestand der »Kindesvernachlässigung« erfüllen und sei womöglich »kriminell«. Auf die Anregung der Dänen, bei allergischen Kleinkindern unhomogenisierte Milch zu probieren, höhnte ein deutscher Professor, vielleicht seien die Dänen »mit den Regeln der Ethik bei Versuchen an und mit Menschen nicht so vertraut«.

Allen Anwürfen zum Trotz überprüfte Dr. Hörst von der Universität Odense diese Hypothese an Kindern. Tatsächlich verringerte der Verzicht auf die Homogenisierung die allergischen Reaktionen der kleinen Patienten.[1661]

Diese vorläufigen Ergebnisse dürfen nicht überbewertet werden, da viele Kinder mit Milchallergie auf jede Kuhmilch reagieren, egal ob homogenisiert oder frisch. Aber die dänischen Forscher halten es für überlegenswert, ob nicht die Homogenisierung ihrerseits die Allergiebereitschaft des Körpers ganz allgemein erhöhen könnte.

Da die Homogenisierung den Molkereien nur den kleinen Vorteil bringt, daß der Verbraucher die Sahne extra kaufen muß, sie aber gleichzeitig die Gefahr einer Allergisierung in sich birgt, sollte auf dieses energieaufwendige Verfahren verzichtet werden. Es ist technologisch überflüssig und vom gesundheitlichen Standpunkt überholt.

Ein Schuß in den Ofen: Milcherhitzung

Jede Erhitzung der Milch dient zunächst der Konservierung. Die Pasteurisation soll einen großen Teil der Bakterien abtöten, so daß die Milch ein paar Tage länger hält. Diese Zeit benötigt die Molkerei zum Einsammeln der Milch, zur Einstellung des Fettgehaltes, zum Homogenisieren, zur Pasteurisation, zum Verpacken und zur Belieferung der Geschäfte. Zusätzlich verhindert die Hitzebehandlung die Zersetzung (Lipolyse) der Milch nach der Homogenisierung.

Die Ultrahocherhitzung, auch Uperisierung genannt, soll eine nahezu keimfreie Milch hervorbringen, die H-Milch. Der Begriff H-Milch bezeichnet eine haltbare Milch und leitet sich nicht von »Homogenisierung« ab. Letztlich ist H-Milch eine Konserve. Über die einzelnen Erhitzungsverfahren informiert Seite 200.

Der Konsument erhält mit der hitzebehandelten Milch ein Produkt, das sich von der Rohmilch bereits deutlich unterscheidet. Selbstverständlich sind damit Vitaminverluste verbunden und, vor allem bei der H-Milch, eine Denaturierung des wertvollen Milcheiweißes. Der Kochgeschmack der H-Milch läßt diese Veränderungen sinnfällig werden, die zusätzlich mit der Neubildung verschiedener unerwünschter Substanzen einhergehen.[699, 727, 917, 918, 1168, 1190]

Kritik blieb nicht aus: »Ständig werden neue Konservierungsverfahren in die Praxis aufgenommen«, klagt Professor Bernard Blanc von der Universität Lausanne, »noch bevor man ihre Auswirkungen auf die menschliche Natur und Gesundheit untersuchen und erkennen kann.«[732] Für Professor Blanc stellt gerade die Milcherhitzung einen Modellfall dar.

Schon in den vierziger Jahren hatte der Amerikaner Francis Pottenger als erster die Wirkung verarbeiteter, erhitzter Milch an Katzen überprüft. Er verfütterte rohe, pasteurisierte und Kondensmilch über mehrere Generationen. Die Gruppe mit pasteurisierter Milch zeigte in der Generationenfolge Veränderungen am Skelett, verminderte Fortpflanzungskraft und Mangelerscheinungen in der Entwicklung der jungen Kätzchen. Bei der Kondensmilch traten die Schäden früher und deutlicher zutage.[730] Allerdings muß berücksichtigt werden, daß die Verfahren der damaligen Zeit viel einschneidender waren und mit der modernen Technologie nicht unmittelbar verglichen werden dürfen.

Da Pottenger die Katzen in Freilandkäfigen hielt, konnte er nach Abschluß der Versuchsreihen auch den Boden, der den Tieren als Auslauf diente, untersuchen. Es zeigte sich, daß auf dem Gebiet der Rohmilchkatzen das Gras üppig wucherte – im Gegensatz zu den anderen Gruppen. Ein Anpflanzen von Bohnen bewies erneut die Fruchtbarkeit des einen Bodens und brachte nur kümmerliche Pflänzchen auf den anderen.[730] Hier kam es also zur Störung des ganzen Kreislaufs Boden – Pflanze – Tier.

1953 unternahm der Ernährungswissenschaftler Professor Wagner

Milchsorten

Rohmilch	Allgemeiner Begriff für jede unbehandelte Milch.
Ab-Hof-Milch	Rohe, unbehandelte Milch direkt vom Bauernhof. Ab-Hof-Milch-Betriebe stehen unter regelmäßiger tierärztlicher Kontrolle.
Vorzugsmilch	Unbehandelte Rohmilch, die nur in bestimmten Erzeugerbetrieben hergestellt werden darf und strengen hygienischen Kontrollen unterliegt. Vollmilch mit natürlichem Fettgehalt.
Pasteurisierte Milch	Pasteurisation: Kurzzeiterhitzung: 71–74 °C, 40 Sekunden, schonenderes Verfahren, oder: Hocherhitzung: 85–90 °C, wenige Sekunden; erhältlich als Vollmilch oder Magermilch.
Homogenisierte Milch	Homogenisierung: Die Milch wird unter dem Druck von 250 Atmosphären durch Düsen gepreßt, damit die Fettkügelchen zerplatzen und nicht mehr aufrahmen. Erhältlich als pasteurisierte Voll-, fettarme oder Magermilch.
H-Milch = Haltbare Milch	Ultrahocherhitzte Milch. Direkte UHT-Erhitzung: In Rohmilch wird überhitzter Wasserdampf injiziert. Das Wasser-Milch-Gemisch bleibt 2–4 Sekunden auf 150 °C; danach Expansion in einer Vakuumkammer und Kondensation des zugesetzten Wassers. Schonenderes Verfahren. Indirekte UHT-Erhitzung: Ähnlich wie bei Pasteurisation, Erhitzung zwischen Metallplatten auf zirka 140 °C; insgesamt etwa 14 Sekunden über 100 °C. Weitere Behandlung: Homogenisierung und Verpackung in wasserstoffperoxid-sterilisierte Kartons. 6 Wochen ohne Kühlung haltbar. Erhältlich als Voll-, fettarme oder Magermilch.
Sterilmilch	Wird vorerhitzt, homogenisiert, in Flaschen abgefüllt und sterilisiert: 10–20 Minuten lange Erhitzung auf 110–140 °C. Vollkonserve.
Vollmilch	Meist auf 3,5 Prozent Fett eingestellt; bei Deklaration »mit natürlichem Fettgehalt« auch höherer Fettgehalt bis 4 Prozent möglich.
Fettarme Milch	Teilentrahmt, enthält nur noch 1,5–1,8 Prozent Fett.
Magermilch	Entrahmte Milch, weniger als 0,3 Prozent Fett. Entrahmung bzw. Fettgehaltseinstellung geschieht mit einem Separator durch Zentrifugieren.
Kondensmilch	Die Milch wird im Unterdruck bei 55–65 °C eingedickt, anschließend in der Dose bei 110–120 °C zirka 20 Minuten lang sterilisiert.
Milchpulver	Ultrahocherhitzte und homogenisierte Milch wird zunächst zu Konzentrat eingedampft. Die Trocknung erfolgt entweder durch Auftragen des Konzentrats auf heiße Walzen mit anschließendem Vermahlen oder durch Sprühtrocknung, das heißt, Zerstäubung in 180 °C heißer Luft.

in Gießen gleichfalls einen Fütterungsversuch mit erhitzter Milch und Ratten. Ergebnis: Bereits bei der pasteurisierten Milch war das Wachstum um 30 Prozent vermindert gegenüber der Rohmilchgruppe.[731] Noch drastischer waren die Auswirkungen bei der sterilisierten Milch, so daß er forderte, sie »nicht zur Aufzucht von Säuglingen und Kleinkindern« zu verwenden.[731]

1965 verglichen Professor Konrad Lang und Mitarbeiter in Mainz pasteurisierte Milch mit H-Milch im 5-Generationen-Test an Ratten. Bei Fütterung mit pasteurisierter Milch zogen die Tiere durchschnittlich 42 Prozent ihrer Jungen auf, bei H-Milch nur noch 26 Prozent(!).[1151] Dieses Ergebnis ist um so bemerkenswerter, als mögliche Wertstoffmängel der erhitzten Milch von vornherein durch die Verabreichung von Weizenschrot, Lebertran und Hefe ausgeglichen wurden. Professor Lang und Mitarbeiter halten das schlechtere Abschneiden der H-Milch-Ratten dennoch für zufallsbedingt. Einen Beweis durch statistische Berechnung bleiben sie überraschenderweise schuldig. Leider fehlen einige wichtige Daten, so daß es nicht möglich ist, die Richtigkeit der »zufallsbedingten« Schlußfolgerung zu bestätigen; beispielsweise wird nicht einmal mitgeteilt, wie viele Tiere an dem Versuch teilnahmen. Dafür erfährt der Leser von der »freundlichen Unterstützung« durch die Allgäuer Alpenmilch AG (Nestlé-Konzern).[1151]

Von 1974 bis 1977 führte B. Blanc in der Schweiz einen 9-Generationen-Test mit Ratten durch. Ergebnis der sachkundigen und sorgfältigen Studie: Die höchste Wachstumswirksamkeit hatte eindeutig die Rohmilch, dann folgte die pasteurisierte, während die UHT-Milch schlechter abschnitt.[700] Dies wirkte sich auf *alle* Generationen aus; zusätzlich war die Wurfzahl bei der Rohmilchgruppe bedeutend höher, insbesondere *ab der 4. Generation*. Auch Untersuchungen des Blutserums zeigten bei den Versuchsgruppen mehrere Unterschiede.[700]

Ganz wesentlich wirkte erhitzte Milch auf das Immunsystem: Nach 10wöchiger Verfütterung wurden die Tiere mit Salmonellen infiziert. Ergebnis: Die Widerstandsfähigkeit der Rohmilchgruppe war »stärker als diejenige der Tiere, die erhitzte Milch erhielten«.[727] Ein ähnlicher Effekt läßt sich auch am Menschen beobachten. H-Milch senkt die Zahl der weißen Blutkörperchen, einem wichtigen Bestandteil des Infektabwehrsystems, stärker als pasteurisierte.[727, 732]

1978 verglichen britische Wissenschaftler die Wirkung von »roher« und erhitzter Muttermilch auf das Wachstum von Säuglingen: »Alle Kinder nahmen am schnellsten... zu, wenn sie Rohmilch erhielten.«

Der Gewichtsunterschied gegenüber Säuglingen, denen pasteurisierte beziehungsweise gekochte Muttermilch gegeben wurde, betrug annähernd ein Drittel.[1671]

1984 veröffentlichte Professor Blanc erste Ergebnisse von Versuchen mit freiwilligen Studenten. Nach Rohmilchgenuß stieg die Anzahl der Monozyten im Blut stärker an als nach H-Milch. Die Monozyten spielen eine wichtige Rolle als Bestandteil des Immunsystems.[1672]

Resümee: Durch die heute üblichen Methoden der Lebensmittelbehandlung sind Schäden über mehrere Generationen nicht auszuschließen (vgl. auch Seite 240ff.). Dies betrifft sowohl die Fortpflanzungsfähigkeit als auch die Krankheitsanfälligkeit. Ihre Hauptwirkung dürfte wohl darin bestehen, daß sie die Gesundheit nicht in dem Maße unterstützt, wie dies von einem wertvollen Lebensmittel erwartet werden darf. Auf den Genuß von Milch sollte man nicht verzichten, wohl aber auf die Ultrahocherhitzung. H-Milch stellt kein Lebensmittel mehr dar, sondern eine Konserve.

H-Milch – ein schlechtes Geschäft

H-Milch ist meist wesentlich billiger als frische Trinkmilch. Angesichts des komplizierten Herstellungsverfahrens müßte sie aber eigentlich ein sehr teures Produkt sein: alles in allem liegen die Herstellungskosten pro Liter H-Milch 7 bis 15 Pfennig über dem der Frischmilch.[729] Allein die Verpackung macht 60 bis 70 Prozent der Verarbeitungskosten aus.[729]

Aufgrund ihrer langen Haltbarkeit kann H-Milch wie jede andere Konservendose gehandelt werden und ist so weder an einen eigenen Zustelldienst der Ortsmolkerei gebunden noch an den Herstellungsort. Auch kann sie ruhig mal über lange Wochenenden oder Feiertage im Laden ohne Kühlung liegenbleiben, ohne daß sie gleich verdirbt. Auf diesen Gründen ist H-Milch für Billig- und Großmärkte besonders interessant. Und so stellt auch die Milchindustrie fest: »Den weitaus größten Nutzen... ziehen jedoch kaum die Molkereien, die Verbraucher nur beschränkt und auf keinen Fall die Milcherzeuger, sondern vor allem der Lebensmittelhandel, in erster Linie Verbrauchermärkte, Warenhäuser, Filialbetriebe und Handelsketten.«[1161] Oft genug wird H-Milch in solchen Geschäften gleich als Sonderangebot ausgeschrieben. Möglich ist dies vor allem durch ein bestehendes

Überangebot, wodurch die Ladenketten den Preis weiter drücken können – ein Grund mehr für die Molkereien zu klagen: »Der beängstigende Preisverfall bei H-Milch gefährdet langfristig den gesamten Trinkmilchabsatz.«[1161] Umfragen ergaben, daß für den Verbraucher der niedrige Preis das wichtigste Kriterium ist, warum er H-Milch trotz ihres schlechten Geschmacks immer häufiger kauft.[729] Erst seit 1968 bundesweit auf dem Markt, erreichte sie 1982 bereits einen Marktanteil am Trinkmilchkonsum von zirka 47 Prozent.[1472] Anders in Skandinavien: Hier ist die H-Milch entsprechend ihren höheren Herstellungskosten teurer – und ihr Verbrauch minimal.[729]

Irgend jemand muß die Preisdrückerei natürlich bezahlen. Ein Kenner der Molkereibranche formulierte das in der ›Deutschen Molkerei-Zeitung‹ sehr zurückhaltend: »Mit den Erlösen aus frischer Trinkmilch, Joghurt, Sahne oder Speisequark langfristig die Verluste im H-Milch-Bereich aufzufangen, wäre eine schlechte Verkaufspolitik.«[1161]

Überschüsse werden nicht nur als H-Milch konserviert, sondern, was für die Molkereien günstiger ist, erst einmal entrahmt. So werden aus 100 Liter Milch rund 4,5 Kilogramm Butter für den teuren Butterberg – und 95 Liter Magermilch.[1187] Davon darf zirka 40 Prozent der schlankheitsbewußte Verbraucher verzehren, als Trinkmagermilch, oder verarbeitet zu Magerquark und Magerjoghurt.

Der große Rest wird in Sprühtürmen energieaufwendig pulverisiert. Für ihre Jahresproduktion von stattlichen 2 Millionen Tonnen Milchpulver benötigt die EG immerhin 1 Million Tonnen Erdöl.[1186, 1187]

Vor der Ölkrise erhielten die Bauern überschüssige Magermilch zu Fütterungszwecken direkt von ihrer Molkerei zurück. Heute wird dieser, wenn auch etwas kuriose Kreislauf landwirtschaftlicher Erzeugnisse etwas komplizierter und damit profitabler gestaltet. Das Magermilchpulver erhalten die Futtermittelfabriken, die das wertvolle Eiweiß mit Fischmehl denaturieren, um es für den menschlichen Verzehr untauglich zu machen. Dafür gibt's dann Subventionen. Schließlich wird das Gemisch an Schweineställe und Kälbermastbetriebe, zur Geflügelproduktion oder als Fischfutter abgegeben. So ist heute für den Landwirt teures Milchpulver dank geschickten Jonglierens mit den Steuergeldern billiger als der unverarbeitete Rohstoff, die Magermilch.

»Keine Rohmilch trinken«, warnte die Zeitschrift ›Kosmos‹ ihre Leser. »Unverantwortlich und gefährlich« sei die »um sich greifende Unsitte, im Zuge der ›Biowelle‹ Rohmilch unter die Leute zu bringen.« Das Blatt hatte die starken Worte vom Wiener Milchprofessor Ernst Brandl übernommen: »Es besteht durchaus das Risiko«, so der Experte, »nach dem Rohmilchgenuß an Zecken-Enzephalitis, an Tuberkulose oder Brucellose – damit sind Probleme mit Milz und Leber verbunden – zu erkranken.« Und damit sei »die Palette der krankmachenden Keime noch lange nicht ausgeschöpft«. So könne »Rohmilch zur tödlichen Gefahr für den Konsumenten werden«. Aber noch bevor der Rohstoff in den Molkereien zur heimtückischen Todesfalle wird, naht dort bereits die Rettung: Durch Pasteurisieren und Ultrahocherhitzung.[1075] Welch ein Wunder, daß unsere Rohmilch-trinkenden Vorfahren überhaupt überleben konnten.

In der Tat ist Milch ein hygienisch empfindliches Produkt. Dennoch ruft sein Genuß außerordentlich selten Erkrankungen hervor im Vergleich zu anderen Lebensmitteln, wie Hähnchen, Mayonnaise oder Speiseeis. So gesehen entpuppt sich Professor Brandls Äußerung als schlichte Panikmache. Konsequenterweise hätte er im selben Atemzug alle frischen, nicht abgekochten Speisen als tödliche Gefahr bezeichnen müssen. Wobei dahingestellt sei, ob wirklich derjenige gesünder lebt, der nur noch Sterilkonserven verzehrt. Das berechtigt uns aber nicht zu der Annahme, es gäbe heute keine Krankheitserreger mehr in der Milch. Rinder können genauso erkranken wie Menschen, nur mit dem Unterschied, daß wir dann ihre Krankheitserreger unter Umständen in der Milch wiederfinden.

Tuberkulose und Bangsche Krankheit (Brucellose) sind so gut wie verschwunden. Dies verdanken wir den Molkereien und den Tierärzten, die nach dem Krieg gesunde Milchviehbestände bei den Landwirten aufbauen halfen. Gesunde Tiere sind die wichtigste Voraussetzung für eine gesunde Milch. Lediglich beim Maltafieber, einer speziellen Brucelloseart, werden gelegentlich an der belgischen Grenze und im Raum Augsburg Erreger festgestellt.[1158]

Listeriose: Die Berichterstattung über Listerienfunde auf Käse hat zu starker Verunsicherung von Verbrauchern wie Molkereien geführt. Nach Professor Busse aus Weihenstephan ist »nur ein kleiner Teil der Bevölkerung durch Listerien bedroht«.[1185] Diese Menschen (AIDS- und Leukämiekranke, Patienten mit einer immunsuppressiven Therapie und unter Umständen sogar Schwangere) tragen aber ein extrem hohes Risiko: Blutvergiftung, Hirnhautentzündungen oder Fehlgeburten zählen zu ihren Folgen.[1674] 1986 wurden im Bundesgebiet 79 Erkrankungen duch Listerien gemeldet, die jedoch nur zum Teil auf Lebensmittelinfektionen zurückgeführt werden.[1673, 1675]

Listerien – ein hochgespielter Skandal oder ein vertuschtes Risiko? Professor Busse: »Bis vor zwei Jahren haben wir überhaupt nicht gewußt, daß Listerien milchwirtschaftlich bedeutsam sind. Kein Milchprodukt wurde je auf Listerien untersucht.«[1185] Deshalb ist bis heute auch nicht geklärt, auf welchen Wegen sie in Milch und Käse gelangen. Schlecht durchgegorene Silage ist ein guter Nährboden für Listerien und offenbar sind sie da und dort an einer Mastitis beteiligt. Womöglich werden sie sogar über Zusatzstoffe in den Käse eingeschleppt.[1478]

Ob Listerien die Pasteurisation überleben können, ist noch nicht geklärt. Tatsache ist, daß pasteurisierte Milch mindestens eine Listerien-Epidemie ausgelöst hat und daß Käse aus pasteurisierter Milch in gleicher Weise wie Rohmilchkäse betroffen ist.[1676, 1681, 1682, 1723] Listerien sind weit verbreitet und kommen praktisch überall vor, in Haustieren, auf zahlreichen Lebensmitteln – insbesondere auf Hähnchen und im Mett – und gelegentlich sogar in Milch und auf Rotschmierkäse.[1305, 1677, 1685, 1721, 1722]

Yersiniose: Yersinia enterocolitica verursacht fieberhafte Durchfälle. Yersinien überleben die Pasteurisation und vermehren sich auch im Kühlschrank, ohne daß der Verbraucher den Verderb bemerken würde. Sowohl Rohmilch als auch pasteurisierte Milch haben bereits Yersiniosen ausgelöst. Wichtigste Infektionsquelle sind Schweinefleisch (Hack und Zunge) und wahrscheinlich auch Haustiere.[1679, 1683, 1690, 1692–1696, 1724]

Q-Fieber: Der Erreger des Q-Fiebers (Coxiella burnetii) wird von erkrankten Rindern über das Euter ausgeschieden. Er verursacht beim Menschen vor allem hartnäckige Grippe und kann mit Desinfektionsmitteln kaum bekämpft werden. Hunde, Katzen und Schafe sind die wichtigsten Überträger. Zur Infektion genügt manchmal schon ein Spaziergang neben einer Schafherde oder das Aufbewahren von infizierter Schafwolle.[1699, 1701, 1702]

Campylobacter-Infektionen erfassen vorwiegend immungeschwächte Personen und äußern sich durch Fieber, Schwindel und Durchfall. Erkrankungen durch Rohmilch und pasteurisierte Milch sind bekannt, doch die weitaus meisten Fälle sind auf Schlachtgeflügel zurückzuführen, das mit Campylobacter durchseucht ist, sowie auf den Kontakt mit Haustieren.[1691, 1693, 1697, 1698]

Staphylokokken-Infektion: Staphylokokken sind außerordentlich weit verbreitet, sie besiedeln häufig Haut und Schleimhäute gesunder Menschen, ohne Erkrankungen hervorzurufen. In die Milch gelangen sie in der Regel als Mastitiskeime. Staphylokokken produzieren in Lebensmitteln spezielle Gifte, sogenannte Enterotoxine, die Brechdurchfall und Kreislaufstörungen hervorrufen, und die in sehr seltenen Fällen zum Tode führen können. Für rohe, unerhitzte Lebensmittel stellen sie kein Problem dar, da deren natürliche Keimflora die Staphylokokken in Schach hält.[1720] Anders sieht die Situation bei hitzebehandelten Produkten wie H-Milch aus. Zwar werden die Staphylokokken bei der Ultrahocherhitzung samt und sonders abgetötet, sie können aber über fahrlässig verkeimte Abfüllanlagen wieder hineingelangen.[1718] Dann finden sie ideale Bedingungen zur ungehinderten Vermehrung vor, ohne daß die H-Milch verdorben schmecken würde. Dies führte bei Säuglingen und Kleinkindern vereinzelt zu lebensbedrohlichen Erkrankungen.[1688]

Streptokokken-Infektion: Streptococcus agalactiae ist der wichtigste Erreger der Mastitis. Eine spezielle, etwas andere Variante dieses Erregers mit demselben lateinischen Namen verursacht beim Neugeborenen schwere, manchmal tödliche Infektionen. Obwohl der Erreger der Rindermastitis nicht auf den Menschen übertragbar ist,[1674] wird er dennoch von manchen Experten als Argument gegen die Rohmilch angeführt.[1686, 1699]

Salmonellose: Milch kann eine Ursache von Salmonellose sein. Neben Rohmilch war auch pasteurisierte Milch für Salmonellose-Ausbrüche verantwortlich.[1680, 1687] Sogar Milchpulver ist hin und wieder damit verkeimt. Diese bittere Erfahrung mußten viele Eltern »nach Tschernobyl« machen, als sie ihren Säuglingen und Kleinkindern zur Vermeidung von radioaktivem Jod und Cäsium aus Frischmilch lieber Milchpulver in Wasser einrührten. Es kam zu zahlreichen Erkrankungen. Ursache dürfte eine nachträgliche Verkeimung des Pulvers in der Molkerei gewesen sein.[1675]

Gefährlich werden Salmonellen vor allem dann, wenn sie durch Mißbrauch von Tierarzneimitteln resistent gegen die gängigen Antibiotika werden (siehe Seite 40). Nachdem es aus diesem Grund sogar zu Todesfällen kam,[1684, 1717] wurden sie der Öffentlichkeit natürlich als warnendes Beispiel für die Folgen von Rohmilchgenuß präsentiert. Die wichtigsten Salmonellen-Überträger sind Geflügel und Eiprodukte.

Diese Auflistung von Kleinstlebewesen in der Milch ist nicht vollständig – aber darauf kommt es nicht an. Einzig entscheidend ist:

- Milch und Käse sind hygienisch unproblematischer als viele andere tierische Lebensmittel, ganz zu schweigen von der Infektübertragung durch Haustiere.
- Pasteurisierte Milch, H-Milch und sogar Milchpulver besitzen keine nennenswerten hygienischen Vorteile gegenüber Rohmilch aus tierärztlich überwachten Beständen (sogenannte Ab-Hof-Milch und Vorzugsmilch).
- Die regelmäßige tierärztliche Untersuchung von Erzeugerbetrieben und die mikrobiologische Kontrolle von Molkereien ist Voraussetzung für gesunde Milch. Die nachträgliche Erhitzung kann nur ein Notbehelf sein.

Infektionsrisiko Keimfreiheit

»Keimfreiheit« ist nicht der alleinige gesundheitliche Maßstab. Es gibt grundsätzlich zwei Wege, Infekte zu vermeiden: Erstens durch systematisches Abtöten von Krankheitserregern und zweitens durch die Erhöhung der natürlichen Immunität des Menschen. Das erste Verfahren ist erforderlich gegen alle Seuchen, das zweite ist Mittel der Wahl gegen Allerweltsinfekte.

Für die Aufrechterhaltung der natürlichen Immunität kommt der Darmflora eine Schlüsselrolle zu. Unser Darm beherbergt Myriaden von Bakterien, deren ausgeglichene und vielfältige Zusammensetzung für die Gesundheit des Menschen unerläßlich ist. Diese Bakteriengesellschaft benötigt zu ihrem Erhalt wie auch zur Bildung von Antikörpern die ständige Zufuhr von Keimen aller Art, auch von Krankheitskeimen. Eine trainierte Darmflora wird in aller Regel auch mit neuen, dem Immunsystem unbekannten Erregern fertig. Das ist das Resümee einer bemerkenswerten Doktorarbeit von A. Langosch, die eine Zusammenschau der bisherigen Forschungsergebnisse bietet.[1700]

Versuchstiere, die keimfrei gehalten werden, bei ausschließlich steriler Kost, erkranken beim geringsten Kontakt mit Bakterien – auch bei ausreichender Versorgung mit Vitaminen und anderen hitzeempfindlichen Spurenstoffen. Der Hygieniker Prof. Reattig: »Bereits geringe Mengen relativ harmloser, avirulenter Krankheitserreger ... genügen, um eine schwere, oft tödliche Infektionskrankheit zu erzeugen.«[1703] Tiere mit »normaler« Keimzufuhr weisen im Vergleich zu keimfreien 35mal mehr Gammaglobuline auf, die ein Maßstab für die Leistungsfähigkeit des Immunsystems sind.[1704] Durch den ständigen

Verzehr von steriler Kost wie Konservennahrung, H-Milch und Fertiggerichten kommt es beim Menschen zu einer reduzierten, vereinfachten Darmflora, die im Tierversuch mit einem erhöhten Infektrisiko verbunden ist.[1700] Ein ähnlicher Zusammenhang besteht auch zur Allergiebereitschaft.[1689]

Astronauten und Polarforscher, die über einen längeren Zeitraum sterile Nahrung verzehren müssen, erkranken nach der Rückkehr in ihre gewohnte Umwelt an verschiedensten Infekten.[1705, 1706] Auf der anderen Seite blieben Landwirte auch dann gesund, wenn die Milch ihrer Tiere Krankheitskeime wie Q-Fieber-Erreger enthält.[1701] So läßt sich auch zwanglos ein für viele Wissenschaftler »erstaunlicher« Fall einer »Rohmilchvergiftung« erklären: die genaue Untersuchung der Betroffenen ergab, daß vom Konsum von infizierter Rohmilch nur diejenigen erkrankt waren, die so etwas zum ersten Mal getrunken hatten. Alle regelmäßigen Rohmilchtrinker blieben gesund.[1678] Natürlich mußte das in der Öffentlichkeit als Musterbeispiel für die Gefahren von Rohmilch herhalten.

Es ist anzunehmen, daß die unterschiedlichen gesundheitlichen Wirkungen von Rohmilch und H-Milch auf die Gesundheit, wie sie zuletzt Professor Blanc beschrieben hat (siehe Seite 201), nicht nur auf einer Eiweiß- und Vitaminschädigung beruhen, sondern auch auf der Verringerung der Bakterienzufuhr, die zur Aufrechterhaltung der natürlichen Immunität erforderlich ist.

Deshalb sollten nicht nur Vitamine oder Spurenelemente zu den essentiellen Nahrungsbestandteilen gezählt werden, sondern auch Mikroorganismen, ähnlich der Rohfaser, die noch vor kurzem von der Wissenschaft als überflüssiger »Ballaststoff« diskriminiert wurde, obwohl bei ihrem Fehlen langfristig ernste Gesundheitsschäden entstehen. So paradox es klingen mag: Das hygienisch größte Risiko für den Gesunden scheint die Keimfreiheit, die Sterilität von Nahrung und Umwelt zu sein.

Was tun? Verbraucherselbsthilfe

Vom Wert der Milch

Dort, »wo Milch und Honig fließen«, ist das gelobte Land, verkündet die Bibel. Wenn wir den römischen Chronisten Glauben schenken dürfen, könnte dieses Land auch Germanien geheißen haben. Denn dort war Milch ein Grundnahrungsmittel: frisch oder gestockt für jung und alt, für arm und reich. Auch der germanische Ursprung der Worte »Milch« oder »melken« weist auf ihre Bedeutung seit den frühesten geschichtlichen Zeiten hin.[1707]

Kein Wunder! Frische Milch ist mehr als ein Getränk gegen den Durst. Neugeborene genießen sie als erste und ausschließliche Nahrung. Muttermilch wird allen biologischen Anforderungen gerecht und kann daher als das vollkommenste Lebensmittel bezeichnet werden. Der Ernährungsmediziner Professor Werner Kollath hielt unbehandelte Rohmilch aus tierärztlich überwachten Beständen für die ideale Vitalstoffergänzung zum Getreide – auch für den Erwachsenen.[1708] Neben den bekannten ernährungsphysiologisch wertvollen Stoffen wie Eiweiß, leichtverdaulichem Milchfett, Milchzucker, Mineralstoffen und Vitaminen enthält sie auch verschiedene Botenstoffe, sogenannte Casomorphine, die steuernd in das Stoffwechselgeschehen eingreifen. Sie beeinflussen zum Beispiel die Insulinbereitstellung und damit den Blutzuckerspiegel. Insbesondere das in Milch und Milchprodukten enthalte Calcium verringert die Aufnahme von Cadmium und Blei im Darm, und ihre schwefelhaltigen Aminosäuren helfen, diese Schwermetalle teilweise wieder zu entgiften. Und wußten Sie, daß Milchtrinker seltener zu Schmerzmitteln greifen?[497, 1104, 1197, 1248–1251, 1259–1262, 1265, 1266, 1295, 1327]

Kritiker, vor allem aus dem Lager der Margarineindustrie, raten vom Konsum der Milch und Butter ab. Sie berufen sich auf medizinische Bedenken: Das Cholesterin im Milchfett fördert den Herzinfarkt.[1297] Die Cholesterin-Theorie ist bis heute den Beweis ihrer Richtigkeit schuldig geblieben. Und sie ist eine Theorie, deren Propheten in der Regel Wesentliches verschweigen: Da hört man kein Wort mehr vom hohen Cholesteringehalt der Muttermilch. Die Natur hat gewiß keine »Infarkt-Muttermilch« hervorgebracht. Da ist ein Fehler in den medizinischen Theorien schon wahrscheinlicher. Und unser Körper besitzt einen gut funktionierenden Ausgleich zwischen Cholesterinzufuhr und körpereigener Cholesterinbildung. Da das mit der Nahrung zugeführte Cholesterin bei weitem nicht ausreicht, produziert es der Körper selbst. Dies ist lebenswichtig für ihn, um ausreichend Vitamin D, Sexualhormone und Gallensäuren zu bilden. Und zu allem Überfluß soll es neben dem »bösen« Cholesterin im Blut auch noch »gute« Cholesterinpartikel geben, die dem Herzinfarkt vorbeugen. Bei der Behandlung des »erhöhten« Cholesterinspiegels weiß der Arzt meistens nicht, ob er nicht das »gute« Cholesterin bekämpft.[1710–1714]

Toxikologen diskutieren inzwischen ganz andere Ursachen für Herz-Kreislauf-Erkrankungen: Zum Beispiel wird durch die industrielle Verarbeitung bestimmter Lebensmittel, wie der Herstellung von Milch- oder Eipulver, ein Teil des natürlichen Cholesterins oxidiert; es entsteht Oxycholesterin.[1263, 1264, 1709] Das löst in Tierversuchen bei regelmäßiger Zufütterung von relativ geringen Mengen Herzinfarkt aus; ein Effekt, der mit unverändertem Cholesterin nicht ohne weiteres gelingt.[1296] Rein zufällig werden Tierversuche, in denen der Nachweis der Infarkt-Theorie erbracht werden sollte, mit an der Luft oxidiertem Cholesterin durchgeführt.[1710] Obwohl dieser Versuchstrick seit langem bekannt ist, haben ihn die meisten Ärzte, die vor Cholesterin warnen, bis heute nicht durchschaut.

Auf ein Problem der Milch muß jedoch hingewiesen werden: Nicht alle Menschen vertragen sie gleich gut. Bei vielen Völkern – außer bei den europäischen – geht die Fähigkeit, Milch zu verdauen, im Kindesalter verloren. Das Enzym, das den Milchzucker aufspaltet, stellt seine Arbeit ein. Aber auch mancher Europäer leidet an dem »Enzymdefekt«. Die Betroffenen klagen über Verdauungsstörungen, insbesondere Blähungen nach Milchkonsum. Meist lehnen sie Milch instinktiv ab. Deshalb sollten Sie kein Kind zum Milchtrinken zwingen. Da die Lactose von Milchsäurebakterien abgebaut wird, werden Dickmilch, Joghurt oder Käse meist gerne gegessen.

Qualitätsmilch

Wer nicht erhitzte Milch erwerben möchte, muß entweder zur Vorzugsmilch greifen oder zum Bauern gehen. Denn die Molkereien sind zur Milcherhitzung gesetzlich verpflichtet. Nicht vorgeschrieben ist die Homogenisierung. Deshalb wird verschiedentlich eine sogenannte »Landmilch« angeboten, die nur pasteurisiert, aber nicht homogenisiert ist. Dies dürfte für Milch-Allergiker einen Versuch wert sein (siehe Seite 198).

Bis zu einem gewissen Grade kann der Selbst-Abholer die Qualität der Milch beurteilen: Da heißt es, zunächst einmal einen Blick in den Stall zu werfen und die hygienischen Verhältnisse zu würdigen: Ein Strohhalm im Milchkübel ist nicht tragisch, aber Mist, tote Fliegen oder gar Blutspuren im Wattefilter sind alles andere als eine Empfehlung.

Das sicherste Kriterium zur Beurteilung von Lebensmitteln ist die Geschmacksprobe: kuhwarm genossen soll die Milch keinen Fehlgeschmack aufweisen wie »futtrig«, »rapsig«, »ranzig« oder »fischig«. Vor allem die Fütterung entscheidet über den Geschmack. Je reichhaltiger das Angebot, je vielfältiger der Pflanzenbewuchs der Wiesen ist, desto vollmundiger schmeckt die Milch.

Das dritten Kriterium ist der Säuerungstest: Stellen Sie etwas ungekühlte Milch bedeckt bei Zimmertemperatur auf. Wenn sie dann angenehm sauer riecht und schmeckt, ist die Milch ganz ausgezeichnet: ihre Mikroflora ist gesund. Allerdings sollten Sie keine »schnittfeste« Konsistenz erwarten wie bei unseren standardisierten Joghurt-Erzeugnissen.

Der gewöhnliche Landwirt darf nur Milch in unerheblichen Mengen, und diese nur gelegentlich, an Sie abgeben. Feriengästen auf dem Bauernhof soll zum Beispiel keine frische unbehandelte Milch kredenzt werden. Da muß – so will es das Gesetz – der Bauer in die Stadt fahren und fertig verpackte Milch einkaufen...

Allerdings besteht für den Landwirt die Möglichkeit, eine besondere Genehmigung zur Abgabe von »Ab-Hof-Milch« zu erhalten. Dazu muß er zahlreiche hygienische Auflagen erfüllen. Die meisten davon, vor allem der regelmäßige Tierarztbesuch oder auch das Gesundheitszeugnis, sind sinnvoll und notwendig. Einige allerdings können nur als Schikane verstanden werden. Sie erfolgen einzig und allein den Zweck, den Direktverkauf von Milch zu behindern: Vielleicht ein Zugeständnis an die Absatzinteressen der Molkereien. Diese Auffassung wird von Experten der Milchwirtschaft auch unumwunden bestätigt.[1271] Speziell die gesetzliche Forderung nach faktischer Freiheit von Escherichia coli ist hygienisch ungerechtfertigt. Die Anwesenheit des harmlosen Keims ist im Trinkwasser Zeichen einer fäkalen Verunreinigung – aber nicht in Milch und Käse.[1715] Flankiert werden diese Vorschriften von abschreckenden Maßnahmen gegenüber dem Verbraucher: So muß der Ab-Hof-Milch-Betrieb, sobald ihm die Gesundheit seiner Tiere amtlich bestätigt wurde, eine Warntafel anbringen: »Rohmilch, vor dem Verzehr abkochen«. Bei normalen Höfen ohne regelmäßige Gesundheitskontrolle ist ein solcher Hinweis nicht erforderlich[1196]: Das verstehe wer will.

Vielleicht ließen sich der Erhitzungszwang für Molkereien aufheben und für Vorzugsmilch, Ab-Hof-Milch und unerhitzte Molkereimilch einheitliche Hygienestandards aufstellen, die nur noch dem Schutz der Gesundheit dienen und nicht mehr dem Schutz wirtschaftlicher Machtgelüste. Unerträglich ist es, wenn ein Vertreter der Molkereiwirtschaft auf den Verbraucherwunsch nach frischer, unerhitzter Milch, öffentlich droht: »Ein Gebot der Stunde wäre es, den Ab-Hof-Verkauf durch Auflagen weiter zu drosseln.«[505]

Muttermilch: ein Kapitel für sich

Stillen – Schädlingsbekämpfung am eigenen Kind

»Wird das Produkt ›Frauenmilch‹ an den Grenzwerten der Verordnung über Höchstmengen an DDT und anderen Pestiziden in ... tierischen Lebensmitteln ... gemessen, so wäre seine Verzehrsfähigkeit kaum noch gegeben«, so lautet das Resümee einer Studie der Deutschen Forschungsgemeinschaft über Muttermilch.[736]

Erhebungen in Bayern zeigten, daß von 137 Muttermilchproben 136 so stark mit Umweltgiften belastet waren, daß ihr Verzehr sogar für Erwachsene toxikologisch fragwürdig wäre[737]: Ein niederschmetterndes Urteil über ein so lebenswichtiges Grundnahrungsmittel für den Säugling. Für den bayerischen Innenminister Gerold Tandler war die Sachlage allerdings klar: »Frauenmilch unterliegt, da sie nicht gewerbsmäßig in den Verkehr gebracht wird, nicht der Lebensmittelüberwachung.«[762]

Doch damit ist das Problem nicht gelöst. Hohe Rückstände in der Muttermilch gefährden nicht nur unsere Nachkommen, sondern spiegeln die Belastung eines jeden von uns mit diesen Umweltgiften wider.

Seit 1945 ist bekannt, daß DDT über die Muttermilch ausgeschieden wird[914]; heute ist die Menge an DDT, die ein Säugling beim Stillen aufnimmt, rund 4mal so groß, wie die Weltgesundheitsorganisation (WHO) für Erwachsene zuläßt, ja sogar das 16fache wurde in der Bundesrepublik schon nachgewiesen.[737] Für das Pilzabtötungsmittel HCB, das 1970 erstmals in Muttermilch gefunden wurde, ergab sich 1975 in Münsteraner Proben sogar durchschnittlich die 26fache Menge der für Erwachsene gerade noch akzeptablen Zufuhr.[736, 778] Nicht anders verhält es sich mit vielen weiteren chlororganischen Umweltgiften. Frauenmilch enthält davon rund 10- bis 100mal soviel wie gewöhnliche Kuhmilch.[584, 963, 1071]

1981 wurde die illustre Palette der Schädlingsbekämpfungsmittel um eine neue Komponente erweitert: In japanischer Muttermilch wurde ein sogenannter Synergist namens S-421 nachgewiesen, der auch in der Bundesrepublik zugelassen ist.[862, 863] Synergisten sind Stoffe, die zwar selbst weitgehend ungiftig sind, deren Aufgabe aber darin besteht, die Wirkung von Schädlings-, Unkraut- und Pilzbekämpfungsmitteln durch ihre bloße Anwesenheit drastisch zu erhöhen. Die Entdeckung eines solchen Stoffes in der Humanmilch wirft nicht nur eine Reihe neuer schwerwiegender toxikologischer Fragen auf, sondern ist auch für alle Mütter, die stillen, eine böse Überraschung.

Säuglingsfertignahrung kommt im Vergleich dazu gut weg: per Verordnung darf sie maximal nur 0,01 ppm je Pestizid enthalten (und tut dies im allgemeinen auch) – und entspricht damit ungefähr der Kuhmilch.[915]

Den Nutzen einer vernünftigen Ernährung unterstreicht eine Studie des Bremer Umweltinstituts: Deutlich weniger Pestizide und Weichmacher (PCB) enthielt die Milch von Frauen, die vegetarisch lebten und nach eigenen Angaben biologisch erzeugte Nahrungsmittel bevorzugten. Mütter, so die Bremer Umweltchemiker, »die sich besonders fettreich mit viel Fleisch und Wurst ernährt haben, weisen höhere Gehalte an Organochlorpestiziden in ihrer Milch auf«.[740] Sie bestätigen damit eine schwedische Untersuchung, die bei Lakto-Vegetarierinnen (Verzehr von pflanzlichen Lebensmitteln und Milchprodukten) erniedrigte Rückstandswerte ermittelten. Besonderheit der Schweden-Studie: Schadstoff-Spitzenreiter waren Frauen, die gerne den bekanntermaßen belasteten Ostseefisch aßen.[741] Entscheidend für die Wirksamkeit der Ernährung ist allerdings eine gewisse Dauer. Eine Umstellung während der Stillperiode hat »keinen meßbaren Einfluß auf die Pestizidgehalte in der Muttermilch«.[740]

Doch auch von anderen Einflüssen weiß die Wissenschaft zu berichten. Nach Ansicht von Professor Hapke »spielen auch Kosmetika als Brustpflegemittel hier eine bisher wenig beachtete Rolle. Diese können in ihrem Fettanteil manchmal beachtliche Mengen an chlorierten Kohlenwasserstoffen aufweisen.«[922]

Schwermetalle für den Säugling – ein gewichtiges Problem

Toxische Schwermetalle beeinflussen die spätere Entwicklung des Säuglings nachteilig. Hierzu genügen, wie schon früher dargelegt wurde (siehe Seite 154ff.), bereits außerordentlich geringe Mengen. Sowohl in der Muttermilch als auch in der Flaschennahrung konnten Cadmium, Blei und Quecksilber nachgewiesen werden.[780, 831, 1191] Frauenmilch enthält in den ersten Tagen extrem hohe Cadmiumwerte, die dann stark absinken, aber dennoch deutlich über denen der Kuhmilch bleiben.[682, 779, 831] Interessanterweise sind in der Fertignahrung auf Kuhmilchbasis die bisher ermittelten Cadmium- und Bleigehalte in der gleichen Größenordnung wie in der Muttermilch.[742, 780] Obwohl die tägliche Aufnahme auf den ersten Blick gering erscheint, beim Cadmium beispielsweise nur ein Zehntel jener Menge, die dem Erwachsenen tagtäglich zugemutet wird, so darf sie dennoch nicht unterschätzt werden. Denn der Erwachsene nimmt von Blei und Cadmium nur 5 bis 10 Prozent auf, das Neugeborene hingegen resorbiert die ihm zugeführten giftigen Schwermetalle zu 50 Prozent und mehr.[686, 687, 788, 789, 821–823] Zusätzlich weist Professor Acker aus Münster darauf hin, »daß beim Säugling infolge des ungünstigen Verhältnisses von Körpergewicht zu Nahrungsaufnahme eine wesentlich höhere Cadmium-Belastung als beim Erwachsenen entsteht«.[742] Praktisch bedeutet das, daß der wesentlich empfindlichere Säugling – nach heutigem Stand der Wissenschaft – einer zirka 10fach höheren Belastung ausgesetzt ist als der Erwachsene.

Vergleichbar den chlororganischen Verbindungen schwächen auch toxische Schwermetalle das Immunsystem.[816–818, 820, 829, 916, 1210, 1211] Werden Versuchstiere mit relativ harmlosen Blei- oder Cadmiumspuren behandelt und anschließend mit Krankheitserregern infiziert, so verläuft die Krankheit viel schwerer als bei rückstandsfreier Nahrung.[799, 812, 819] Noch ausgeprägter war die Wirkung, wenn statt der lebenden Erreger die Giftstoffe toter Bakterien verwendet wurden. Diese sogenannten Endotoxine werden erst nach dem Absterben der Bakterienzelle freigesetzt und können sogar im Trinkwasser nachgewiesen werden.[798] Unter gewöhnlichen Bedingungen stellen sie für den menschlichen Organismus kein Problem dar.[798] Auch Paviane zeigen auf geringe Endotoxinmengen normalerweise keine Reaktion, aber »bei Anwesenheit von Blei« können »Spuren von Endotoxinen tödlich wirken«.[796]

Bei Ratten konnte dieses Element die Empfindlichkeit gegenüber Endotoxinen sogar um das 100000fache (!) steigern.[797] Der von Toxikologen geforderte Sicherheitsfaktor 100 bei Umweltgiften ist angesichts dessen so lächerlich klein, daß er keinerlei Schutz zu bieten vermag. Aus Tierversuchen läßt sich inzwischen ableiten, daß Cadmium mindestens die gleiche Wirkungsintensitită wie Blei zukommt.[725, 864] Kommentar der Forscher: »Die einzigartige zerstörerische und synergistische Wechselwirkung dieser ubiquitären Umweltstoffe – in Dosen, die allein relativ unschädlich erscheinen – bietet ein faszinierendes toxikologisches Phänomen.«[725]

Wie ernst dieses »toxikologische Phänomen« von den Wissenschaftlern genommen wird, zeigt ihre Vermutung, daß ein Zusammenhang mit dem »plötzlichen und unerwarteten Säuglingstod« bestehen könnte.[798] Vor allem Flaschenkinder sind davon betroffen.[764, 801, 985] Endotoxine wurden auch in Kuhmilch nachgewiesen, und man stellte darüber hinaus fest, daß sich ihr Gehalt vor allem während des Stehenlassens bei Zimmertemperatur erhöht.[798] Neugeborene Tiere erweisen sich gegenüber der Kombination von Blei mit Endotoxinen als besonders empfindlich.[725]

Eine weitere Theorie über die Ursachen des unerwarteten Säuglingstodes will einen Zusammenhang mit der Luftverschmutzung erkannt haben. Hoher Belastung folgte – in 7wöchiger Verschiebung – ein vermehrtes Auftreten solcher Todesfälle.[1192]

Ist Stillen noch sinnvoll?

Gestillte Kinder werden seltener krank. Zwei Studien in den USA, in denen mehr als 40000 Kinder untersucht wurden, bewiesen, daß Muttermilch vor Magen-Darm-Infektionen genauso schützt wie vor Atemwegerkrankungen.[1312, 1315] Bei letzteren betrug die Zahl der Todesfälle nur ein Zwanzigstel gegenüber den Flaschenkindern.[1315] Das war in den zwanziger Jahren.

1961 zeigte eine retrospektive Untersuchung in Großbritannien, daß Kinder, die schon im ersten Monat mit Fertignahrung gefüttert wurden, später als Erwachsene doppelt so häufig an Geschwürbildungen im Dickdarm litten als ihre gestillten Altersgenossen.[832]

Und heute?

Eine 1977/78 durchgeführte Studie in einer kanadischen Stadt bestätigte die Untersuchungen aus den zwanziger Jahren: Die Flaschenkinder erkrankten in den ersten beiden Lebensjahren 10mal so oft an Ohrenentzündungen und hatten wesentlich häufiger Atemwegs- und Darminfektionen als die Brustkinder.[792] 1979 ergaben Untersuchungen von Zahnärzten der Universität Würzburg, daß Kinder, die länger als 3 Monate gestillt worden waren, seltener Zahnfleischentzündungen hatten als ihre flaschengefütterten Altersgenossen.[1204]

Kein Wunder, einzig und allein Muttermilch ist optimal auf den Säugling abgestimmt: in ihr hat die Natur alle Nähr- und Spurenstoffe im richtigen Verhältnis kombiniert; selbstverständlich allesamt in exakt der Form, die der Säugling optimal resorbieren kann.[766, 793, 861,

[865, 866] Keine Fertignahrung, und sei sie noch so raffiniert entwickelt und hergestellt, vermag die Vitamine und Mineralstoffe in der Weise in Eiweißmoleküle einzubinden, daß sie der Muttermilch nur annähernd gleich wären.

Aber nicht nur deshalb werden gestillte Kinder seltener krank.[764, 814] Jede Muttermilch verfügt über spezielle Inhaltsstoffe, die dem Säugling ein gerüttelt Maß an Widerstandsfähigkeit gegen Krankheitskeime garantiert:

- Immunoglobuline schützen seine Schleimhäute zum Beispiel vor unerwünschten Magen-Darm-Bakterien, vor den Erregern von Wundstarrkrampf, Diphterie und Keuchhusten und manchmal sogar vor den Viren der Kinderlähmung.[736, 791, 815]
- Ein Wachstumsfaktor fördert die spezifische Säuglingsdarmflora, die wiederum ein Eindringen von Krankheitskeimen erschwert.[791, 860]
- Muttermilchleukozyten bereiten den Erregern der Tuberkulose und der Mundfäule ein schnelles Ende.[765]
- Der Grippeschutzstoff Neuraminsäure ist 40mal häufiger vertreten als in Kuhmilch.[736]
- Lactoferrin, Lactoperoxidase und Lysozym ergänzen schließlich die Front der Abwehrstoffe.[736, 791, 988]
- Der Schutz vor Allergien muß besonders hervorgehoben werden: Gestillte Kinder erkranken seltener an Heuschnupfen, Kuhmilch-Unverträglichkeit und Asthma.[763, 792] Die Deutsche Forschungsgemeinschaft (DFG) empfiehlt deshalb allen »allergiebelasteten Familien die ausschließliche Frauenmilchernährung über mindestens 4 bis 6 Monate mit Nachdruck«.[763]

Erst nach 9 Monaten Stillen ist das Immunsystem des Säuglings voll ausgebildet und selbständig.[763, 765]

Es braucht heute wohl nicht mehr auf die immense soziale und psychische Bedeutung eines intensiven Mutter-Kind-Kontaktes in den ersten Lebenswochen und -monaten hingewiesen zu werden. Weitaus unbekannt blieb jedoch die Tatsache, daß ein frühzeitiges Abstillen eine spätere Fettleibigkeit des Kindes begünstigen kann: Frauenmilch ändert sich während des Stillens in ihrer Zusammensetzung. Anfangs ist sie etwas wäßriger, damit das Baby seinen Durst stillen kann. Dann wird sie immer dicker, so daß der Säugling auch satt wird. »... geschmackliche Änderungen der Frauenmilch scheinen dabei eine appetitregulierende Wirkung zu haben«.[984] Nach dem Stillen ist der Saug- und Sättigungstrieb befriedigt. »Ein vergleichbares Phänomen wird bei der Kinderernährung aus der Saugflasche nicht festgestellt«, urteilt die Deutsche Forschungsgemeinschaft.[736]

Wie kritisch die Situation trotz alledem ist, zeigt ein zusammenfassender Bericht der Gesellschaft für Strahlen- und Umweltforschung bei München aus dem Jahre 1980: »Ein Kind, das im Mutterleib und durch Humanmilch mit halogenierten Kohlenwasserstoffen belastet wird, könnte infolge eines möglichen Hirnschadens zum Beispiel Lernschwierigkeiten haben oder durch ein geschwächtes Immunsystem öfter erkranken. Da dies aber unspezifische Erscheinungen sind, wird niemand wissen, wodurch sie hervorgerufen wurden... [Es] fällt schwer, der gängigen Meinung zuzustimmen, das der immunbiologische Nutzen der Frauenmilch den möglichen schädigenden Einfluß überwiege...«[914] Doch »etwas resigniert müssen wir einsehen, daß auch die von unserer vorzüglichen Industrie gelieferten Ersatzprodukte trotz ihrer quantitativ-chemischen gleichartigen Zusammensetzung die Qualität der Frauenmilch nicht erreichen und auch nie werden erreichen können«, betont der Schweizer Chefarzt Professor Tönz vom Kinderspital Luzern.[985]

Verbraucherschutz – Schutz vor dem Verbraucher

Unser Lebensmittelrecht – streng verbraucherfreundlich

Der Lebensmittelchemiker Professor Gabel definiert das »Wesen des Lebensmittelrechts« folgendermaßen: »Das Lebensmittelrecht ist das Schutzrecht des Verbrauchers. Es soll ihn schützen gegen Beeinträchtigung seiner Gesundheit und gegen Verdorbenheit, Verfälschung, Nachmachung von Lebensmitteln und Täuschung aller Art im Lebensmittelverkehr.«[556] Und so steht's auch in den Paragraphen:

»§ 8 Verbote zum Schutz der Gesundheit: Es ist verboten

1. Lebensmittel für andere derart herzustellen oder zu behandeln, daß ihr Verzehr geeignet ist, die Gesundheit zu schädigen;
2. Stoffe, deren Verzehr geeignet ist, die Gesundheit zu schädigen, als Lebensmittel in den Verkehr zu bringen.«[558]

Und das Bayerische Innenministerum versichert: »Unser Lebensmittelrecht ist im europäischen Raum das strengste und verbraucherfreundlichste.«[557]

Wie kann es dann zu einer solch bedenklichen Rückstands- und Zusatzstoff-Situation kommen, wie sie im vorangegangenen Text geschildert wurde? Außerdem gibt es doch Überwachungsbehörden und Untersuchungsämter, die gewissenhaft ihre Aufgabe erfüllen. Das ist schon richtig. Doch dazu braucht man ausreichend Personal, ausreichend Geld und entsprechende gesetzliche Einzelvorschriften.

Betrachten wir zunächst einmal die Paragraphen etwas genauer. Da wird mit gwohntem deutschen Perfektionismus im eigens dafür geschaffenen § 7 der Begriff des »Verzehrens« definiert. Der Gesetzgeber versteht darunter: »Das Essen, Kauen, Trinken sowie jede sonstige Zufuhr von Stoffen in den Magen.«[558] Doch was verstehen die Juristen unter einer »Schädigung der Gesundheit«, wann ist dieser entscheidende Tatbestand erfüllt? Hier hat der Gesetzgeber überraschend auf eine klare und brauchbare Definition verzichtet. Warum wohl? Fallen darunter schon psychische Veränderungen? Wirken Summationsgifte bereits gesundheitsschädigend im Sinne des Gesetzes? Ist salmonellenverseuchtes Geflügel geeignet, »die Gesundheit zu schädigen«? Wenn ja, warum sind diese Produkte bis heute ungehindert auf dem Markt? Wenn nein, wozu dient dann dieses Gesetz?

Ist Krebs, der durch regelmäßiges Verzehren von Giften entstehen kann, die in unseren Lebensmitteln verbreitet sind, vom Paragraphen erfaßt? »Eine... langzeit-toxische Wirkung durch ständige Zufuhr von Lebensmitteln, die irgendwelche Rückstände enthalten, wird durch § 8 nicht abgedeckt«, erläutert Professor Sinell.[300]

In § 14 und 15 werden Pestizide und Tierarzneimittel verboten – schlau ergänzt durch eine Art Freibrief für tüchtige Politiker: »Der Bundesminister wird ermächtigt... soweit es mit dem Schutz des Verbrauchers vereinbar ist, Ausnahmen aus dem Verbot... zuzulassen.«[558] Wie dieser »Schutz« ausieht, wissen wir inzwischen. Und dieses Buch schilderte die »Ausnahmen«.

Vergeblich wird man in diesem Gesetz nach klaren Regelungen für Umweltgifte suchen, für alle jene Giftstoffe, die nicht absichtlich unserer Nahrung zugefügt werden. Der Sachverständigenrat der Bundesregierung erklärt deshalb im Umweltgutachten von 1978: »Obwohl es dringend erforderlich scheint, daß zumindest für die bedeutendsten Fremdstoffe aus diesem Bereich (zum Beispiel Cadmium, polychlorierte Biphenyle) rechtlich verbindliche Höchstmengen für Lebensmittel festgesetzt werden, gibt es zur Zeit nur die Quecksilberverordnung für Fische, Krusten-, Schalen- und Weichtiere sowie Höchstmengenverordnungen für solche Stoffe, die in der landwirtschaftlichen Produktion eingesetzt werden oder wurden (DDT, HCB etc.). Ansonsten gilt für Verunreinigungen der Lebensmittel mit Stoffen dieser Fremdstoffgruppe nur die allgemeine Regelung, die das Inverkehrbringen von Lebensmitteln verbietet, die geeignet sind, die menschliche Gesundheit zu schädigen.« Und aus diesem Grundsatz ziehen die Sachverständigen des Umweltrates nun einen überraschenden, aber sehr wesentlichen Schluß: »Dies hat zur Folge, daß Lebensmittel von der Mehrzahl der Untersuchungsanstalten nur selten untersucht werden, weil Beanstandungen wegen fehlender *anerkannter* Höchstgrenzen praktisch nicht ausgesprochen werden können... Zudem ist nicht in allen Untersuchungsanstalten Interesse an derartigen zusätzlichen Arbeiten vorhanden.«[17] (Hervorhebung durch die Verf.)

Und der Sachverständigenrat fährt fort: »In der Vergangenheit sind Verfahren bei Verstößen allzuhäufig nach § 143 StPO wegen einer als unverhältnismäßig empfundenen Strafdrohung oder wegen der mit einer Verurteilung verbundenen Eintragung des Betroffenen in das Strafregister eingestellt worden. Die Strafbemessung hielt sich selbst in schweren Fällen zumeist im unteren Drittel der Strafdrohung... Verfahren werden häufig schon von den Ordnungsbehörden, aber auch von der Staatsanwaltschaft eingestellt... Außerdem kommt es vor, daß Beschuldigte Atteste von Handelschemikern vorlegen, denen ›frisierte‹ Proben von einwandfreier Beschaffenheit eingereicht wurden. Hinsichtlich der Erfüllung ihrer Sorgfaltspflichten haben sich Beschuldigte dann entlastet, sofern es nicht gelingt, den Nachweis zu führen, daß es sich um frisierte Proben gehandelt hat.«[17] Und diesen Nachweis zu führen, dürfte ausgeschlossen sein, sofern man nicht dabei war.

Einen Sonderfall stellen die importierten Lebensmittel dar, die ja einen erheblichen Teil unseres Nahrungsmittelangebotes ausmachen. Während in der Bundesrepublik auch der herstellende Betrieb im Verdachtsfalle einer Kontrolle unterzogen werden kann, ist das bei einer importierten Ware leider nicht möglich. Und in den Ursprungsländern unterliegt die Produktion oft keiner lebensmittelrechtlichen Überprüfung, da die Erzeugnisse ausdrücklich für den Export bestimmt sind. Zum Teil werden sogar Produkte nur deshalb in die Bundesrepublik geliefert, weil sie im Ausland gegen das dort jeweils geltende Lebensmittelrecht verstoßen.[555] Ein typisches Beispiel sind jene kanadischen Aale, die jahrelang in die Bundesrepublik exportiert wurden, weil sie in Kanada wegen ungewöhnlich hoher Rückstände des Pflanzenschutzmittels Mirex und Weichmachern (PCB) mit einem generellen Verkaufsverbot belegt worden waren. Hierzulande wird aber nicht auf Mirex geprüft, da es als Pestizid nicht zugelassen ist – und für PCB gab es damals noch keine Höchstmenge. Beendet wurde dieser unglaubliche Zustand erst, als eine Bremer Tageszeitung davon Wind bekam, und die Öffentlichkeit daraufhin Kontrollen erzwang.

Professor Thiel, Direktor des Lebensmitteluntersuchungsamtes in Krefeld, illustriert diesen Tatbestand an einem besonders krassen Beispiel, an einem Vorgang, der dem »Verbraucher« solcher Produkte meist verborgen bleibt: »Sie alle kennen Würstchen im Glas – fünf Bockwürstchen in einem schönen Glas, einschließlich Etikett und Werbung für 98 Pfennig. Meine Damen und Herren, fünf Würstchen, die aus Fleisch bestehen, kann heute kein Mensch mehr für 98 Pfennig auf den Markt bringen; sie sind aber zu Tausenden auf dem Markt, und über eine chemische Vollanalyse dieser Würstchen lacht sich der Hersteller halb tot, und über eine tierärztliche Untersuchung dieser Würstchen lacht sich der Hersteller ebenfalls halb tot. Und nur der intensiven... Untersuchung... ist es zu verdanken, daß wir... gesehen haben, daß es sich um argentinisches Knochenschrot, zum Beispiel mit Rote-Beete-Saft gefärbt, handelt; wir haben viele andere kleine Schweinereien gefunden, die dann den Preis von 98 Pfennig ausmachen, nur Fleisch haben wir nicht gefunden.«[555]

Das Amt ging gegen den Großimporteur, der die Würstchen aus Holland bezog, vor Gericht »und das sensationelle Urteil: Der Mann ist freigesprochen worden mit der Begründung des Richters...: Wir leben in Europa; durch den Tourismus ist es so, daß der deutsche Verbraucher sich ohnhin an Lebensgewohnheiten der Nachbarländer gewöhnt hat und vielleicht daran interessiert ist, diese holländischen Würstchen zu essen.«[555]

Derartige Beispiele ließen sich beliebig vermehren. Aber warum gelangt das nicht oder nur in Ausnahmefällen an die Öffentlichkeit? »Wir dürfen den Verbraucher nicht in Panik versetzen«, antwortet man allerorten. Also gibt es Grund zur »Panik«.

Was ist der Preis für dieses Trauerspiel mit unserer Gesundheit? Für Kontrolle und Überwachung von Lebensmitteln und Gebrauchsgegenständen wendet der Staat – wie das Umweltgutachten ausweist – pro Bundesbürger im Jahr ganze hundertdreißig Pfennige auf.[1644]

Soviel ist ihm unsere gesunde Ernährung tatsächlich wert.

Fallbeispiel: Plastikverpackung*

Wer glaubt, dieser wichtige Bereich wäre durch rechtlich verbindliche Vorschriften über einzelne Plaste und deren Hilfsstoffe geregelt, der sieht sich getäuscht. Hier ist nichts ausdrücklich verboten; im Gegenteil, es wird »empfohlen«. Zu diesem Zweck gibt die Kontrollbehörde, das Bundesgesundheitsamt (BGA) in Berlin, »wissenschaftliche Empfehlungen« heraus. Davon erhofft man sich »selbstregulatorische Mechanismen insbesondere zur Gefahrenminderung«. Und warum mindert das BGA nicht selbst die Gefahren durch ein Verbot einzelner gesundheitsschädlicher Kunststoffe und warnt rechtzeitig die Verbraucher, die die fragwürdigen Verpackungen beim Einkauf ja auch noch bezahlen müssen? Das BGA könnte »sich nicht die Mitarbeit der betroffenen Unternehmer zu Nutze machen...; das Amt wäre allein auf eigene Erkenntnisse... angewiesen«. Offenbar ist es damit nicht so weit her.

Wie zu erwarten, ist das Urteil dieser Sachverständigenkommission

* Alle Zitate dieses Kapitels sind dem ›Bundesgesundheitsblatt‹, einem Publikationsorgan des Bundesgesundheitsamtes, entnommen.[547]

offensichtlich nicht immer so sach-verständig. Wie sonst wäre es zu erklären, daß Stoffe, die sie erst empfiehlt, später wieder aus den Empfehlungslisten gestrichen werden, warum sonst bestehen zwischen den verschiedenen Staaten in der Zulassung einzelner Hilfs- und Zusatzstoffe erhebliche Unterschiede? Ist ein Kunststoff, der gestern noch als unbedenklich galt, etwa über Nacht giftig geworden?

Derartige Streichungen sind aber nicht so einfach zu bewerkstelligen wie man meinen mag. Aber – so weiß das Amt mitzuteilen – »der Hersteller hat kein Vetorecht«. Wer hätte das gedacht? In diesem Amt beschäftigte man sich also allen Ernstes damit, ob die Industrie der Kontrollbehörde ganz einfach so etwas verbieten kann. Nun, das kann sie nicht, warum auch? Denn wenn es so nicht geht, dann kann der Hersteller gerichtliche Schritte einleiten: »Ist ein Gewinnausfall kausal auf die rechtswidrig-schuldhafte Weigerung der Aufnahme in die Empfehlungen zurückzuführen, verspricht eine Amtshaftungsklage unter Umständen Erfolg.«

Daran ändert auch das BGA-Prinzip nichts: »Die Empfehlungen sind für Unternehmer nicht verbindlich.« »Dem Hersteller bleibt unbenommen, die Kunststoffe in eigener Verantwortung weiter zu vertreiben« – egal ob das Zeug gesundheitsschädlich ist oder nicht. Zur Rechenschaft kann ein Unternehmen nur dann gezogen werden, wenn ein Verbraucher eine Erkrankung auf einen ganz bestimmten Kunststoff oder auf einen klar definierten Zusatzstoff zurückführen kann und Anspruch auf Schadenersatz erhebt. Aber eine Schädigung im Einzelfall schlüssig zu beweisen ist fast ausgeschlossen; schon allein deswegen, weil kaum jemand weiß, welche Chemikalien zur Herstellung von Verpackungsmaterialien verwendet wurden. Und über die Toxizität der einzelnen Komponenten hat außer dem BGA allenfalls noch der Hersteller eine Vorstellung.

Damit wird deutlich, auf wessen Rücken diese Gesundheitspolitik ausgetragen wird: »Auf der Verbraucherseite sind die Kunststoffempfehlungen weitestgehend unbekannt. Welcher Verbraucher kennt zum Beispiel Zusammensetzung und Eigenschaften von zur Verpackung von Frischfleisch verwendeten, aber ungeeigneten Plastikfolien und weiß, welche Plastikfolien in welcher Ladenkette Verwendung finden«, resümiert Regierungsrat K. J. Henning vom BGA. Zu diesem Zustand hat das Amt wohl selbst beigetragen. Es überrascht deshalb keineswegs, wenn gegenüber dem Ruf nach einer gesetzlichen Regelung zum Beispiel in Form regulärer Zulassungsverfahren »größte Zurückhaltung« gefordert wird.

Die Qualität von Lebensmitteln

Das Gleichnis vom gekochten Frosch

Niemand soll glauben, er hätte hiermit einen vollständigen Überblick vermittelt bekommen über das Wirken von Nahrungsmittelkonzernen und staatlichen Behörden und eine erschöpfende Zusammenfassung all der »Dinge« erhalten, die er bisher täglich beim Essen mitverzehrte, in der Hoffnung, sie würden ihm schon nicht schaden. Oft genug wird bewußt in Kauf genommen, daß die Schäden erst im nachhinein entdeckt werden, ja manchmal hat der Beobachter sogar den Eindruck, man hoffe geradezu darauf, daß die abträglichen Folgen nur lange genug verborgen bleiben mögen. Nur die wenigsten werden spektakulär sichtbar, wie etwa ein Unfall in einem Kernkraftwerk oder eine Explosion in einer chemischen Fabrik; nein, die meisten erfassen uns und unsere Kinder schleichend und langsam, und nur wenige werden diese Veränderungen täglich bewußt wahrnehmen, und noch weniger werden ihre Ursachen zu deuten wissen. Auch dieses Phänomen war schon Gegenstand wissenschaftlicher Exploration und ging in die Literatur ein als das »boiling frog principle«[559]: Taucht man einen Frosch in einen Topf mit heißem Wasser, so sucht er wie rasend das Gefäß zu verlassen. Setzt man ihn jedoch in kaltes Wasser, welches nun langsam erhitzt wird, so läßt sich das Tier zu Tode kochen, ohne daß es sich besonders dagegen wehren würde. Dieses Gleichnis vom gekochten Frosch charakterisiert treffend die Situation des zivilisierten Menschen in seiner von Tag zu Tag mehr verseuchten Umwelt. Stephen Boyd von der australischen National-Universität: »Nehmen Sie beispielsweise an, daß eine langsam eingeführte Veränderung der Umwelt in den meisten Menschen ein Ansteigen der Reizbarkeit, Müdigkeit, Aggressivität, ja eine allgemeine Verschlechterung der Qualität persönlicher Beziehungen erzeugt, oder vielleicht eine gewisse Wechselwirkung mit der Fähigkeit schnelle und kluge Entscheidungen zu fällen produziert, dann besteht die starke Wahrscheinlichkeit, daß diese Kennzeichen einer Fehlanpassung die Gesellschaft durchdringen dürften, ohne daß sie als Abweichungen vom normalen und gesunden Zustand erkannt werden.«[559]

Das Problem des Frosches: Er will einfach nicht wahrhaben, daß die Temperatur ganz langsam ansteigt. So versäumt er es, rechtzeitig zu handeln.

Unsere Nahrung – eine Fehlanpassung?

Für viele von uns sind weitreichende Abweichungen von einer normalen und gesunden Nahrung so selbstverständlich geworden, daß inzwischen gewissermaßen synthetische Produkte als »Lebensmittel« gelten und ihr Verzehr als normal angesehen wird, während derjenige, der sich um eine naturgemäße Ernährung bemüht, als Außenseiter abgetan wird. Das nimmt nicht wunder, lehrt doch die tägliche Erfahrung, daß die Kartoffeln immer schön streufähig aus der Schnellkochpackung rieseln und daß die Milch aus einem Plastikschlauch fließt und nicht aus dem Euter der Kuh gemolken wird. Solche Veränderungen unserer Lebensgewohnheiten, oder besser, solch eine Entfremdung des Menschen von den Wurzeln seiner biologischen Existenz, können nicht ohne Folgen bleiben auf seine Wahrnehmung und sein Bewußtsein. So werden naturbelassene Lebensmittel zum belächelten Hobby »ausgeflippter Freaks« und »verkalkter Gesundheitsapostel«, während sich auf der anderen Seite wertgeminderte und rückstandsbehaftete Produkte zur »normalen« Mahlzeit mausern. Auch damit wird, um mit Stephen Boyd zu sprechen, eine Gesellschaft von einer Fehlanpassung durchdrungen, ohne daß diese Nahrungsmittel als Abweichungen vom normalen oder gesunden Zustand erkannt werden.

Unsere Gesundheit und unser Wohlbefinden hängen auch von unserer Ernährung ab – ohne gesunde Nahrung keine Gesundheit. Wie soll nun ein Mensch gesund bleiben, der sich tagtäglich von Pflanzen und Tieren ernährt, die nur noch mit Hilfe der Chemie zu existieren vermochten? Andererseits: Woran soll sich ein Mensch orientieren, der statt zu resignieren lieber rechtzeitig handeln will? Denn heute ist die Vorstellung, wir könnten so gesund leben wie wir nur wollten, zu einer naiven Illusion geworden. Aber, und darauf kommt es an, wir können zumindest gesünder leben, wenn wir konsequent auf die Qualität unserer Nahrung achten.

»Qualität zum kleinen Preis«

An diesem Punkt empfängt uns die Nahrungsmittelindustrie mit offenen Armen. Überall gibt es »Qualität zum kleinen Preis«, und die Ware entspricht immer irgendwelchen Handelsklassen, EG-Qualitätsnormen oder Europaformaten. Wir »sollten uns darüber im klaren sein, daß die Gütenormen doch wohl zum größten Teil für den Handel, insbesondere für den grenzüberschreitenden, sowie zur Erleichterung einer einheitlichen Vermarktung geschaffen wurden. Diese Erleichterungen sind jedoch nicht verbraucherrelevant«, urteilte Professor Werner Schuphan, Direktor der Bundesanstalt für Qualitätsforschung pflanzlicher Erzeugnisse in Gneisenheim.[304]

»Die derzeit gültigen Handelsklassen als Grundlage für die Bezahlung«, beklagte unlängst der Fleischexperte Professor Dieter Großklaus, sind »einseitig auf den Fleischreichtum und eben nicht gleichzeitig auch auf die Fleischqualität ausgerichtet.« Der »Qualitätsbegriff« würde »nach den Verwendungsmöglichkeiten und dem Zuschnitt von Teilstücken definiert und so gut wie nicht nach der sensorischen Akzeptanz«, sprich: nach dem Genußwert. Und dann kommen zwei wichtige, ganz wichtige Beobachtungen: Die Verbraucher »hätten sich sicher früher kritisch zu Wort gemeldet, würden sie Vergleichsmöglichkeiten gehabt haben«. Und: »Dies trifft besonders für die jüngere Generation zu, die ausgereiftes Schweinefleisch von hoher Qualität gar nicht mehr kennt.«[833] Das ist der springende Punkt, der es so schwer macht, anschaulich und für jeden nachvollziehbar die Problematik des heutigen Qualitätsbegriffes zu diskutieren. Schweinefleisch ist zugegebenermaßen ein Extrembeispiel, dennoch trifft diese Feststellung prinzipiell auch auf alle anderen tierischen Lebensmittel zu. Bei pflanzlichen Produkten verfügt nahezu jeder Verbraucher über Vergleichsmöglichkeiten. Wohl jeder hat schon einmal ein frisches Gartengemüse oder reif geerntete Gartenfrüchte verzehrt. Dann kennt er den Unterschied zu den faden Produkten, die in vielen Supermärkten unter der Bezeichnung »Gemüse« und »Obst« gehandelt werden. Deshalb soll im folgenden der Schwerpunkt vor allem auf pflanzliche Lebensmittel gelegt werden. Die Problematik ist genau dieselbe; auch hier ist das Angebot nicht auf die Verbraucher abgestimmt, sondern in erster Linie auf die Bedürfnisse von Erzeuger, Verarbeiter und Handel: Eignung zur mechanischen Ernte, zur Dosenkonservierung, zum Tiefgefrieren, Transport- und Stoßfestigkeit, Lagerfähigkeit, Farbe und Größe – das sind die Kriterien.

»Größte Erzeugnisse mit höchsten Preisen [haben] meist geringste

Wertstoffgehalte«, ermittelte Professor Werner Schuphan. Er betont, daß beispielsweise im Apfelanbau »bei Anwendung bestimmter Pestizide, zum Beispiel des arsenhaltigen, heute verbotenen Tuzets, ferner von Captan und Pomarsol forte, eine lebhafte, vom Verbraucher geschätzte Ausfärbung erhalten« wird.[304] Auf diese Weise können zwar nach EG-Qualitätsnormen »Spitzenprodukte« erzielt werden, die vor allem die »Qualität« besitzen, den Verbraucher hinters Licht zu führen, weil eine appetitliche Farbe Sonnenlichteinwirkung und damit höhere Vitamin-C-Gehalte vortäuscht. Schuphan faßt seine Forschungsergebnisse zusammen: »In den Gütenormen liegt zweifellos für den Anbauer der unausgesprochene Zwang, höchstbezahlte Kriterien wie Größe und absolute Makellosigkeit der Erzeugnisse durch Maximierung des Einsatzes von Düngern und Pestiziden zu gewinnen mit dem Nachteil für die Verbraucher, für mehr Geld weniger haltbare, oft schlechter schmeckende Erzeugnisse zu erhalten, die auch in ernährungsphysiologischer und -hygienischer Hinsicht von minderem Wert sein können.«[304]

Handelsklassen: Fallbeispiel Äpfel

Welcher Maßstab wird zur Qualitätsmessung bei Äpfeln, ein Paradebeispiel für gesundes, wertvolles und schmackhaftes Obst, angelegt? Die Brüsseler EG-Bürokraten griffen zum Zollstock: Massenertragsäpfel wie zum Beispiel der Golden Delicious müssen mindestens 65 Millimeter Durchmesser vorweisen, wollen sie zur höchsten Güteklasse »Extra« zählen; 1 Millimeter weniger und sie sind nur noch Klasse I. Nochmals 10 Millimeter weniger und ihre amtliche Qualität ist so gering, daß selbst die vorzüglichsten Äpfel ihren Weg in die Saft- und Musfabrik antreten müssen.

Selbstverständlich kommt die Verwaltung den Schwankungen von Natur und Verpackungsmaschinen ein wenig entgegen: Nicht nur, daß sich der Kleinste vom Größten im bekannten Sechserpack um ganze 5 Millimeter unterscheiden darf, zusätzlich darf in jeder 6,66sten Packung ein Apfel um weitere 5 Millimeter darunter liegen. Aber auch das hat noch seine millimetergenauen Ausnahmen.

Das zweite Kriterium für amtliche Qualität ist der richtige

Teint der Apfelbäckchen. Dazu werden die Apfelsorten vorsorglich »in vier Gruppen eingeteilt«: in »rote«, »gemischt rote«, »gestreifte« und – in »andere«. Ein Jonathan zum Beispiel muß zu drei Viertel rot gefärbt sein, soll's »Extra-Klasse« werden. Hat er weniger als ein Zehntel, so nützen ihm der beste Durchmesser und das feinste Aroma nichts – er wird versaftet. Eine Goldparmäne zählt mit 60 Mindest-Millimeter und 33,3 Prozent roter Streifen schon zur edelsten Extra-Klasse.

Neben der richtigen Größe und Farbe muß als dritte Äußerlichkeit die Schalenoberfläche makellos sein. Klasse I beispielsweise erlaubt »schmale, langgestreckte Schalenfehler nicht länger als 2 Zentimeter«, »bei anderen Schalenfehlern darf ihre gesamte Fläche nicht größer als 1 Quadratzentimeter« sein, »ausgenommen Schorfflecken, deren Fläche insgesamt nicht größer als ein Viertel Quadratzentimeter sein darf«. Kalibrierautomaten und Photozellen in den Apfelsortieranlagen sorgen für die Einhaltung der Handelsklassen-Verordnung. Gemüse und Obst, das derartigen Anforderungen nicht entspricht, darf nicht gehandelt werden.

Der Wertstoffgehalt als Qualitätsmerkmal ist dieser Verordnung völlig unbekannt. Vitamine sind für Qualitätsobst nicht erforderlich (vgl. Seite 231).

Zum Genußwert, zum Aroma heißt es lapidar: Die Äpfel sollen »frei von fremdem Geruch und/oder Geschmack« sein, was bedeutet, daß sie zwar völlig geschmacklos sein dürfen, nur sollten sie nicht nach Seife oder Fisch riechen.

Beim dritten echten Qualitätskriterium im Sinne des Verbrauchers, der Schadstoffbelastung, verlangt diese Rechtsverordnung nur noch Äpfel »ohne sichtbare Fremdstoffe«. Dafür existieren aber eigene Rechtsvorschriften zur Beschaffenheit des Stiels.[1477]

Ob unsere Äpfel nun süß oder sauer sind, saftig oder mürbe, aromatisch oder fade, pflückfrisch oder gelagert und begast, vitaminreich oder schadstoffbelastet, das alles tut nichts zur Sache, wenn es um die *amtliche Qualität* unseres Obstes, ja allgemein unserer Lebensmittel geht.

Qualitätskriterien

Drei Faktoren bestimmen die Qualität eines Lebensmittels:
1. der Reinwert, also das Freisein von Rückständen und Zusatzstoffen,
2. der Vollwert, also die wertgebenden Inhaltsstoffe, und
3. der Genußwert, also der Geschmackseindruck, das Aroma.

Alle drei Kriterien müssen für ein stichhaltiges Qualitätsurteil herangezogen werden. Das ist leichter gesagt als getan, denn auch für einen Lebensmittelchemiker ist es praktisch unmöglich, sein tägliches Essen vor dem Verzehr zu analysieren.

Dennoch sind wir alle zu einem vernünftigen Urteil in der Lage. Schon längst vor der Einführung von Gaschromatographen, Massenspektrometern und Atomabsorptionsspektralphotometern zur Lebensmittelanalytik entwickelte die Natur ihre eigenen, außerordentlich empfindlichen »Meßgeräte«. Denn schon seit Jahrmillionen müssen die Lebewesen erkennen können, welche Nahrung ihnen nutzt und welche ihnen schadet. Auch der Mensch wurde im Laufe der Evolution mit einem feinen und hochempfindlichen Sensorium ausgestattet: Seine Geschmackssinne erlauben auch ihm, die Qualität seiner Nahrung hinreichend zu beurteilen.

Eine gewagte These in unserem wissenschaftlichen Zeitalter, in dem nur die verschlüsselten Resultate kompliziertester Analysengeräte anerkannt werden, und das Naheliegendste, das Empfinden des einzelnen, auf das es schließlich ankommt – nichts gilt. Diese These soll im folgenden auf ihre Chancen, aber auch auf ihre Schwierigkeiten und Probleme hin untersucht werden.

Die Geschmackssinne

Doch vorneweg, was ist überhaupt »Geschmack«? Die Wissenschaft bezeichnet damit bestimmte Empfindungen der Zunge, nämlich salzig, süß, sauer und bitter. Aber das ist ja nur ein Bruchteil dessen, was wir landläufig darunter verstehen. Wir meinen damit auch die Konsistenz einer Speise (zum Beispiel knusprig oder sämig), vor allem aber ihr Aroma und ihre Würze.* Das »schmecken« wir aber vorwiegend mit der Nase. So hindert ein Schnupfen daran, das volle Aroma einer Speise zu genießen, so daß schließlich alles gleich fade schmeckt.

* Der Begriff »Geschmack« wird im folgenden als deutsche Entsprechung des Fachausdrucks »Flavor« verwendet, definiert nach der Deutschen Industrie-Norm DIN 10950.

Die Nase ist das empfindlichste Sinnesorgan des Menschen. Sie läßt ihn noch Spuren von Stoffen erfassen, die er zum Beispiel mit seinen Augen nicht einmal mit dem besten Mikroskop erkennen könnte. Wie leistungsfähig die Geschmackssinne sein können, führt uns die Lebensmittelindustrie vor Augen. Weil eine chemische Analyse ihrer Rohstoffe nicht immer praktikabel ist, da sie mit unwirtschaftlich hohen Kosten und großem Zeitaufwand verbunden ist, werden die Produkte schnell und zuverlässig von erfahrenen Sensorikern geschmacklich geprüft. So wird beispielsweise der Sulfitgehalt geschwefelter Rosinen, der Wassergehalt der Marzipanrohmasse oder der Bleigehalt des Füllgutes von Konservendosen bestimmt.

Obwohl die Methode der Sensorik international unter den Wissenschaftlern hohes Ansehen genießt, ist die Veröffentlichung eines Sensorik-Buches »für Deutschland nach wie vor ein Wagnis«, urteilen Professor Friedrich Kiermeier und Professor Ulrich Haevecker.[511] »Der Autor derartiger Publikationen kann leicht in schiefes Licht kommen«, beklagen sie. »Denn Geschmacks-, Geruchs-, Farb-, Konsistenz-Eindrücke ergeben sich permanent beim Auswählen und Essen der Nahrung. Gerade wegen dieser unkomplizierten täglichen Erfahrung mit den Lebensmitteln wird diese Form der Sinneswahrnehmung als sehr einfach und sehr subjektiv eingeschätzt.«[510] Diese Fehlbeurteilung beruht in Deutschland wohl auf einer weitverbreiteten Wissenschaftsgläubigkeit, die apparativen Zauber erfordert, um »wahr« zu sein, als ob Technik »Wahrheit« gewährleisten würde. Wer den naturwissenschaftlichen Methoden etwas unbefangener gegenübersteht, der wundert sich nicht mehr, daß bis vor kurzem zum Beispiel bei der Analytik von Bleirückständen in der Umwelt international Meßfehler um den Faktor 1000 bis 10000 üblich waren,[874] obwohl man überzeugt war, die angewandte Methode sicher zu beherrschen. Sensorische Prüfergebnisse sind meist erheblich besser reproduzierbar als chemische Analysendaten. Dies beruht ja gerade in der außerordentlichen Kompliziertheit der Geräte, deren »Innenleben« der Bedienende schon gar nicht mehr versteht. Die Erfahrung lehrt, daß ein Resultat um so zuverlässiger ist, je unmittelbarer es bestimmt wurde. »Heute ist festzustellen, daß es in absehbarer Zeit auch mit modernsten chemischen und physikalischen Meß- und Prüfverfahren nicht möglich sein wird, den Genußwert von Lebensmitteln ... umfassend und vor allem ausreichend schnell zu charakterisieren. Der Mensch mit seinen augenblicklich und bei entsprechender Veranlagung, Schulung und Übung auch verläßlich arbeitenden Sinnesorganen wird das wichtigste ›Meßinstrument‹ bei der Beurteilung des

Genußwertes von Lebensmitteln sein.«[510] Nun kann vom Verbraucher keine so differenzierte Unterscheidung erwartet werden, daß er beispielsweise den eingangs genannten Bleigehalt von Konserven beurteilen kann. Auch wird sein Urteil kein sensorisch objektives, sondern weitgehend ein subjektives sein. Ist dies aber ein Nachteil? Ist nicht gerade die Individualität eines solchen Urteils eine Chance, die es jedem ermöglicht, seine Nahrung auf sich selbst abzustimmen? Die Ergebnisse sind deshalb nicht weniger präzis. Der Schweizer Sensorikfachmann Dr. P. Dürr: »Experten wie Hausfrauen können Qualitätseigenschaften eßbarer Produkte mit erstaunlicher Genauigkeit beurteilen.«[739]

Dabei geht es aber nicht darum herauszufinden, ob saure Gurken besser munden als Süßigkeiten, sondern nur darum, daß zwei an sich gleiche Produkte ganz unterschiedlich schmecken können.

Geschmack und Vollwert

Vergleichen Sie doch einmal die geschmacklichen Qualitäten einer reifen Gartentomate, ihren vollmundigen und abgerundeten Geschmack, mit einer, sagen wir »Wasser«-Tomate derzeit vorwiegend belgischer Provenienz, die wohl nahezu jedes Aroma entbehrt und die mit einer Tomate nichts gemeinsam hat als Farbe, Form und Preis. Wo liegen die Ursachen für diese Unterschiede, und was haben sie zu bedeuten?

Zunächst einmal sind die Aromen von Sorte zu Sorte verschieden. Professor Schuphan konnte zeigen, daß Tomatensorten mit hervorragendem Geschmack im allgemeinen auch einen wesentlich höheren Gehalt an Vitaminen, Zucker und organischen Säuren aufwiesen. In jahrzehntelanger Forschungsarbeit wurde von der Bundesanstalt für Qualitätsforschung der Nachweis erbracht, daß auch andere Gemüse und Früchte mit hervorragenden geschmacklichen Qualitäten sich oft durch einen besonders hohen Gehalt an wertgebenden Inhaltsstoffen auszeichnen.[304]

Aus diesen Untersuchungen greifen wir uns als weiteres Beispiel die Apfelsorte Berlepsch heraus, die vor allem als Pausenapfel für Schulkinder empfohlen wird: »Er ist appetitanregend gefärbt und nur mittelgroß – also von einem Kind gut zu bewältigen –, er besitzt einen erfrischenden Wohlgeschmack und verfügt über einen Vitamin-C-Gehalt, der dem der Zitrusfrüchte gleichkommt. Um dieselbe Vitamin-C-Menge zu erhalten, müßte ein Kind von der Sorte Golden

Delicious sechs Früchte – also eine unzumutbare Menge – verzehren...«[304] Und dabei hat der Golden Delicious immerhin noch einen doppelt so hohen Gehalt an Vitamin C wie die geschmack- und wertlosen Morgenduft-Äpfel.

Nebenbei sei bemerkt, daß das Angebot an Äpfeln immer miserabler wird. Schuphan erläuterte, daß der Handel sich weigerte, den Qualitätsapfel Berlepsch als Handelssorte anzuerkennen, und die Erzeuger mußten ihre wertvollen Bestände abholzen, obwohl auch sie diese Apfelbäume wegen ihres hohen Anbauwertes besonders schätzten.[304]

Vor allem dem Vitamin C kommt eine Schlüsselrolle für die geschmacklichen Eigenschaften eines Lebensmittels zu. »Ein Verlust an Vitamin C ist meist eng korreliert mit einer sensorisch wahrnehmbaren Qualitätsverschlechterung. Deshalb dient der Vitamin-C-Gehalt oft auch als Kriterium für eine qualitätserhaltende, schonende Verarbeitung von Lebensmitteln.«[549]

Halten wir also fest, daß mit dem Wohlgeschmack auch der ernährungsphysiologische Wert steigt. Das Qualitätsurteil über die eingangs erwähnten »Wasser«-Tomaten fällt allerdings vernichtend aus. Ein eklatanter Mangel an wichtigen Inhaltsstoffen deklassiert sie zu einem minderwertigen Nahrungsmittel.

Geschmack und Reinwert

Während der Zusammenhang zwischen Wohlgeschmack und den gesundheitsfördernden Wirkungen eines Lebensmittels noch unmittelbar einsichtig ist, wird's mit dem Schadstoffgehalt schon etwas schwieriger, denn geringe Mengen an Schadstoffen schmeckt man ja nicht direkt.

Wir haben vorhin festgestellt, daß ein Mangel an Aroma auf die Sortenzugehörigkeit zurückgeführt werden kann. Aber auch noch eine zweite Möglichkeit muß in Betracht gezogen werden, nämlich die Einflüsse des Standorts, an dem eine Pflanze wächst. Ist der Boden für die Pflanze geeignet, enthält er alle notwendigen Spurenstoffe in einem ausgewogenen Verhältnis, so werden seine Früchte weit wohlschmeckender sein, als wenn sie auf einem durch Monokultur ausgelaugten Boden wachsen. Die Eignung eines Bodens entscheidet aber auch zugleich über den Gehalt an Umweltgiften in den darauf angebauten Pflanzen:

In der Landwirtschaftlich-chemischen Bundesanstalt in Wien

wurde nachgewiesen, daß beispielsweise Weizen aus einem ungeeigneten Boden zehnmal soviel (!) Cadmium aufnimmt als aus einer guten humusreichen Erde, obwohl der Cadmiumgehalt der Erde in beiden Fällen der gleiche war.[589] Ähnliche Versuche von amerikanischen Forschern mit Maispflanzen erbrachten analoge Resultate.[601] In einem holländischen Labor schieden Tomatenpflanzen das aufgenommene Cadmium wieder aus, sobald sie in eine gute Nährlösung mit hoher Ionenstärke kamen.[622, 623] Als Ursache darf angenommen werden, daß Pflanzen bei einem Mangel an bestimmten Nährstoffen »verwandte« oder ähnliche Verbindungen bereitwillig aus dem Boden aufnehmen, auch wenn es sich dabei um Giftstoffe handelt. Die Pflanze versucht auf diese Weise eine Unterversorgung auszugleichen. Hat sie jedoch die Möglichkeit, die Gifte durch Nährstoffe zu ersetzen, scheidet sie die Schadstoffe wieder aus.

Diese Arbeiten zeigen klar und deutlich, daß ungeeignete, durch Monokultur und Intensivwirtschaft ausgelaugte Böden in einem erheblichen Maße zu einer Anreicherung von Umweltgiften beitragen. Gleichzeitig ermangeln aber gerade die Produkte, die durch ein Maximum an Agrochemikalien erhalten wurden, ihres vollen Aromas: K. Stoll von der Eidgenössischen Forschungsanstalt in Wädenswil konstatiert eine »Geschmacksbeeinträchtigung von Früchten und Gemüsen durch Ertragssteigerung mittels hoher Düngermengen...«[644] Und W. Schuphan fügte hinzu: »Mit steigendem Gebrauch von Pestiziden beobachtet man Geschmacksveränderungen, die im Extremfall zum Verlust des arttypischen Geschmacks führen.«[605]

Einen solchen Extremfall stellen Treibhausprodukte dar. Damit sind weniger die sonnenbeschienenen Gurkenhäuschen kompostdüngender Schrebergärtner gemeint, sondern jene Treibhausplantagen, die, mit subventioniertem Erdgas beheizt, unsere Supermärkte ganzjährig mit Tomaten oder Salat beliefern.

Australische Wissenschaftler verglichen den Gehalt an Umweltgiften in Zwiebeln und Salat, die entweder im Freien oder im Treibhaus gezogen worden waren. Die Aufzucht der Gemüse war in beiden Fällen die gleiche, insbesondere erhielten beide Versuchsfelder den handelsüblichen, mit toxischen Spurenelementen verseuchten Klärschlamm als Dünger. Das Ergebnis war bemerkenswert: »Die eßbaren Teile der Salatköpfe und Zwiebelknollen wurden auf Cadmium, Kupfer, Mangan, Nickel, Blei und Zink analysiert. Im Pflanzenmaterial aus dem Glashaus brachte die Klärschlammdüngung einen scharfen Anstieg der meisten Metalle mit sich, während in den Pflanzen vom Feld der Anstieg der Konzentrationen allgemein gering war.«[590]

Auch wenn die Ursache dieses Effektes noch nicht verstanden wird, bleibt festzuhalten, daß bei derartigem Treibhausgemüse – meist am wäßrigen und laschen Geschmack erkenntlich – mit einem erhöhten Gehalt an Umweltgiften gerechnet werden muß. Bezogen auf die oben erwähnten »Wasser«-Tomaten bedeutet das, daß sie nicht nur an einem Mangel essentieller Inhaltsstoffe leiden, sondern daß auch ihr Schadstoffgehalt gegenüber Freilandtomaten erhöht sein muß.

Somit erlauben die geschmacklichen Eigenschaften eines Lebensmittels nicht nur Rückschlüsse auf den Gehalt an wertgebenden Inhaltsstoffen, sondern zugleich auch eine hinreichende Beurteilung seines Reinwertes.

Fremdgeschmack und Schadstoffe

Die wichtigste biologische Aufgabe des Geschmacksempfindens ist wohl die Unterscheidung von Genießbarem und Ungenießbarem (zum Beispiel zwischen süßem, reifem und fauligem Obst). Sollen jedoch Umweltgifte an typischen Geschmacksveränderungen erkannt werden, müssen sie in »ausreichend« hoher Konzentration vorliegen. Das ist zwar die Ausnahme, kommt aber leider häufiger vor als man meint. Werner Schuphan weist ausdrücklich darauf hin, daß jahrelang völlig unbeanstandet Tomaten eingeführt wurden, »die einen abstoßenden chemischen Fremdgeruch und -geschmack aufwiesen«.[304] Ein chemischer, widerlich muffiger Geruch an Früchten und Gemüsen – im Fachjargon als »Apothekenton« bezeichnet – kann als hinreichender Beweis von erheblichen Rückständen an Pestiziden gewertet werden.[609]

Auch der tschechische Schadstoffexperte Ladislav Rosival, Universitätslehrer in Bratislava, bestätigt: »Viele Pestizide verursachen eine mehr oder minder intensive Veränderung des Geschmacks der Lebensmittel.« Auch könne die »geschmacksbeeinträchtigende Eigenschaft ... durch das Futter in Fleisch, Milch und Milchprodukte« gelangen.[109] Sogar Hormone in der Milchviehhaltung sind geeignet, in der Milch einen sogenannten »Oxidationsgeschmack« hervorzurufen.[648] Manchmal tritt der Fremdgeruch (sogenanntes Off-Flavor) erst während der Lagerung oder der Verarbeitung auf. Aus der Praxis der Lebensmittelherstellung sind eine Vielzahl von Fällen bekannt:

»Kohlproben, die unter Einsatz von Parathion * kultiviert worden waren, lieferten bei der Verarbeitung zu Sauerkraut ein geschmacklich beanstandetes Produkt, obgleich der Kohl in frischem Zustand sich als einwandfrei erwies. Ähnliche Beobachtungen liegen bei der milchsauren Gärung von mit Lindan behandelten Gurken vor.«[609]

Erdbeerkulturen, die mit dem Pilzvernichtungsmittel Captan behandelt wurden, lieferten bei Einhaltung der vorgeschriebenen Wartezeit »geschmacklich einwandfreie Erdbeeren. Wurden diese Erdbeeren eingedost, so machte sich nach einiger Zeit ein intensiver Off-Flavor bemerkbar. Rückstände von Captan oder Metaboliten konnten nicht gefunden werden. Des Rätsels Lösung...: Das Captan oder Folgeprodukte gehen mit der Dosenwand eine nicht näher aufgeklärte Reaktion ein, die zu Off-Flavor führt.«[609]

Oft genug kann der Verbraucher selbst beim Kochen derartige Effekte beobachten, obwohl das Lebensmittel ursprünglich einwandfrei roch. In all diesen Fällen muß vor dem Verzehr derartiger Produkte gewarnt werden. Ein artfremder, unangenehmer Geschmack sollte für ihn eigentlich immer als Hinweis auf das Vorliegen bedenklicher Inhaltsstoffe gewertet werden. So nimmt man beispielsweise an, daß die Zunge für den unangenehmen Bittergeschmack deshalb besonders empfindlich ist, weil die Giftigkeit häufig mit der Intensität des bitteren Geschmacks korreliert;[643] man denke hierbei zum Beispiel an das gallenbittere Strychnin. Auch für die meisten Lebensmittel sind Bitterstoffe unerwünscht und untypisch. Professor Rudolf Engst vom Institut für Ernährung in Potsdam-Rehbrücke: »Bitter gewordene Produkte sind wertgemindert oder sogar völlig genußuntauglich. Sie können auch vom lebensmitteltoxikologischen Standpunkt aus bedenklich sein.«** [103]

Obwohl gerade in letzter Zeit erhebliche Anstrengungen unternommen wurden, Sorten ohne bittere Inhaltsstoffe zu züchten, werden immer häufiger bittere Sorten beobachtet.[103] Rudolf Engst vermutet als Ursache Veränderungen des Pflanzenstoffwechsels, eine Folge »der Intensivierung der landwirtschaftlichen Produktion, und zwar hauptsächlich der Anwendung von künstlichen Düngemitteln, von Pflanzenschutz- und Schädlingsbekämpfungsmitteln und der Einführung neuer technologischer Prozesse und Lagertechniken. In die-

* Ein Insektizid (Handelsname zum Beispiel E 605).

** Auch diese Regel hat ihre Ausnahme. Beim Hopfen, der Grapefruit oder einigen Gewürzen zum Beispiel sind Bitterstoffe genetisch bedingt und stellen ein erwünschtes Qualitätsmerkmal dar.

sen Fällen handelt es sich offensichtlich um Abwehrreaktionen der Pflanzenorganismen und die Bildung von Sekundärprodukten...«[103] Viele Umweltgifte, Medikamente und Pestizide beeinträchtigen schon in geringen Mengen das Stoffwechselgeschehen in Pflanze und Tier. Damit ändert sich zwangsläufig die Zusammensetzung und damit der Geschmack des Lebensmittels.

Etwa eine halbe Million chemischer Verbindungen hat einen deutlichen Geruch, das entspricht etwa jeder 7. bisher bekannten Substanz.[643] Damit können praktisch die meisten biologischen Vorgänge und Veränderungen in einem Lebensmittel sensorisch erfaßt werden, da an ihnen immer eine Vielzahl von Komponenten beteiligt ist. Das heißt, daß die Anwesenheit oder die Folgen von Schadstoffen indirekt über die Beeinflussung des Produkts schmeckbar sind. Dies ist zwar eine sehr unspezifische Methode, da geschmackliche Abweichungen in einem Produkt nur in den wenigsten Fällen einem bestimmten Stoff zugeordnet werden können, sie eröffnet aber zugleich die unschätzbare Möglichkeit, auch die Folgen von Schadstoffen erfassen zu können, deren Existenz heute noch kein Chemiker ahnt. Es sei angemerkt, daß eine chemische Analyse praktisch nicht in der Lage sein kann, »Qualität« zu messen. Die Chemie analysiert Einzelstoffe, soweit sie ihr bekannt sind, niemals aber die Qualität der Gesamtheit, und darauf käme es ja an. Physikalische Verfahren erscheinen geeigneter, Eigenschaften des Ganzen zu erfassen. Erste Versuche zur Bestimmung der Qualität von Lebensmitteln existieren bereits. So verspricht die Messung der »ultraschwachen Biophotonenemission« Erfolg.[477] Sie beruht auf der Erkenntnis, daß sich lebende Zellen dieser besonderen Strahlungsart bedienen, um miteinander zu kommunizieren. Damit wird eine Steuerung biologischer Vorgänge ermöglicht. Aus der Intensivität und Beschaffenheit dieser Strahlung kann auch das »Leben« in Lebensmitteln erfaßt werden. Leider stecken die Experimente noch im Anfangsstadium. Auch fehlt es an der notwendigen Unterstützung, um die bisherigen faszinierenden Forschungsergebnisse in die Praxis umzusetzen.

Schadstoffe und Vollwert

Fremdstoffe können die Zusammensetzung der Lebensmittelinhaltsstoffe beträchtlich beeinflussen:

Schwermetallspuren hemmen beispielsweise in Pflanzen die Nährstoffaufnahme, wodurch ihr Gehalt an wichtigen Mineralstoffen weit unter dem Optimum liegen kann.[606] Herbizide zeigen »einen signifikanten Einfluß« auf Ballaststoffe, Fett, Eiweißbestandteile und Kohlenhydrate.[602,646] In den Blättern herbizid-behandelter Gemüsepflanzen war der Gehalt an Vitamin B_2 um zirka 20 Prozent gemindert, an Nicotinsäure (ein weiteres B-Vitamin) um 25 Prozent und an Vitamin B_1 sogar um 70 Prozent. Der Gehalt an Carotin, aus dem dann im Körper das Vitamin A gebildet wird, sank auf die Hälfte des Normalen.[645] Lindan, ein Insektizid, minderte in Möhren das Carotin um durchschnittlich ein Drittel.[624]

Eine intensive Stickstoffdüngung verringerte in entsprechenden Versuchen den ernährungsphysiologischen Wert der Eiweißstoffe im Getreide.[608]

Schadstoffe beeinträchtigen ein Lebensmittel also auf zweifache Weise. Sie sind erstens bedenklich als giftige Rückstände, andererseits tragen sie zu einer Wertminderung des eigentlichen Lebensmittels bei. Deshalb ist der Einsatz von Chemie zur Nahrungsmittelherstellung auch unabhängig von der Rückstandsfrage problematisch.* Eine Minderung des ernährungsphysiologischen Wertes muß genauso bei Fleisch erwartet werden, das mit Masthilfsmitteln hergestellt wurde. Auch sie beeinflussen den Stoffwechsel der Tiere in erheblichem Maße. Fades, wäßriges und wertgemindertes Fleisch ist die zwangsläufige Folge widernatürlicher Haltungsbedingungen in der Tiermast.

Die Nivellierung des guten Geschmacks

Während die Färbung eines Bonbons, eines Fruchtjoghurts oder eines Apfels mit Farbstoffen beziehungsweise Pestiziden hinreichend gelöst ist, läßt der Geschmack der damit erzielten Produkte oft zu wünschen übrig. Trotz intensiver Bemühungen ist es bis heute nahezu unmöglich, das Aroma einer reifen, frischen Frucht chemisch genau zu kopieren; schon allein deswegen, weil es ein außerordentlich komple-

* Es unterliegt keinem Zweifel, daß Kunstdüngemittel, richtig und in Maßen eingesetzt, nützlich sein können. Insbesondere nach dem Zweiten Weltkrieg konnten damit echte Mangelkrankheiten vieler Böden wirkungsvoll behoben werden. Auch die Nahrungsmittel wurden damit besser und gesünder. Der heute betriebene Einsatz von Agrochemikalien steht aber in keinem Verhältnis zur Notwendigkeit. Längst überwiegt der Schaden den Nutzen. Ein beträchtlicher Teil der heute in der Landwirtschaft verwendeten Spritzmittel wird nur noch gegen solche Schadpilze und Unkräuter verwendet, die als unmittelbare Folge früheren Pestizideinsatzes auftraten.

xes Gemisch vieler Schmeck- und Riechstoffe darstellt, die sich von Sorte zu Sorte, von Anbauort zu Anbauort, von Frucht zu Frucht unterscheiden, und weil sich diese Komposition sofort nach der Ernte zu verändern beginnt. So bemüht man sich, Chemikalien zu entwikkeln, die dem natürlichen Aroma irgendwie ähnlich riechen oder die im günstigsten Fall den Hauptgeschmacksstoff des nachgeahmten Produktes darstellen. Diese Chemikalien sind alterungsbeständiger, billiger und technologisch einfacher zu handhaben als die empfindlichen Naturstoffe.

Damit wurde es möglich, mit Hilfe von Kunstprodukten auf teure Rohstoffe, wie beispielsweise Früchte, oder auf langwierige Verfahren, wie beispielsweise das Räuchern, zu verzichten und so »kostengünstige« Qualitätsware vorzutäuschen. Typisches Merkmal solcher Produkte ist ihr immer absolut gleicher Geschmack, eine Uniformität, die auch bei Massenartikeln nicht allein mit Naturprodukten erreicht werden kann. Befürchtet die Nahrungsmittelindustrie, daß der Kunde allzu künstlich schmeckende Produkte ablehnt, so wird sie ihn langsam daran zu gewöhnen suchen, indem sie, wie der Mediziner sagt, einschleichend dosiert: Erst allmählich wird das Syntheseprodukt zugesetzt und im gleichen Maße auf Naturprodukte verzichtet, bis die Chemie schließlich vollständig dominiert. Werden die aromatisierten Lebensmittel regelmäßig verzehrt, so gilt ihr Geschmack eines Tages als »natürlich«. Gleichzeitig werden naturbelassene Lebensmittel als Abweichung des inzwischen Gewohnten empfunden und abgelehnt. Dieser Prozeß ist schon weiter fortgeschritten, als es auf den ersten Blick erscheint. Ein besonders bezeichnender Zwischenfall ereignete sich vor einigen Jahren in den USA: Die Konservenindustrie, die bisher reine Blechdosen verwendet hatte, war, wohl auch aus gesundheitlichen Überlegungen, dazu übergegangen, Dosen zu verwenden, die innen mit einem dünnen Kunstharzfilm überzogen waren. Dadurch verloren einige Füllgüter wie zum Beispiel Ananas ihren bisherigen geradezu widerlichen Metallgeschmack, den sie sonst während der Lagerung angenommen hatten. Nicht wenig erstaunt waren die Hersteller, als sich nun die Kunden weigerten, die neuen Ananas zu verzehren, weil ihnen der »typische« Beigeschmack nach Blech fehlte. Die Hersteller zogen die Konsequenzen auf ihre Weise: Sie begannen Ananassorten zu züchten, die schon im frischen Zustand nach Blech schmecken sollen. Angeblich will es der Kunde so.

Auch in unserem Lande können ähnliche Fehlanpassungen beobachtet werden, beispielsweise bei der H-Milch. Nicht wenige Mitmenschen, vor allem Kinder, lehnen inzwischen frische, unbehandelte Milch mit dem Hinweis auf ihren »seltsamen« Geschmack ab. Damit sind sie aber einer wichtigen Entscheidungshilfe zur Beurteilung eines Grundnahrungsmittels verlustig gegangen.

Mit einiger Besorgnis beobachten wir diese Entwicklung auch bei der Säuglings- und Kindernahrung. Zwar ist sie ernährungsphysiologisch und toxikologisch unserer normalen Nahrung überlegen, und das muß sie auch sein. Skandale wie »Sexualhormone in Babynahrung« widerlegen diese Feststellung keineswegs, sie geben eher Aufschluß über die Beschaffenheit der anderen Lebensmittel. Das entscheidende Problem moderner Säuglingskost liegt in ihrer geschmacksnivellierenden Wirkung. Früher bereiteten die Mütter den Brei jedesmal selbst zu – eine zugegebenermaßen zeitraubende und aufwendige Tätigkeit. Bei gleichem Rezept unterschieden sich die Gerichte dennoch von Tag zu Tag, je nach der Qualität der Rohstoffe, nach der Art der vorhandenen Zutaten oder den individuellen Eigenheiten der jeweiligen Zubereitung. So lernten wohl die meisten Leser dieser Zeilen ihren Geschmack zu differenzieren. Heute greift man lieber zum pulverisierten Milchbrei und standardisierten Karottengläschen. Die computergesteuerten kontinuierlichen Fertigungsstraßen sorgen dafür, daß jede Packung genauso schmeckt wie die andere. »Garantiert gleichbleibende Qualität«, heißt das in der Sprache der Werbung. Sie produzieren damit gewissermaßen den »Konsumenten der Zukunft«, der nur noch bereit ist, die geschmacksgenormten Fertiggerichte der Nahrungsmittelindustrie zu vertilgen.* Bereits die Mütter der Säuglinge kennen die Folgen dieser frühzeitigen Anpassung: Versuchen sie, lediglich die Marke zu wechseln, so müssen sie das Protestgeschrei ihres Sprößlings in Kauf nehmen, der sich möglicherweise weigert, auch nur geringfügige Geschmacksabweichungen zu akzeptieren. Dieser Effekt ist aus der Tierernährung als sogenannte »Futterprägung« mittels Aromastoffen gut bekannt.[604] Die Hersteller von Kälber-, Hunde- und Forellenfutter wissen daraus sehr wohl ihren wirtschaftlichen Nutzen zu ziehen. Der Nahrungsmittelindustrie kann das kaum verborgen geblieben sein.

* Der Erwachsene kompensiert diese Geschmacksarmut, diesen Verlust sinnlicher Empfindung durch den Konsum »intensiver« schmeckender Erzeugnisse, deutlich ablesbar am Trend zu immer salzigeren, süßeren oder bittereren Speisen oder am Verzehr exotischer Früchte und ihrer Aromen, nachdem die einheimischen jeglichen Reiz verloren haben.

»Die Testung der Wirklichkeit«

Abschließende Aussagen über die Qualität unserer täglichen Nahrung sind aber allein aufgrund von chemischen Analysen nur sehr begrenzt möglich, insbesondere dann, wenn der Chemiker keine Veränderungen nachweisen kann. Denn wir sind heute leider noch weit davon entfernt, alle Inhaltsstoffe unserer Nahrung zu kennen, geschweige denn ihre Einflüsse auf die Gesundheit des Menschen. Noch viel ferner sind wir dem Ziel, all diese Substanzen zuverlässig analysieren zu können. Professor Gottschewski vom Max-Planck-Institut für Immunbiologie forderte deshalb zur Prüfung von Nahrungsmittelzusätzen und Rückständen: »Nur Langzeitversuche, die mit der tatsächlich gegebenen Wirklichkeit arbeiten, sind beweisend.«[653] Es ist dringend erforderlich, die *auf dem Markt befindlichen Lebensmittel* zu prüfen und nicht nur einzelne Zusätze oder Rückstände, um dann unter der absurden Testvoraussetzung, nur dieser eine Fremdstoff werde verzehrt, irgendwelche Toleranzgrenzen festzulegen. Nur ein direkter Vergleich von normalen, konventionell erzeugten Lebensmitteln mit unbehandelten, sprich biologischen Produkten, kann hier Klarheit schaffen. Werden dabei, unter Umständen erst bei den Nachkommen der Versuchstiere in der 2. oder 3. Generation, Spätschäden entdeckt, so sind die verfütterten Nahrungsmittel zum menschlichen Verzehr wohl kaum geeignet.

1957 entstand die erste derartige Arbeit. Damals untersuchte man die Folgen der inzwischen allgemein üblichen Spritzung von Nahrungspflanzen mit Wuchsstoffen anhand von Tomaten. Das Ergebnis des Tierversuchs war »eine erhöhte Mortalität bei Zusatz von Preßsaftkonzentrat behandelter Pflanzen«.[649]

1964 schädigten in einem weiteren Experiment wuchsstoff-behandelte Kartoffeln die »Fertilität von Ratten in der Generationenfolge«.[650] Die Unterlegenheit zeigte sich »auch im äußeren Erscheinungsbild der Tiere durch struppiges Fell und geringere Munterkeit«.[650]

In den sechziger Jahren kam es durch den massiven Einsatz von Chemie in der Landwirtschaft zu den ersten empfindlichen finanziellen Einbußen in der Viehhaltung. Viele Tiere reagierten mit Unfruchtbarkeit auf das Futter aus »modernen« landwirtschaftlichen Betrieben.[651] Und das auch dort, wo die Düngung »ausschließlich nach umfassenden Bodenuntersuchungen erfolgt [war], die von einem erfahrenen Fachinstitut durchgeführt wurden«.[652] Jahrelange, weitreichende Forschungen in Österreich, den Niederlanden und in Norddeutschland erbrachten den Beweis, daß eine geringere Milchleistung und eine überraschend auftretende Sterilität des Viehs, oft genug ganzer Herden, auf die Verwendung von Agrochemikalien zur Futtererzeugung zurückgeführt werden darf.[651]

Wenn man bedenkt, daß die Nahrung des Menschen prinzipiell auf genau dieselbe Weise produziert wird wie die der Nutztiere, nur mit dem Unterschied, daß wir Menschen keine Kraftfutterzulagen zum Ausgleich erhalten, sondern vielmehr Fertigsuppen, Kunsthonig oder »Plastikburger«, dann gibt das zu ernster Sorge Anlaß. Die Wissenschaft jedoch ließ sich von der Dringlichkeit der neu aufgeworfenen Probleme und ihrer weitreichenden Bedeutung nicht im geringsten beeindrucken. Sie überließ das Feld lieber den aufwendigen Werbekampagnen von Bauernverbänden und chemischer Industrie: Es sei »erwiesenermaßen völlig gleichgültig, ob wir sogenannte Naturdünger oder sogenannte Kunstdünger verwenden«.[654] Oder: »Unabhängige wissenschaftliche Untersuchungen bestätigen laufend, daß heimisches Obst, Gemüse, Getreide und Fleisch den höchsten Qualitätsansprüchen genügt und von hohem gesundheitlichen Wert ist«,[654] und was der Sprüche noch mehr sind, die vor »erwiesenermaßener« »Unabhängigkeit« strotzen. Die Probleme in der Landwirtschaft blieben, und die Gefahren für den Menschen ließen sich nicht »wegwerben«. Aber nur noch wenige Wissenschaftler hatten den Mut, dieses vorbelastete Thema einer kritischen Untersuchung zu unterziehen.

1973 publizierten die Professoren Aehnelt und Hahn vergleichende Untersuchungen zwischen konventionell erzeugten Futter- und Lebensmitteln (»intensives« Futter) und biologischen Produkten (»extensives« beziehungsweise biologisch-dynamisches Futter): »... Heu aus einem extensiven Betrieb und einem biologisch-dynamischen Betrieb [erwies sich] gegenüber Heu aus zwei Intensivbetrieben in fast allen Fruchtbarkeitsmerkmalen beim Kaninchen als erheblich überlegen.« »Die Fruchtbarkeit der ›Intensivgruppe‹ war hochgradig gestört.« Genauso fallen die Versuche mit Gemüsen aus: Die Fruchtbarkeitsmerkmale waren bei der Intensivgruppe »im Vergleich zur biologisch-dynamischen Gruppe, die die günstigsten Werte zeigten, um 50 Prozent herabgesetzt«. In der biologischen Gruppe entwickelten sich drei Viertel der Eizellen weiter, während bei der anderen Gruppe »sämtliche Eizellen... nach einem Tag degeneriert waren«.[652]

1975 publizierte Professor Gottschewski die Ergebnisse eines 5jährigen Großversuchs, bei dem er »ein sogenanntes normales Marktfutter, Qualität I a« und »ein sogenanntes rückstandsfreies Futter« miteinander verglich. »Das letztere wurde aus Betrieben gekauft, die nachweislich keine Herbizide und Pestizide einsetzten und in erster Linie mit natürlichem Dünger und Kompost arbeiteten.« Gottschewski über seine Forschungen: »Es handelt sich bei diesem Versuch nicht um die Prüfung einzelner bestimmter Zusätze, sondern um die Testung der Wirklichkeit, das heißt um die Qualität der auf dem Markt käuflich zu erwerbenden Nahrungsmittel.«[653] Sein Resultat: »Wir haben statistisch gesichert in mehreren Wiederholungsversuchen festgestellt, daß in den geprüften Parametern sich die sogenannte ›biologische‹ Nahrung der ›normalen‹ als überlegen erwies.«[653]

Die Ergebnisse im einzelnen:

1. Die Überlebensfähigkeit der Tiere nach einer Operation: Die biologisch ernährten Tiere überstanden den Eingriff problemlos im Gegensatz zur »normalen« Gruppe. Das »beweist den positiven Einfluß des rückstandsfreien Futters«.
2. Die Empfindlichkeit gegenüber Giften: »Auch hier wieder sind die mit rückstandsfreiem Futter ernährten resistenter als die anderen.«
3. Die Fruchtbarkeit: »... die Anzahl der Lebendgeborenen ist in dem rückstandsfreien Futter statistisch gesichert höher als in dem Normalfutter ... Die Totgeborenen sind nach Normalfütterung am höchsten; das heißt, dieses Normalfutter, das auf dem Markt gekauft wurde, schneidet am schlechtesten ab.«

Wohl selbst am meisten von seinen Ergebnissen überrascht, zieht Gottscheswki seine persönliche Schlußfolgerung: »Aufgrund von Experimenten, die den heutigen Anforderungen nicht mehr entsprechen, zu behaupten, unsere üblichen Düngemethoden und die gängige Behandlung von Pflanzen, Tieren und ihrer Produkte, die durch chemische Zusätze verändert werden, seien unschädlich, ist unbewiesen und grob fahrlässig.«[653]

Der ökologische Landbau: »Sabotage am Leben«

Hauptproblem unserer Agrarpolitik ist die Beseitigung landwirtschaftlicher Überschüsse: Obst- und Gemüsevernichtungen, Kühlung von Butterbergen und überschüssigem Fleisch, Sprühtrocknung und Lagerung von Magermilch kosten die Steuerzahler Unsummen und drohen in regelmäßiger Folge die Europäische Gemeinschaft zu sprengen. Dies hindert die Agrarlobby nicht daran, vor den geradezu diabolischen Folgen des alternativen Landbaus zu warnen, obwohl diese nur 1 bis 2 Prozent des bäuerlichen Marktanteils erreicht. Um unerhörte zwei Drittel würde der Ertrag im Bioanbau abnehmen und »der Hunger in der Welt würde erdrückend zunehmen«, behauptete Heinz Vetter, Präsident des Verbandes Deutscher Landwirtschaftlicher Untersuchungs- und Forschungsanstalten (LUFA).[1487] Und wer trotzdem Partei für den ökologischen Landbau ergreift, muß sich allen Ernstes fragen lassen, ob er denn »Schlange stehen oder überhöhte Preise auf dem schwarzen Markt bezahlen möchte«.[1483]

Mag sein, daß die Erträge der Ökobauern etwas niedriger liegen als die ihrer konventionellen Kollegen, dafür entfallen aber auch beträchtliche Kosten für Agrochemikalien. Mit einem etwas höheren Arbeitsaufwand werden »vergleichbare Kulturergebnisse erzielt«, so eine Studie der Versuchsanstalt Köln-Auweiler.[1481] Angesichts des wirtschaftlichen Zwanges vieler Landwirte, sich auf dem normalen Arbeitsmarkt verdingen zu müssen, um den eigenen unrentablen Nebenerwerbshof noch halten zu können, ist dies eher eine Chance als ein Handicap.

Daß diese Chance vergeben wurde, ist kein Zufall. Jahrzehntelang hatte man unseren Landwirten eingeimpft: Ohne Chemie kein Wachstum auf dem Feld, keine gesunden Pflanzen bei der Ernte. Logische Folgerung daraus: Ein »biologischer« Landbau sei schlechterdings unmöglich. Schließlich habe man »wissenschaftlich festgestellt«, daß »der Raubbau an Mineralstoffen im Boden zum Ende dieser Biowirtschaft führt«. Geht ihre Saat trotzdem auf, so doch nur, weil der Acker »zusätzlich (heimlich) mit Mineraldünger versorgt wird«.[1483]

Diese Propaganda verfehlte ihre kalkulierte Wirkung nicht. Biobauern wissen aus leidvoller Erfahrung, wie das Vorurteil, sie würden des nächtens im Schutz der Dunkelheit spritzen, ganze Dorfgemeinschaften gegen sie zusammenschweißte. Als dann im Bio-Obst und Bio-Gemüse auch noch Rückstände von Pestiziden nachgewiesen werden konnten, die wegen ihrer weltweiten Verbreitung auch im Polarschnee zu finden sind, sprach man ironisch von »recht erstaunlichen Befunden«, denn der Bioanbau müßte »eigentlich in der Lage sein, die Rückstandsfreiheit seiner Produkte zu garantieren«.[1484] Für einfache Gemüter war der endgültige Beweis erbracht: Ohne Chemie gedeiht auch bei den Biologischen nichts.

Dem Verbraucher kam man mit der umgekehrten Logik: Alles Leben hätte nun einmal eine chemische Grundlage, wäre damit »chemisch«; woraus zu folgern wäre, daß die Agrochemie, die doch nur Lebensvorgänge verbessert, ihrerseits natürlich »biologisch« sein müsse. Ein »nicht-biologischer« Landbau sei deshalb schlechterdings unmöglich.

Der versprengten Minderheit von besonneneren Toxikologen und Lebensmittelchemikern, die, wie Professor Gottschewski, in der Biokost gar gesundheitliche Vorteile zu erkennen vermochte, stellten sich Kollegen wie Professor Diehl mutig entgegen, der im Namen der Wissenschaft »derartige Behauptungen«, denen ganz einfach »die sachliche Basis fehlt«, empört zurückwies.[660] Professor Glatzel tat sie gar als »philosophische, magische und religiöse Vorstellungen« ab, die »man nicht mit biologischen Tatsachen und Gesichtspunkten diskutieren« könne.[659] Und so verzichtete man auf eine Sachdiskussion und setzte beim Thema Agrochemie lieber auf altbewährtes Glaubensgut: »›Die Erde untertan machen‹ heißt gegen die Natur kämpfen, die Natur in den Griff zu bekommen. Erfüllt nicht auch die Chemie dieses Gebot?«[1483] Die Antwort fällt leicht: Ja natürlich, und »...das Ja zu unserem Leben hat Konsequenzen. Die wichtigste ist das uneingeschränkte Ja zum Kampf gegen unsere Feinde«, verrät noch 1979 ein »Ratgeber« für den Verbraucher. Das Ja zum bedingungslosen »Schädlingskrieg« mit der chemischen Keule auf dem Felde der Ähren wird ergänzt durch den Kampf gegen den vermeintlich größten Schädling am gesunden Volkskörper – den Freunden des ökologischen Landbaus –, die hier zur »Unterlassung von Sabotageakten an unserem Wohlstand« aufgefordert werden: »Wie soll man die Verteufler unseres Kampfes gegen die gefährlichen Gegner unserer Nahrung anders nennen als Saboteure am Leben aller?« Die Sprache, die Erinnerungen weckt an eine längst vergangen geglaubte Ära, verrät den Ideologen. Professor Dr. D. Fritz, Ordinarius für Gemüsebau an der Technischen Universität München, wünscht diesem gespenstischen Ratgeber »über die grundlegenden Tatsachen einer gesunden Ernährung« in seinem gefälligen Nachwort auch noch einen »guten Erfolg«.[1482]

Trotz einer ideologisch geprägten Propaganda und mancher pseudowissenschaftlichen Studie gegen alles, was den Umsatz derer schmälern könnte, die an den Landwirten verdienen, erblicken heute viele Menschen im ökologischen Landbau eine Chance zur gesünderen Ernährung, eine Chance, die der Biobranche inzwischen zwei Millionen Mark Jahresumsatz bescherte.

Mitten in diesen Boom platzten die beiden umstrittenen Studien der Landwirtschaftlichen Untersuchungs- und Forschungsanstalt (LUFA) und des niedersächsischen Landwirtschaftsministeriums.[1485, 1486] Von der Landwirtschaft hochstilisiert zum endgültigen Beweis dafür, daß die Biokost nichts anderes wäre als eine teure Mischung aus Beutelschneiderei und Glaubenssache, konstatierten die Autoren unter dem Beifall ihrer Auftraggeber: Die Biokost ist nicht besser als die Normalkost. Wer hätte das gedacht: In Studien aus dem Dunstkreis des Agrobusineß wird mit einem Mal der Biokost zumindest Gleichwertigkeit bescheinigt. Das veranlaßt sie aber immer noch nicht, darüber nachzudenken, inwieweit der Aufwand an Energie, Chemie und Kapital in der modernen Landwirtschaft überhaupt noch zeitgemäß ist, wenn ihr Resultat keine qualitativen Vorteile bringt. Wäre es da nicht klüger und vor allem billiger, diese mit Subventionen künstlich beatmete Wirtschaftsform mit all ihrer Umweltbelastung, ihrer Naturzerstörung und dem Höfesterben – denn sie kostet nach wie vor vielen Landwirten die Existenz – den Erfordernissen der Zeit anzupassen und von den ökologischen Landwirten zu lernen, statt sie zu verteufeln?

Nun sind die beiden genannten Studien beileibe nicht die einzigen, die zum Thema Biokost unternommen wurden, aber diejenigen, welche Agrobusineß und Landwirtschaftspolitik mit Abstand die schmeichelhaftesten Ergebnisse boten. Die höchst fragwürdigen Methoden, mit denen diese Resultate erzielt wurden, werden im Abschnitt ›Die Testung der Wissenschaft: Die Tricks der Biotester‹ (siehe Seite 245) eingehend gewürdigt. Natürlich liegen zahlreiche weitere Untersuchungen vor, vorzugsweise aus der Überwachung – Untersuchungen mit anderslautenden Befunden und ohne Presseecho.

Biokost: die Unterschiede

Pestizide

Dr. Reinhard, Leiter des Untersuchungsamtes in Sigmaringen, über seine Erfahrungen mit der Biokost im Rahmen der amtlichen Lebensmittelüberwachung: »In 43 zum größten Teil von Erzeugern ... stammenden Proben lagen die Rückstandswerte, bis auf eine Ausnahme, unter der Nachweisgrenze: Dagegen waren bei 484 überprüften konventionell angebauten Erzeugnissen nur in 50 Prozent keine Rückstände nachweisbar, bei 48 Prozent lagen die Werte unter der Höchstmenge, bei 2 Prozent über dem gesetzlich festgelegten Höchstwert. Die oft geäußerte und in die Öffentlichkeit getragene Meinung, daß alternativ und konventionell angebaute Lebensmittel hinsichtlich der Belastung mit Pflanzenschutzmitteln keine Unterschiede zeigen, konnte somit durch unsere Beobachtungen bis jetzt nicht bestätigt werden. Offen bleibt unseres Erachtens die Frage, ob die in der öffentlichen Diskussion stehenden Untersuchungen auch tatsächlich an Erzeugnissen aus alternativem Anbau durchgeführt wurden ...«[1456]

Etwa gleichlautende Resultate erhielt sein Schweizer Kollege Dr. Schüpbach von der kantonalen Lebensmittelüberwachung in Basel. Er verwahrt sich ausdrücklich gegen die »irreführende Meinung«, daß »biologisch angebaute Produkte hinsichtlich der Rückstände von Spritzmitteln kaum von konventionell produzierter Ware zu unterscheiden seien«. Von den in seinem Labor kontrollierten knapp 800 konventionellen Proben enthielten ein Drittel der Produkte »noch tolerierbare Rückstandsmengen, während bei 3,7 Prozent der Proben eine Überspritzung festgestellt werden mußte«. Von den knapp 200 Proben aus biologischem Anbau »enthielten 96 Prozent der Proben keinerlei Rückstände von chemischen Spritzmitteln, während bei insgesamt sechs Proben (3,2 Prozent) meßbare Rückstände vorhanden waren«. Drei dieser sechs Proben waren mißbräuchlich behandelt worden, die anderen drei stammten alle aus derselben Gärtnerei: In »das Gemüse gelangten nach einer Tiefpflügung Rückstände ... aus dem Boden, die mindestens zehn Jahre alt waren und vermutlich vom konventionellen Vorgänger des biologischen Gärtners ausgebracht worden waren«.[1479]

Pestizide in biologisch und konventionell erzeugtem Frischobst und Frischgemüse (1456, 1480, 1494, 1632, 1633)

	Proben-anzahl	nicht nachweis-bar*	unter der Höchst-menge	Höchst-mengen-über-schreitung
Sigmaringen 1983–1985**				
biologisch	194	92%	8%	0%
konventionell	1323	49%	48%	3%
Karlsruhe 1981–1983				
biologisch	274	87,5%	12%	0,5%
konventionell	2167	68,5%	30%	1,5%
Basel 1980–1983				
biologisch	173	97%	3%	0%
konventionell	856	61%	33%	6%

* »Nicht nachweisbar« bedeutet, daß Rückstände der jeweils geprüften Stoffe mit der jeweiligen Analysen-Empfindlichkeit nicht nachweisbar waren, und ist keinesfalls Beleg für eine »Rückstandsfreiheit«.

** Während vom Sigmaringer und Baseler Amt die biologischen Proben überwiegend beim Erzeuger gezogen wurden, spiegeln die Proben des Karlsruher Amtes teilweise schon die Situation auf der Handelsstufe wider.

Diese Ergebnisse aus dem Zeitraum von 1978 bis 1981 wurden in den folgenden Jahren in vollem Umfang bestätigt (siehe Tabelle). Und dabei sind die zahlreichen hochbelasteten Kopfsalat-Proben noch gar nicht in die Statistik aufgenommen. Dr. Schüpbach wollte (konventionelles) Obst und Gemüse nicht durch die »überdurchschnittliche Beanstandungsquote von rund 20 Prozent« bei Kopfsalat in Verruf bringen. Jeder fünfte konventionelle Salatkopf hätte gar nicht mehr verkauft werden dürfen.[1480]

Auch die Chemische Landesuntersuchungsanstalt in Karlsruhe konnte, ebenso wie das Baseler Labor, bei konventionellem Gemüse (über 100 Handelsproben) in zirka 30 Prozent Pestizidrückstände nachweisen, bei biologisch deklarierter Ware (197 Proben) nur noch 3 Prozent. Getreide und Brot schnitten jedoch gleich ab.[1494] Letzteres Ergebnis wird auch von der Lebensmittelüberwachung in Moers bestätigt.[1490] Möglicherweise kommt hier der Umstand zum Tragen, daß erheblich mehr »Bio«-Getreide verkauft als hierzulande erzeugt wird.

Es darf angenommen werden, daß zweifelhafte Importware, deren »biologische« Herkunft nur schwer kontrollierbar ist, manche Lücke im Angebot schließt. In jüngster Zeit wurden Betrugsdelikte mit umetikettierter konventioneller Ware, zum Teil mit Umsätzen in Millionenhöhe, aufgedeckt.

Andererseits ist es den Biogärtnern und Biobauern natürlich nicht möglich, der weltweiten Umweltverschmutzung auszuweichen. Deshalb werden, sofern man auf globale Umweltkontaminanten prüft, selbstverständlich vergleichbare Belastungen beobachtet.[1121] Milchanalysen zeigen, daß chlororganische Rückstände bei beiden Produktionsweisen etwa genauso häufig vertreten sind.[1488, 1489] Aber der alternative Landbau kann durch Verzicht auf den Einsatz offensichtlich unnötiger Biozide helfen, die allgemeine Belastung zu vermindern. Unter diesen Umständen erscheint es zynisch, wenn gerade ihm vorgeworfen wird, auch er böte keine völlige Rückstandsfreiheit.

Die Testung der Wissenschaft: Die Tricks der Biotester

Es gibt zahlreiche Möglichkeiten, Untersuchungsergebnisse zu manipulieren. Auch das kontrovers diskutierte Thema Biokost – hier geht es nicht zuletzt um die Milliardenumsätze der Agrarindustrie – blieb davon nicht verschont. Die aufgeführten Fehler und Tricks – egal ob sie auf mangelnder Qualifikation beruhen, aus Irrtum geschahen oder mit Vorsatz angewandt wurden – werden heute zur offiziellen »Verbraucheraufklärung« mißbraucht. Und ihr Mißbrauch nimmt zu.

Der Probenziehungs-Trick

Die dubiosen Ergebnisse verschiedener Biokost-Studien veranlaßten Dr. Reinhard, Leiter der Chemischen Landesuntersuchungsanstalt Sigmaringen, zur Frage, »ob die in der öffentlichen Diskussion stehenden Untersuchungen auch tatsächlich an Erzeugnissen aus alternativem Anbau durchgeführt wurden«[1456]. Es ist kein Geheimnis, daß umetikettierte konventionelle Ware ihren Weg ins Angebot findet. Obwohl die

Studie der Landwirtschaftlichen Untersuchungs- und Forschungsanstalt (LUFA) nach eigenen Angaben eine »gezielte Art der Probennahme« durchgeführt haben will, kauften die Tester beträchtliche Mengen Undefinierbares. »Ein Teil der Produkte«, heißt es in der Studie sogar, enthielt nicht einmal eine »Angabe über Erzeuger oder Vertriebsgesellschaft«. Man wundert sich, wie es ohne diese Angaben überhaupt gelang, die Ware als biologisch einzustufen.[1485]

Der Anbau-Trick

Bei Anbau-Vergleichen werden Bedingungen gewählt, die in der Praxis nicht eingehalten werden. Man erkennt die Absicht solcher Studien beispielsweise daran, daß die Erzeugnisse durchweg Nitrat-Rückstände enthalten, die so niedrig sind, daß sie allenfalls ein Zehntel des »normalen« Wertes von Handelsproben erreichen. Ein Beispiel für eigentümlich niedrige Nitratgehalte ist die Augustenberg-Studie.[1493]

Der Einzeldaten-Trick

Der Einzeldaten-Trick dient dazu, hohe Rückstandsquoten zu verschleiern. Beispiel: Untersucht werden 10 Lebensmittel auf je 10 Rückstände. In jedem Lebensmittel sei genau ein Rückstand nachweisbar, kein Lebensmittel, das rückstandsfrei wäre. »Bezogen auf die Einzeldaten« sind allerdings 90 Prozent rückstandsfrei. »Bezogen auf die Einzeldaten« bedeutet, daß ein Nachweis von 10 Stoffen in 10 Lebensmitteln theoretisch 100 einzelne Analysen ergibt – auch wenn diese 10 Stoffe per Gruppennachweis in einem einzigen Analysengang erfaßt werden. Werden bei diesen formalen 100 Analysen dann 10 Rückstände gefunden, so sind das statistisch eben nur noch 10 Prozent.

In der LUFA-Studie werden auf diesem Wege nahezu alle rückstandsbelasteten Lebensmittel für den flüchtigen Leser rückstandsfrei: »Bei den hier untersuchten Proben wurden im Mittel in 58 Prozent Rückstände festgestellt ... *Bezogen auf die Einzeldaten* wiesen 96 Prozent der Befunde aus modernem und 97 Prozent der Befunde aus alternativem Angebot keine Rückstände auf.«[1485] (Hervorhebung durch die Verf.) In dieser Form mag die Darstellung noch angehen; jedoch wurde in der publizistischen Ausschlachtung dieser Studie meistens nur der zweite Satz zitiert. Unvertretbar aber ist die Umkehrung der Wahrheit in ihr statistisches Gegenteil in der Niedersachsen-Studie auf Seite 12: »In 93 Prozent (konventionelle Erzeugung) bis 96 Prozent (alternative Erzeugung) aller Proben konnten keine Rückstände nachgewiesen werden.« Das könnte allenfalls dann wahr sein, wenn es auf die Einzeldaten bezogen würde. Unterstellt man, daß die Zahlenangaben in der Broschüre wahrheitsgemäß erfolgt sind, dann wurden bei 692 Proben 237mal Rückstände gefunden.[1486]

Der Keine-Rückstände-nachweisbar-Trick

Das Prinzip dieses Tricks: Man prüft möglichst nur dort auf Rückstände, wo sie nur selten oder gar nicht zu erwarten sind, und erklärt dann: »Keine Rückstände nachweisbar.«

Anschauliche Beispiele liefert die LUFA-Studie: Da wird nach Nitrat im Brot gefahndet, obwohl es dort bekanntermaßen ebensowenig vorkommt wie in den gleichfalls daraufhin untersuchten Äpfeln oder im Weizen. Das Ergebnis solcher Analysen steht von vornherein fest: Es sind praktisch keine Rückstände und damit auch keine Unterschiede zwischen konventionellem und biologischem Anbau nachweisbar. Auf der anderen Seite haben viele Lebensmittel ihre speziellen Rückstandsprobleme. Durch Unterlassen entsprechender Analysen läßt sich die Belastung gut vertuschen. So prüft man (LUFA-Studie) im Roggen statt auf Blei (kommt vor) auf Quecksilber (kommt nicht vor) oder (Niedersachsen-Studie) im Weizen auf Thiabendazol (Pilzmittel für Zitrusfrüchte) statt auf den überall eingesetzten Halmverkürzer CCC.

Die Formulierung »keine Rückstände nachweisbar« ist so lange irreführend, wie nicht gesagt wird, auf wie viele der weltweit etwa 2000 verschiedenen Pestizide geprüft wurde.

Ob vorhandene Rückstände erfaßt werden, bleibt meist dem Zufall überlassen – und ist im Rahmen der Routine-Analytik auf ein, zwei Dutzend Stoffe eher unwahrscheinlich.

Der Median-Trick

Zur Senkung der realen Rückstandsbelastung (»Gesundrechnen«) werden immer häufiger statistische Methoden bevorzugt, die automatisch die hohen Werte unter den Tisch fallenlassen, obwohl diese Ware natürlich verzehrt wird und in besonderem Maße zur Belastung der Bevölkerung beiträgt.

Zum Verständnis des Median-Tricks ist ein wenig Mitrechnen erforderlich. Dies lohnt sich aber, denn er ist der wirkungsvollste aller Tricks. Mit ihm wird inzwischen die Rückstandsbelastung der Bundesbürger durch das Bundesgesundheitsamt heruntergerechnet.

Beispiel: Ein Verbraucher verzehrt 25 Mahlzeiten. Die Rückstandsgehalte eines Schadstoffes verteilen sich folgendermaßen:

Rückstände pro Mahlzeit

12× 0,05mg	=	0,6 mg
1× 0,1 mg	=	0,1 mg
3× 0,6 mg	=	1,8 mg
5× 1,0 mg	=	5,0 mg
3× 2,5 mg	=	7,5 mg
1×10,0 mg	=	10,0 mg
25 Mahlzeiten		25,0 mg Rückstände
Durchschnitt:		1,0 mg Rückstände pro Mahlzeit
median:		0,1 mg Rückstände pro Mahlzeit

Die Gesamtbelastung beträgt also 25,0 Milligramm, der durchschnittliche Gehalt beträgt somit 1,0 Milligramm (arithmetisches Mittel). Der Medianwert hingegen ist der mittlere Wert. Also bei 25 Werten der 13. Einzelwert. Zwölf Werte liegen darüber und zwölf Werte darunter. Das 13. Essen fällt in unserem Rechenexempel unter die Kategorie

0,1 mg. Damit beträgt der Median hier nur noch ein Zehntel des tatsächlichen Durchschnitts.

Soweit so gut. Aber wenn dieser Median dann statt dem echten Durchschnitt zur Berechnung der Belastung der Bevölkerung herangezogen wird, führt dies zu einer gravierenden Verfälschung. Die Gesamtbelastung liegt in unserem Beispiel dann nicht mehr bei 25,0 Milligramm, sondern nur noch bei 25,0 × 0,1 mg, also 2,5 Milligramm. Der »amtliche« Verzehr beträgt hier nur noch ein Zehntel der wahren Schadstoffaufnahme.

Der Aus-1-mach-100-Trick:

Dieser Trick ist so simpel wie wirkungsvoll: Man untersucht nur eine einzige Probe, findet nichts und erklärt befriedigt, 100 Prozent aller Proben seien ohne nachweisbare Rückstände. In der Niedersachsen-Studie gelang dieses Kunststück moderner Statistik – unter dem Etikett »Lebensmittelüberwachung in Niedersachsen« – immerhin neunmal.[1486]

Der Höchstmengen-Trick

Werden in Lebensmitteln unerwünschte Rückstände nachgewiesen, fehlt nicht der obligate Hinweis, daß diese in der Regel unter einer Höchstmenge lägen. Diese Höchstmengen werden aber, wie sich zum Beispiel am Beizmittel HCB verfolgen läßt, an den jeweiligen Rückstandswerten orientiert.[1492] Die Konsequenz: In der Vergangenheit mußten die Höchstmengen wesentlich häufiger heraufgesetzt werden, als sie gesenkt werden konnten.[1497] Auch der Mischparagraph gehört zur Höchstmengen-Kosmetik (siehe Seite 123). So läßt sich zumindest ein Anstieg der Beanstandungen vermeiden.

Eine neue Variante des Höchstmengen-Tricks gelang der Niedersachsen-Studie: Da sind sogar Höchstmengen enthalten (als »HM« abgekürzt), die es in der Bundesrepublik gar nicht gibt. Für Getreide wird gar eine Phantasie-»HM« von 4 Gramm Nitrat pro Kilogramm ausgewiesen, die insofern überrascht, als Getreide gar kein Nitrat anreichern kann. Es enthält allenfalls einige Milligramm, die toxikologisch bedeutungslos sind. Nitrat-Toleranzwerte für Weizen oder Roggen sind ungefähr so sinnvoll wie Abgas-Vorschriften für Fahrräder, wobei, um im Bild zu bleiben, hier Vorschriften ersonnen wurden, wie sie allenfalls für Auspuffrohre von Panzern angewandt werden könnten.[1486]

Der Ausreißer-Trick

Ein instruktives Beispiel, wie man mit dem Ausreißer-Trick unliebsame Statistiken frisieren kann, liefert die LUFA-Studie: In einer Reihe von Biomöhren sind *keine* Nitrat-Rückstände nachweisbar. Dieses Faktum ist von ganz entscheidender Bedeutung für die geringere Rückstandsbelastung. In der folgenden Statistik werden diese Ergebnisse mit der Bemerkung »ohne Befund« gestrichen. Auf der anderen Seite sind bei konventioneller Ware Möhren mit *extremen* Rückständen bis zu anderthalb Gramm Nitrat nachweisbar; auch diese extremen Werte werden ebenfalls für die Statistik eliminiert (Ausreißer nach oben). Rechnet man dann den (verfälschten) Durchschnitt aus, schneiden die Biomöhren immer noch um 70 Milligramm pro Kilogramm besser ab. Nun berechnen die Untersucher daraus den Median (siehe oben). Erst jetzt gleichen sich die Unterschiede auf bedeutungslose 30 Milligramm an.[1485] Es darf angenommen werden, daß hier tatsächlich auch echte Bioware dabei war.

Nitrat

Nitratgehalte von mehreren Gramm pro Kilogramm Gemüse sind inzwischen eher die Regel als die Ausnahme. Das ist toxikologisch nicht mehr unbedenklich. Gerade hier kann der ökologische Landbau seine Überlegenheit demonstrieren. Niedrigere Nitratgehalte sind ein Indikator für sachgerecht erzeugtes Biogemüse: Zum einen verhindert eine maßvolle organische Düngung mit langsam fließenden Stickstoffquellen wie Kompost oder gut durchgerottetem Mist extreme Rückstände.[57, 159, 1496] Zum anderen lautet das erklärte Ziel dieser

Anbauform: Qualität statt Quantität. Das verlangt auch einen Verzicht auf hohe Düngerabgaben zum Erzielen großer, wasserreicher und fäulnisanfälliger Ernteprodukte. Die Resultate der Salzburger Lebensmittelüberwachung aufgrund von etwa anderthalbtausend Proben (siehe Tabelle) zeigen gewisse Unterschiede.[1495] Es wäre wünschenswert, die Gehalte vor allem bei den nitratspeichernden Pflanzen zum Beispiel durch entsprechende Sortenwahl weiter zu senken. Auffällig sind die extremen Werte der Unterglaskulturen. Ihr Verzehr kann aufgrund dieser Analysen keinesfalls empfohlen werden.

Nitratgehalte in Gemüse (1495)
Angaben in Gramm pro Kilogramm

	biologisch	konventionell	Unterglas
Karotten	0,2	0,5	–
Petersilie, Sellerie	0,3	1,0	3,4
Endivie, Feldsalat, Kresse	0,6	1,2	3,3
Kohl (Weiß-, Grün-, Chinakohl)	0,8	1,1	–
Rettich	0,9	1,7	3,6
Kohlrabi	1,1	1,3	2,5
Radieschen	1,3	1,5	2,9
Spinat, rote Bete, Kopfsalat	1,3	1,5	3,7

Geschmack

Als Vorzug der Biokost gilt landläufig ihr Geschmack. Der Lebensmittelhandel tut dies gern als bloße »Einbildung« ab, was wenig erstaunt, denn seine eigenen Qualitätsnormen verlangen erst gar kein Aroma (siehe Seite 227). Gelegentlich werden Bioprodukte aber auch aus geschmacklichen Gründen abgelehnt. Eine Untersuchung der Bayerischen Landesanstalt für Ernährung könnte eine Erklärung für dieses Phänomen bieten: Bei einem Handelsproben-Vergleich normaler Milch mit Biomilch bevorzugten einzelne Prüfer konstant die Biomilch, »andere wiederum durchweg die Vergleichsmilch. Die Frage des individuellen Geschmacks spielt offensichtlich eine wesentliche Rolle.«[1489] Bliebe nur noch zu klären, wie die Geschmackspräferenzen entstanden. Nennt man das etwa »Futterprägung«?

Gesundheitszustand

Der Gesundheitszustand von Nutzvieh und Pflanzen sagt meist viel mehr aus als aufwendige Einzelstoff-Analysen. Hier fehlen leider brauchbare Untersuchungen, obwohl gerade sie in der Lage wären, den Gesundheitswert von Lebensmitteln zu charakterisieren. Nur eine einzige Veröffentlichung erlaubt Rückschlüsse. In der oben genannten Milch-Studie wurden als Untersuchungsmerkmale auch jene unappetitlichen »somatischen Zellen« (siehe Seite 192f.) einbezogen, die von euterkranken Kühen vermehrt über die Milch ausgeschieden werden. Die durchweg »signifikant niedrige Zahl an somatischen Zellen« in der Biomilch während des Winterhalbjahres zeigt eindeutig einen besseren Gesundheitszustand dieser Kühe an.[1489]

Neues aus Brüssel: Die EG-Verordnung

Inzwischen wissen es (fast) alle: Der ökologische Umbau der Gesellschaft steht als große Zukunftsaufgabe an. Wer ökologisch wirtschaftet, dem ist heute öffentliche Anerkennung sicher. So ändern sich die Zeiten. Zum Glück! Andererseits entwickelte sich aus dem, was einst mit viel Idealismus und gegen große Widerstände als biologischer Landbau begann, ein knallhartes Geschäft. Die höheren Preise forderten zusammen mit dem Fehlen rechtlicher Normen zu Mißbräuchen geradezu heraus. Nach eigenen Erfahrungen muß im biologischen Handel mit einer hohen Dunkelziffer gerechnet werden. Viele wissen es, die meisten schweigen.

Während sich die Bundesregierung außerstande sah, Rechtssicherheit zu gewähren, erarbeitete Brüssel ein Regelwerk für die pflanzliche Produktion. Am 24. Juni 1991 trat die EG-Verordnung »Über den ökologischen Landbau« in Kraft.[1514] Nach einer Übergangsfrist von einem Jahr gelten für alle Biolandwirte EG-weit verbindliche Regeln. Entsprechende Anforderungen für tierische Produkte sollen bis zum 1. Juli 1992 folgen.

Trotz einiger Lücken kann zum erstenmal vom konsequenten Versuch gesprochen werden, Licht in die dunklen Handelswege und die wundersame Biovermehrung zu bringen. Laut EG ist eine Kennzeichnung als »Öko«-Produkt nur noch dann zulässig, wenn:
- alle Flächen und Gebäude, auf oder in denen Produkte erzeugt, gelagert oder verarbeitet werden, vorher angemeldet wurden;
- eine Buchführung über alle ge- und verkauften Ökoprodukte vorhanden ist;

– mindestens einmal pro Jahr eine gründliche Betriebsbesichtigung durch Fachpersonal stattfindet.

Die EG besteht also auf einem lückenlosen Herkunftsnachweis. Nur wenn Landwirte und Verarbeiter über den gesamten Warenfluß Aufzeichnungen vorlegen, kann das fertige Produkt vom Regal bis zum Acker zurückverfolgt werden. Das dürfte erhebliche Teile der Branche ins Schwitzen bringen. Denn die »anerkannten« Bioverbände genügen nicht den Minimalforderungen der EG. Prompt klagten einige Ökofunktionäre, die Verordnung würde den »kleinen Landwirten« zur Last fallen. Als ob Kontrolle nur etwas für die großen und anderen wäre.

Zu Recht wird jedoch moniert, daß die EG umstrittene Stoffe zuließ wie die Kupfermittel. Zwar braucht die kurze Liste der Präparate für den biologischen Pflanzenschutz keinen Vergleich mit den konventionellen »Pflanzenschutzmittel-Verzeichnissen« zu scheuen, die viele hundert Seiten umfassen. Dennoch gehört das Schwermetall Kupfer eigentlich nicht auf den Öko-Acker.

Die Brüsseler orientierten sich dabei leider an den Empfehlungen der »anerkannten« Verbände. Bisher mauschelte die Branche intern aus, was erlaubt sein soll und was nicht. In Zukunft ersetzt diese undurchsichtige Praxis ein ordentliches Zulassungsverfahren. Das schafft wenigstens Transparenz.

Ökologischer Landbau ist notwendig. Seine Pioniere haben nicht nur gezeigt, daß die Erzeugung von Nahrungsmitteln im Einklang mit den natürlichen Gegebenheiten allen Unkenrufen zum Trotz zuverlässig funktioniert, sondern daß er auch gesündere Produkte liefern kann. Jetzt darf er nicht mutwillig von Geschäftemachern und Vereinsmeiern in Verruf gebracht werden. Vielleicht erweist sich die ungeliebte EG-Verordnung als ein Anstoß zum Neuanfang, als Chance für mehr Ehrlichkeit und transparente Warenwege. Dies wäre allen ökologischen Landwirten und redlichen Händlern zu wünschen. Zum Nutzen der Verbraucher.

Was getan werden muß
12 Forderungen

1. Praxisgerechte Gesundheitsprüfung

Wir fordern praxisgerechte Gesundheitsprüfungen von Umweltgiften, Agrochemikalien, Lebensmittelzusatzstoffen, Verarbeitungstechnologien (zum Beispiel Knochenseparatoren) und Verpackungsmaterialien (zum Beispiel Kunststoffe). Diese Prüfungen müssen wirklichkeitsgetreu am Mehrgenerationen-Test stattfinden.

Begründung: Die bisher gebräuchlichen toxikologischen Prüfungen sind völlig unzureichend. Sie finden in erster Linie an Einzelsubstanzen statt und beschränken sich meist auf organische Veränderungen über eine Generation. Es müssen aber auch synergistische Wirkungen mit den bedeutendsten Schadstoffen unter realen Bedingungen erforscht werden. Eine Erweiterung der Untersuchungsmerkmale auf psychische Veränderungen, erhöhte Krankheitsanfälligkeit, vorzeitige Senilität und verminderte Leistungsfähigkeit ist dringend geboten. Nur der Mehrgenerationen-Test bietet die Gewähr, auch subtile Langzeitschäden zuverlässig zu erfassen, die durch eine Dauerbelastung mit niedrigen Dosierungen ausgelöst werden können. Gleichzeitig würden damit viele realitätsfremde und oft genug grausame Tierversuche mit hochdosierten Einzelsubstanzen überflüssig.

2. Konsequenter Gesundheitsschutz

Wir fordern die Verankerung des Gesundheitsschutzes im Lebensmittelgesetz in einer juristisch praktikablen, hieb- und stichfesten Definition. Hierzu gehört insbesondere der Erlaß gesundheitlich vertretbarer Höchstmengen.

Begründung: Der bisher dafür zuständige Paragraph im Lebensmittelgesetz entbehrt einer Definition der Gesundheitsschädigung und ist damit für die juristische Praxis wenig geeignet. Spätestens bei langfristigen Folgen (zum Beispiel Krebs) ist dieser Paragraph unbrauchbar. Solange keine Höchstmengenbeschränkungen für die wichtigsten Schadstoffe (zum Beispiel Cadmium, Arzneimittel) vorhanden sind, ist es auch bei erheblichen Rückständen, die durchaus gesundheitsschädigend sein können, nicht möglich, Beanstandungen auszusprechen. Wie gezielt dieses Mittel (nicht) eingesetzt wird, zeigt beispielsweise eine Äußerung des zuständigen Bundesgesundheitsamtes: »Eine gesundheitlich vertretbare Höchstmenge beziehungsweise ein Richtwert für Cadmium in Schweinenieren müßte so niedrig liegen, daß dieses Lebensmittel praktisch nicht mehr gehandelt werden dürfte...«[682]

Die Veröffentlichung von Richtwerten durch das Bundesgesundheitsamt ist Augenwischerei. Sie sind juristisch so unverbindlich wie die Richtgeschwindigkeit auf den Autobahnen.

3. Vorrang für Mensch und Umwelt

Wir fordern die Priorität des Menschen und der Umwelt vor den Interessen der Wirtschaft, ferner die Vermeidung von Schadstoffen statt nachträglicher Bestandsaufnahme sowie die strikte Anwendung des Verursacherprinzips.

Begründung: Ohne saubere Umwelt gibt es keine rückstandsarmen Lebensmittel. Ohne effizienten Umweltschutz haben Höchstmengen oder ein gesetzlich verankerter Gesundheitsschutz wenig Sinn, da sie nicht realisiert werden können.

Derzeit werden schätzungsweise 100000 Chemikalien (und damit potentielle Umweltgifte) in nennenswerten Mengen produziert. Für ihre überwiegende Mehrzahl existiert bis heute nicht einmal eine Analysenmethode; Produktionszahlen und Verwendungszwecke sind Betriebsgeheimnis. Erst beim Auftreten allgemein sichtbarer Umweltschäden erfolgen Untersuchungen (vgl. Waldsterben). Professor Friedhelm Korte, Institut für ökologische Chemie in München, spottete treffsicher über das »wissenschaftliche Konzept« seiner Branche: »Im Grunde untersuchen wir das, was in der Zeitung steht. Ob Sie es glauben oder nicht, aber es ist tatsächlich wahr.«[1451]

Eine Bestandsaufnahme nach Art, Menge und Verwendung der produzierten Chemikalien ist längst überflüssig. Aufgrund dieser Daten kann dann entschieden werden, welche dieser Stoffe notwendig sind, welche durch harmlosere ersetzt werden können und welche überflüssig sind. Diese Überlegungen müssen am Anfang jeder Produktion stehen.

Die Folgen einer vorsätzlichen oder fahrlässigen Umweltbelastung sind vom Verursacher zu tragen. Der Hersteller trägt auch die Beweislast für die Unbedenklichkeit seiner Produkte. Die Wirtschaft findet dort ihre Grenzen, wo die Lebensgrundlagen des Menschen oder der Mensch selbst vorhersehbar geschädigt werden.

4. Weniger Zusatzstoffe

Wir fordern die Einschränkung der Verwendung von Zusatzstoffen auf ein vernünftiges Minimum.

Begründung: »Die derzeitige Organisation der deutschen Forschung ist vorzüglich geeignet, um immer neue chemische Stoffe in den Lebensmittelkonsum hineinzuschleusen.«[45] An dieser Beurteilung der Situation durch Fritz Eichholtz aus dem Jahre 1956 hat sich seitdem nicht viel geändert – zumindest nicht in positiver Weise. Die Zahl der Zusatzstoffe ist ständig im Steigen begriffen. Nicht zuletzt eröffnen die meisten dieser Stoffe die Möglichkeit, teure Rohstoffe einzusparen und qualifizierte Verfahren (zum Beispiel Kalträucherung) zu umgehen. Damit wird einer Verschlechterung und Verfälschung ehemals hochwertiger Lebensmittel Vorschub geleistet. Dies erschwert es andererseits einem seriösen Hersteller, unverfälschte Produkte zu verkaufen. (Zum Beispiel ist ein nicht gelb gefärbtes Vanille-Eis praktisch nicht handelbar, obwohl der Rohstoff Vanille bekanntermaßen schwarz ist. In Schweden ist diese Manipulation verboten, deshalb wird aber nicht weniger Vanille-Eis verzehrt.)[482]

Für Zusatzstoffe ist neben ihrer Unbedenklichkeit auch ihre technische Notwendigkeit zweifelsfrei nachzuweisen. Darüber hinaus ist vom Hersteller ein praktikables Analysenverfahren für die Überwachung zu entwickeln. Die zugesetzte Menge muß so gering wie möglich sein. Der Zusatzstoff darf nicht geeignet sein, den Verbraucher über den wahren Wert des Lebensmittels zu täuschen. Wird ein neuer Zusatzstoff zugelassen, ist ein anderer von der Liste zu streichen, um eine Ausuferung zu vermeiden. Analoge Anforderungen sind an Zusatzstoffe und Masthilfsmittel in der Tierernährung zu stellen.

5. Vollständige Deklaration

Wir fordern Deklarationspflicht für alle Zusatzstoffe, Zusätze (zum Beispiel Separatoren-»Fleisch«) und Verfahren (zum Beispiel Lebensmittelbestrahlung).

Begründung: »Der Produzent von Lebensmitteln hat nicht das Recht, Tatbestände zu verschweigen, die für die Beurteilung der Lebensmittel wichtig sein könnten« (Fritz Eichholtz, 1956).[45] Vielmehr hat der Konsument Anspruch darauf zu erfahren, was mit jenen Lebensmitteln geschehen ist, die er zu verzehren wünscht. Andernfalls ist es für ihn nicht möglich, die Qualität (und damit den Preis) der Erzeugnisse zu beurteilen. Eine derartige Maßnahme würde auch einen Schutz qualitätsbewußter Hersteller bedeuten. Hierzu zählt insbesondere das strikte Verbot von Deklarationen mit bewußt irreführenden Phantasienamen aller Art, zum Beispiel »Schinken«, »Schnitzel« oder »Gulasch« für mit Zusatzstoffen und Muskelabrieb zusammengeleimte Fleischfetzchen.[1449]

Die neue Kennzeichnungs-Verordnung wird den Erfordernissen einer objektiven Verbraucherinformation nicht gerecht. Nur ein Teil der verwendeten Zusatzstoffe muß namentlich aufgeführt werden. Bäcker und Metzger sind weitgehend aus der Pflicht zur Deklaration ihrer chemischen Zutaten entlassen, bei Industrieware genügen oft diffuse Sammelbezeichnungen wie »Stabilisatoren« oder »Backmittel«, und die zahllosen Stoffe, die zur Erhöhung der Maschinenfreundlichkeit dienen, sind grundsätzlich von einer Deklaration befreit. Hinzu kommt: Je stärker ein Produkt verarbeitet ist, desto weniger der verwendeten Substanzen müssen deklariert werden.[1755, 1756]

Angesichts der rasant zunehmenden Häufigkeit von Allergien ist eine vollständige Deklaration schon aus Gründen des Gesundheitsschutzes geboten.

6. Verbindliche Mindestqualitäten

Wir fordern einen rechtlich verbindlichen und verbraucherorientierten »Ehrenkodex« für die Erzeugung, Verarbeitung und Vermarktung von Lebensmitteln.

Begründung: In den letzten Jahren wurde wiederholt eine »Verwilderung der guten Sitten« bei der Herstellung und Vermarktung von Lebensmitteln beobachtet. Nicht unerhebliche Schuld trifft paradoxerweise das ›Deutsche Lebensmittelbuch‹, das zur Verhinderung solcher Praktiken ersonnen wurde. Zwar ist die Deutsche Lebensmittelbuch-Kommission streng paritätisch zusammengesetzt, je zu einem Viertel aus Vertretern des Verbraucherschutzes, der Überwachung, der Wissenschaft und der Industrie. Auch hat jede dieser Gruppen ein Vetorecht, so daß sie ihr unbequeme Mehrheitsentscheidungen verhindern kann. Aber: Das Vetorecht nützt hier nur jenen, die Qualitätsvorschriften generell als gewinnmindernd betrachten. So akzeptiert die Überwachung lieber schlechte Leitsätze als gar keine. Andererseits sind die Leitsätze »keine Rechtsnormen«, so daß Unterschreitungen dennoch möglich sind.[676]

Die Definitionen des ›Lebensmittelbuches‹ sind »unpräzise und verschleiert«, klagt Dr. Werner Bentler vom Untersuchungsamt Detmold. Sie »provozieren bewußte Mißdeutungen und Manipulationen von denen, die aus eigennützigen Motiven heraus Begriffsdefinitionen bis zum Äußersten strapazieren«.[1449] Professor Wolfgang Thiel, Untersuchungsamt Krefeld, erwartet aufgrund der Leitsätze »eine signifikante Qualitätsverschlechterung, zumindest bei Wursterzeugnissen«.[267]

Mindestqualitäten schützen nicht nur den Verbraucher vor Übervorteilung, sondern auch alle korrekten Hersteller vor unsauberer, aber inzwischen legalisierter Konkurrenz.

7. Revision der Handelsklassen

Wir fordern eine Revision der Handelsklassen und eine Einführung von objektiven Qualitätskriterien als Bewertungsgrundlage.

Begründung: Die Handelsklassen sind ausschließlich auf die Bedürfnisse des Handels, also auf Transportfähigkeit und attraktives Aussehen ausgerichtet, aber nicht auf Qualität. Sie beinhalten überwiegend die Normierung von Äußerlichkeiten, wie eine millimetergenaue Größensortierung, eine ausgeprägte Färbung und makellose Schale. Geschmacksneutrales Obst, wäßriges PSE-Fleisch (»Schrumpfschnitzel«) und nitratreiches Riesengemüse waren die zwangsläufige Folge. Handelsklassen-Anforderungen wie »frei von *fremdem* Geschmack« oder »frei von *sichtbaren* Rückständen« sind eine ebenso offenherzige wie zynische Umschreibung unserer Lebensmittelqualität.[1477] Der Färbung von Äpfeln und der Größe von Birnen darf nicht ein höherer Stellenwert eingeräumt werden als der menschlichen Gesundheit.

Dem Kunden werden aber gerade diese Handelsklassen als echte Gütezeichen vorgegaukelt und dienen als Grundlage für die Bezahlung. Hervorragende Ware, die diesen absurden Vorschriften nicht entspricht, die statt millimetergetreuem Durchmesser und »unverletztem Stil« (EG-Tafelobstverordnung) aromatisch, rückstandsarm und vitaminreich ist, darf nicht gehandelt werden. Dieses Verkehrsverbot ist rechtswidrig und muß aufgehoben werden.[1452]

Qualitätskriterien im Sinne des Verbrauchers müssen gleichrangig berücksichtigt werden. Hierzu gehören:
- ein arttypischer Geschmack (Genußwert),
- eine Höherbewertung rückstandsarmer Waren (Reinwert),
- eine Honorierung ernährungsphysiologisch wertvollerer Erzeugnisse (Vollwert).

8. Wirkungsvolle Überwachung

Wir fordern eine gezielte Probennahme, regelmäßige Überprüfung der Urproduktion und angemessene Ausstattung der Ämter.

Begründung: Die hohen Beanstandungsraten mancher Ämter (bis zu 30 Prozent aller Proben)[1453] werden offiziell mit einer »gezielten« Probennahme heruntergespielt. In Wirklichkeit erfolgt die Probenziehung nach vorher festgelegten Probenplänen, um »eine möglichst genaue Marktübersicht zu gewinnen«, so Dr. Hans Miethke, Leiter der Stuttgarter Überwachung.[1454] Dabei müssen natürlich auch zahlreiche »Füllproben« gezogen werden, »die gar nicht zu untersuchen sind«, so Dr. G. Nagel, Direktor der Bielefelder Überwachung.[555] Immerhin schönt es die Statistik nach dem Motto »mehr kontrolliert, weniger beanstandet«.

»Die meisten Lebensmittel werden üblicherweise auf der Handelsstufe, insbesondere unmittelbar vor der Abgabe an den Verbraucher, entnommen«, klagt Dr. Ripke vom Landwirtschaftsministerium in Hannover. Das ist »zum Schutze des Verbrauchers völlig ungeeignet«.[751] Bis das Rückstandsergebnis vorliegt, sind die Lebensmittel längst verzehrt. Deshalb muß die Kontrolle verstärkt in die Urproduktion verlegt werden.

Daß die im Lebensmittelrecht vorgesehene Mitwirkung der Zöllner zur Importkontrolle scheitern muß, war leicht vorherzusehen. Edwin Klein, Direktor der Aachener Überwachung, schimpft: »Der Zoll ist doch nicht sachkundig.«[555] Diese Tätigkeit kann eben nur – und muß – ein Sachverständiger an den Grenzübergängen übernehmen.

Die apparative und personelle Ausstattung der Ämter darf nicht mehr durch geringe Haushaltsmittel so gestaltet werden, daß sie den raffinierten Manipulationen unredlicher Hersteller nicht gewachsen sein kann.

9. Vollzug des Lebensmittelsrechts

Wir fordern die Ausbildung von Lebensmittelrichtern (analog dem Verkehrsrichter) und die Schaffung von Schwerpunkt-Staatsanwaltschaften. Wirtschaftliche Macht darf kein Mittel zur Beeinflussung der Gesetzgebung sein.

Begründung: Das Lebensmittelrecht ist dermaßen kompliziert, daß selbst Spezialisten kaum noch einen Überblick haben (zum Beispiel Weinrecht). Der für Lebensmitteldelikte meist zuständige Amtsrichter ist oft genug überfordert und entscheidet im persönlichen Zweifel nach demokratischem Grundsatz »in dubio pro reo«. Die Erfahrung zeigt, daß ein Konzern mit einer gewandten Rechtsabteilung kaum befürchten muß, wegen Verstößen angemessen verurteilt zu werden. Die Möglichkeiten, sich aus der juristischen Verantwortung herauszustehlen, sind sehr vielfältig (vgl. Seite 265). Kommt es dennoch zu einer Verurteilung, steht die Strafe oft in keinem Verhältnis zur Tat. Wenn durch den Verkauf minderwertiger Lebensmittel ohne entsprechende Kennzeichnung die Konsumenten um – alles in allem – Millionenbeträge geprellt werden, hat eine Geldstrafe von ein paar hundert oder tausend Mark wenig Sinn.

Die Interessen der Lebensmittelindustrie gegenüber dem Gesetzgeber nimmt der Bund für Lebensmittelrecht und Lebensmittelkunde (BLL) wahr. Unter dem Motto »Recht korrigieren und interpretieren« lobt das Fachblatt ›Ernährungswirtschaft‹: Der BLL »in Bonn spielt eine in der Öffentlichkeit wenig auffällige, für den Verbraucher kaum wahrnehmbare, von der Lebensmittelindustrie dankbar anerkannte ... Rolle«. Er »begleitet jede auch nur in Ansätzen erkennbare gesetzgeberische Initiative mit ... Argwohn« und »wirkt auf die Gesetzgebung ein und korrigiert, wo es nötig ist ...«[1450] So erfreulich diese Tätigkeit für die Ernährungsindustrie ist, so steht ihr kein gleichmächtiger Partner gegenüber, der einer Gesetzgebung im Stile des BLL Paroli bieten könnte.

10. Unabhängige Verbraucheraufklärung

Wir fordern eine Informationspflicht bei schwerwiegenden Verstößen gegen das Lebensmittelrecht und eine unabhängige Verbraucheraufklärung.

Begründung: Die bisherige Schweigepflicht der Beamten ist eher geeignet, eine Vertuschung von Skandalen zu ermöglichen als eine Aufklärung der Verbraucher. Die Lebensmittelüberwachung untersteht den Länderregierungen. Naturgemäß hat nicht jede Regierung ein gesteigertes Interesse daran, durch eine gründliche Überwachung öffentlich auf Versäumnisse im Umwelt- und Verbraucherschutz aufmerksam gemacht zu werden. Nun ist ein schwerwiegender Verstoß gegen lebensmittelrechtliche Bestimmungen nicht etwa eine Privataffäre eines Unternehmens, sondern bedroht möglicherweise unser aller Gesundheit (zum Beispiel grobe Verstöße gegen Höchstmengenregelungen). Wir, die Betroffenen, müssen darüber in aller Öffentlichkeit informiert werden.

Die Ernährungsaufklärung wird im wesentlichen vom Landwirtschaftsminister finanziert. Dies bedeutet einen erheblichen Interessenkonflikt. Hauptproblem der Agrarpolitik ist Absatz und Lagerung einer Überproduktion fragwürdiger Qualität. Ein Tatbestand, der für eine unabhängige Verbraucheraufklärung ebenso ein zentraler Punkt der Kritik sein muß wie zahlreiche Praktiken der Landwirtschaft, um diese Überschüsse zu erzielen.

Zensur durch Mittelkürzungen ist ein probates Mittel, um allzu rührige Verbraucherzentralen zur Räson zu bringen, so geschehen in Hamburg, als man eine Broschüre über die Qualitätsmängel und Arzneimittelrückstände im Fleisch veröffentlichen wollte. Die Verbraucherzentralen müssen finanziell unabhängig von der Agrarlobby ihren Auftrag erfüllen können.

11. Biologische Lebensmittel

Wir fordern eine angemessene Förderung biologischer Wirtschaftsweisen und des traditionellen Lebensmittel-Handwerks. Zugleich bedarf es einer gründlichen Überwachung der Bio-Branche.

Begründung: Die konventionelle Form der Nahrungserzeugung ist ökologisch wie ökonomisch überholt. Die konventionelle Landwirtschaft kann nur noch durch ein kompliziertes Subventionssystem aufrechterhalten werden. Die realen Lebensmittelpreise müssen die Verbraucher durch ihre Steuern bezahlen. 1985 hat die jährliche Belastung der Verbraucher und Steuerzahler in der EG bereits die 200-Milliarden-Grenze überschritten.[1511]

Auf der anderen Seite fordert der Sachverständigenrat für Umweltfragen in seinem Sondergutachten vom März 1985: »Angesichts der Herausforderung, die die moderne Landwirtschaft für Naturhaushalt und Ökosysteme bedeutet, handelt es sich ... keineswegs nur darum, einige Extreme und Mißbräuche zu beseitigen, vielmehr muß die landwirtschaftliche Produktionsweise auf breiter Front den umweltpolitischen Erfordernissen angepaßt werden.«[1512]

Mit Sorge beobachten wir das Schwinden einer traditionellen handwerklichen Lebensmittelverarbeitung (Bäckereien, Molkereien, Metzgereien). Dabei werden in den verbleibenden Betrieben die ursprünglichen Verfahren immer mehr verdrängt (zum Beispiel die Sauerteigführung durch Kunstsauer-»Brot«). Eine Förderung des mittelständischen Lebensmittelhandwerks bedeutet nicht nur Arbeitsplatzsicherung, sondern auch Dezentralisierung, also mehr Verbrauchernähe, frischere Waren und geringere Transportkosten.

Angesichts des zunehmenden Mißbrauchs der Vorsilben »bio« und »öko« als verkaufsfördernde Maßnahmen für alles und jedes erscheint es dringend notwendig, Bioprodukte wirksam zu kontrollieren. Aus diesem Grunde sollten schnellstens verbindliche und eindeutige Regelungen für die Verarbeitung biologischer Erzeugnisse erlassen werden.

12. Kontrolle des Mißbrauchs von Handelsmacht

Wir fordern eine öffentliche Kontrolle des Handels und die Unterstützung des Kartellamtes bei der Verfolgung wettbewerbswidriger Praktiken.

Begründung: Ein Blatt wendet sich zusehends: Diktierten früher die Lebensmittel-Produzenten dem Markt die Bedingungen, ergreifen heute immer mehr die Handels-Kartelle die Macht. Im Kampf um Marktanteile und zur Auslastung der Anlagen nehmen die Produzenten auch Verluste in Kauf und bezahlen stillschweigend die geforderten Summen. Einige Beispiele:

»Um in Geschäftsverbindung mit einem der größten Einzelhandelsunternehmen zu kommen, zahlt ein Unternehmen der Lebensmittelbranche 400000 Mark Eintrittsgeld.«[938]

»Die Firma X mit einigen Dutzend Filialen verhandelt über den Einkauf eines Lebensmittelproduktes des täglichen Bedarfs. Nachdem ein ›äußerster Preis‹ ausgehandelt worden war, wird plötzlich noch ein Eintrittsgeld von 5000 Mark verlangt. Als der Hersteller im Begriff war, darauf einzugehen, klärt der Vertragspartner auf: ›Damit wir uns nicht mißverstehen, wir haben... Filialen.‹ (Zusammen also ein Eintrittsgeld von etwa einer halben Million Mark.)«[938]

»Neuerdings wird das Geld in Koffern angeschleppt. Es macht mehr Eindruck auf den Verhandlungspartner, wenn man ihm gebündelte Hundertmarkscheine vorlegt, das ist psychologisch besser als ein Scheck, und es taucht nichts in den Büchern auf.«[316] Oder, ein kleiner Hersteller der Nahrungsmittelbranche: »Ich komme mir beinahe kriminell vor. Meine kleinen Abnehmer im Einzelhandel bekommen von mir praktisch keine Nebenleistungen, sie versuchen das auch gar nicht erst. Sie zahlen ihre Listenpreise und finanzieren damit meine billigeren Lieferungen an die großen Abnehmer. Sie finanzieren also praktisch ihren eigenen Untergang.«[938]

Ein Votum zur Sache

Die Reaktionen auf das erste Erscheinen von ›Iß und stirb‹ waren sehr unterschiedlich, in jedem Fall aber heftig. Während der »Schreckschußtitel« (so der ›Spiegel‹) von den Lesern, also den Verbrauchern gut aufgenommen wurde, war man in den Kreisen der Agrarlobby, der Ernährungsindustrie und der Politik wenig erfreut. Immerhin, man sah sich nach Jahren des Herunterspielens, des Alles-halb-so-Schlimm, endlich genötigt, die Lage genauer zu erforschen. Ein »Schreckschuß« also, der traf? Ja, aber anders als erhofft. Nicht etwa die Belastung unserer Nahrung war Gegenstand der Analyse, sondern die Belastung der öffentlichen Meinung: »Das Vertrauen der Verbraucher in die gesundheitliche Unbedenklichkeit der Nahrungsmittel hat in den letzten Jahren abgenommen. Diese Ergebnisse«, so Staatssekretär Gallus vom Landwirtschaftsministerium, »sind alarmierend!«[1498]

Nicht die Hormonskandale, nicht das Waldsterben, nicht die Erkenntnis, daß unsere Nahrung prinzipiell nicht besser sein kann als die Umwelt, aus der sie stammt, brachte die Bonner auf Trab, sondern der Umstand, daß die Öffentlichkeit davon erfuhr. Die Aufklärungsarbeit von unten zeigt Wirkung, soviel Wirkung, daß der Chemie-Riese Hoechst in einer seiner neueren Anzeigen (›Chemische Rundschau‹ vom 31. Mai 1985) das Argument zugesteht: »Unsere Lebensmittel enthalten immer mehr schädliche Stoffe« und versichert, man habe aus den Fehlern der Vergangenheit bereits »Lehren gezogen«. Welcher Art, sei dahingestellt.

Die Lebensmittelindustrie hat die Zeichen der Zeit bis heute nicht sehen wollen. Das ist schlimm – für den Verbraucher. Die Skandale können nicht übel genug sein, allein darüber zu berichten, ist in ihren Augen schon »unverantwortliche Panikmache«. Statt Abstellen der Ursachen betreibt sie aufwendige »Imagepflege für die gesundheitlich unbedenkliche und hohe Qualität der deutschen Ernährungsindustrie«.[1450] Koordinator und Promoter dieser Aktivitäten in der Öffentlichkeit ist ein eingetragener Verein in Bonn mit unverfänglichem Namen: Bund für Lebensmittelrecht und Lebensmittelkunde e. V., kurz BLL.

Es ist die ebenso unscheinbare wie schlagkräftige Lobby des finanzstärksten Wirtschaftszweiges in der Bundesrepublik mit 150 Milliarden Mark Jahresumsatz. »Als eine seiner Hauptaufgaben«, so das offizielle Organ der Branche, »sieht der Bund für Lebensmittelrecht und Lebensmittelkunde e. V. die prophylaktische Bekämpfung der öffentlichen Verunsicherungen...«[656]

Und so schickt der BLL unter der Schlagzeile »Die Wissenschaft geht in Front« die neuen Hilfstruppen wirtschaftlicher Macht ins Feld, um die öffentliche Diskussion über Mißstände und Rückstände wieder in den Griff zu bekommen.[290] Die »Bekämpfungs«-Mittel an der ›Iß-und-stirb‹-»Front«: 25 Professoren – ein Personenkreis, der bis dato bei Skandalen vornehm geschwiegen hatte – gaben sich hell empört und leisteten auf Veranlassung des BLL ihre Unterschrift unter eine sogenannte »Wissenschaftliche Erklärung«. Eine Kostprobe: »Vergleichende Analysen zeigen, daß zwischen ›konventionell‹ und ›biologisch‹ erzeugten Lebensmitteln keine Unterschiede in Nährwert und gesundheitlicher Qualität feststellbar sind. Gegenteilige Behauptungen sind falsch.«[1500] Punkt, aus. So billig ist heute Wissenschaft geworden.

Es ist sicherlich das gute Recht des BLL, sich namhafte Professoren aus Forschungseinrichtungen des Bundes – in deren Unabhängigkeit der Bürger sein Vertrauen setzen muß – für seine Sache zu gewinnen. Eine andere Sache ist es, sich für derartige Pressekampagnen der Lobby einspannen zu lassen, auch wenn diese ehrenamtlich sein sollte. Denn »Geld ist nicht die einzige Versuchung«, schreibt Professor Diehl in einer seiner Fachveröffentlichungen.[655] Er sollte wissen, wovon er redet. Schließlich ist er selbst Wissenschaftlicher Beirat des BLL und außerdem Direktor der Bundesforschungsanstalt für Ernährung. Verdächtigt hat er mit dieser Ungeheuerlichkeit jene Forscher, die – im Gegensatz zu ihm – der Chemie in unserer Nahrung skeptisch gegenüberstehen und durchaus in der Lage sind, Gefahren zu erkennen und zu benennen. Oft genug hart an der Grenze des Rufmords firmiert diese Taktik unter dem Deckmäntelchen der »Versachlichung der Diskussion«.

Dabei wird Wissenschaftlern, die sich weniger ihren Geldgebern als dem Wohl der Umwelt und Menschen verpflichtet fühlen, noch schnell das »Geschäft mit der Angst« vorgeworfen. Ihre eigene Angst ums Geschäft verschweigen sie vornehm, ohne daß diese geringer würde, denn das Geschäft auf Kosten der Gesundheit ist schwieriger geworden – und der Verbraucher hellhöriger bei amtlichen Beschwichtigungen.

Von einem Gang zum Kadi gegen dieses Buch sah man bisher ab.

Und man darf annehmen, daß die Rechtsabteilungen der betroffenen Kreise gründliche Arbeit geleistet haben und keine Aussage ungeprüft ließen. Auch dies kann ein Votum zur Sache sein.

Hiesling, im Januar 1986 Udo Pollmer

Quellenverzeichnis

1 Kasper W.; Neue Fleischer Ztg. 1978/Nr. 90, 93, 96, 99; Sonderdruck
2 Fischer A. et al; Rückstände in Fleisch und Fleischerzeugnissen, DFG, Boppard 1975/S. 20
3 Hoffmann B. et al; Rückstände in Fleisch..., DFG, Boppard 1975/S. 32
4 Hennig A.: Mineralstoffe, Vitamine, Ergotropika. Berlin 1972
5 Bocker H., Hennig A.; in: Hennig (4) S. 435
6 Kreuzer W.; Fleischwirtschaft 1975/55/S. 1539
7 Beeson W. M. et al; J. Anim. Sci. 1957/16/S. 845
8 Andrews F. N. et al; J. Anim. Sci. 1956/15/S. 685
9 Lötzsch R., Leistner L.; Rückstände in Fleisch und Fleischerzeugnissen, DFG, Boppard 1975/S. 130
10 Potthast K., Hamm R.; Rückstände in Fleisch..., DFG, Boppard 1975/S. 149
11 Landauer W., Clark E. M.; Nature 1963/198/S. 215
12 Leistner L. et al; Rückstände in Fleisch..., DFG, Boppard 1975/S. 141
13 Tiergesundheitsdienst Bayern e. V., Grub 1980, Selbstdarstellung
14 Cook P. S., Woodhill J. M.; Med. J. Aust. 1976/63/S. 85
15 Wright E., Hughes R. E.; Fd. Cosmet. Toxicol. 1976/14/S. 561
16 Schormüller J.: Lehrbuch der Lebensmittelchemie. Berlin 1974
17 Umweltgutachten 1978, Bundestagsdrucksache 8/1938
18 Shimkin M. B., Grady H. G.; J. Natl. Cancer Inst. 1940/1/S. 119
19 Oettlé A. G.; J. Natl. Cancer Inst. 1964/33/S. 383
20 Pollmer U., Kapfelsperger E.; Gesundheitspol. Umschau 1983/34/S. 81
21 Holmberg S. et al; Science 1984/225/S. 833
22 Bundesverband der Deutschen Industrie (Hrsg.): Cadmium – eine Dokumentation. Köln 1982
23 Eskridge N. K.; BioScience 1978/28/S. 249
24 Mol H.: Antibiotics and milk. Rotterdam 1975
25 Ministerium für Landwirtschaft und Fischerei, Den Haag, an das Ministerium für Landwirtschaft in Bonn; Schreiben v. 10. 3. 1981
26 Bronsch K.; DLG-Mitteilungen 1978/S. 574
27 Ingerowski G. H. et al; Dtsch. Lebensm. Rundsch. 1976/72/S. 126
28 Heimann W.: Grundzüge der Lebensmittelchemie. Darmstadt 1972
29 Kreuzer W., Aigner R.; Fleischwirtschaft 1971/51/S. 43
30 Frerking H.; DLG-Mitteilungen 1978/S. 1215
31 De Loecker W.; Arch. Int. Pharmacodyn. 1965/153/S. 69
32 Christopherson W. M. et al; Obstet. Gynecol. 1975/46/S. 221
33 Potthast K.; Mitt. Bundesanst. Fleischforschung 1980/Nr. 69/S. 4179
34 Bayerisches Staatsministerium des Inneren; Fleischbeschau und Lebensm.-Kontrolle, Dezember 1984/S. 11
35 Zentralblatt f. d. Deutsche Reich, 14. 12. 1916/S. 532
36 Heeschen W., Hamann J.; DLG-Mitteilungen 1978/S. 184

37 Schultze R.; DLG-Mitteilungen 1978/S. 186
38 Neukom H.; in: Aebi H. et al: Kosmetika, Riechstoffe und Lebensmittelzusatzstoffe. Stuttgart 1978
39 Shermann W. C. et al; J. Anim. Sci. 1957/16/S. 1020
40 Klinger W.: Arzneimittelnebenwirkungen. Stuttgart 1977
41 Hayes A. W. et al; Fd. Cosmet. Toxicol. 1977/15/S. 23
42 Pettersson A.; Arch. Hyg. 1900/37/S. 171
43 Tomingas R. et al; Cancer letters 1976/1/S. 189
44 Shabad, L. M. et al; Arch. Geschwulstforsch. 1980/50/S. 705
45 Eichholtz F.: Die toxische Gesamtsituation auf dem Gebiet der menschlichen Ernährung. Berlin 1956
46 Ehlermann D.; in: Aktion IRAD, Sitzungsber. 13, 1968/S. 88
47 Szokolay A., Kretzschmann F.; in: Rosival (54) S. 256
48 Walters C. L., Smith P. L. R.; Fd. Cosmet. Toxicol. 1981/19/S. 297
49 Deutsche Gesellschaft für Ernährung; Ernährungsbericht 1976
50 Elmadfa I.; Ernährungs-Umschau 1978/25/S. 3
51 Urban M.; Süddeutsche Zeitung 29. 12. 1978, S. 4
52 Schreiber W.; Arch. Lebensmittelhyg. 1981/32/S. 145
53 DFG, Biozide und Umweltchemikalien in der Milch, Boppard 1975
54 Rosival L. et al: Fremd- und Zusatzstoffe in Lebensm. Leipzig 1978
55 Asao T. et al; J. Am. chem. Soc. 1963/85/S. 1706
56 Priyadarshini E., Tulpule P. G.; Fd. Cosmet. Toxicol. 1976/14/S. 293
57 Vogtmann H., von Fragstein P.; Landwirtschftl. Forsch. 1983/Kongreßband/S. 155
58 Müller G.: Grundlagen der Lebensmittelmikrobiologie. Leipzig 1977
59 Müller G.: Mikrobiologie pflanzlicher Lebensmittel. Leipzig 1977
60 Sommer N. F., Fortlage R. J.; Adv. Fd. Res. 1966/15/S. 147
61 Bhaskaram C., Sadasivan G.; Am. J. Clin. Nutr. 1975/28/S. 130
62 Vijayalaxmi, Rao K. V.; Int. J. Radiat. Biol. 1976/29/S. 93
63 Philp J. Mc. L.; Z. Lebensm.-Unters. Forsch. 1964/125/S. 291
64 Anon.; Med. J. Aust. 1976/63/S. 239
65 Duffy F. U., Burchfiel J. L.; Neurotoxicology 1980/I/S. 667
66 Grimmer G., Hildebrandt A.; Z. Krebsforsch. 1967/69/S. 223
67 Bulman R. A.; Naturwissenschaften 1978/65/S. 137
68 de Frenne D.; Arch. Lebensmittelhyg. 1977/28/S. 20
69 Lahti A.; Contact Dermatitis 1978/4/S. 302
70 Bugyaki L. et al; Atompraxis 1968/14/S. 112
71 Pfeilsticker K.; in: Gift auf dem Tisch? Herford 1973, S. 61
72 Schepers K.-H.; Untersuchungen zur Diagnose der Streßanfälligkeit beim Schwein. Univ. Bonn, Inst. Tierzucht Tierfütterung H. 52/1977
73 Arrhenius E.; Ambio 1973/2/S. 49
74 Van Rensburg et al; S. Afr. Med. J. 1974/48/S. 2508a
75 Bell R. R. et al; J. Nutr. 1977/107/S. 42
76 Landesanstalt für Umweltschutz Baden-Württemberg: Umweltbericht 1987, Karlsruhe
77 Stierstadt K.; Süddt. Zeitung 23./24. 8. 86: Leserbrief
78 Heinisch E. et al; Agrochemikalien in der Umwelt. Jena 1976
79 Kahlau D. I.; Tierärztl. Praxis 1974/2/S. 363

80 Berg G.; Ernährung und Stoffwechsel. Paderborn 1978
81 Kokatnur M. G. et al; Proc. Soc. Exp. Biol. Med. 1978/158/S. 85
82 FAO Nutrition Report Series No 53 A, Rom 1974
83 Evarts R. P., Brown C. A.; Fd. Cosmet. Toxicol. 1977/15/S. 431
84 Leistner L. et al; Fleischwirtschaft 1973/53/S. 1751
85 Henderson W. R., Raskin N. H.; Lancet II/1972/S. 1162
86 Jüdes U.; Naturwiss. Rundsch. 1979/32/S. 456
87 Egert G., Greim H.; Fd. Cosmet. Toxicol. 1976/14/S. 193
88 Tannenbaum S. R. et al; Fd. Cosmet. Toxicol. 1976/14/S. 549
89 Spiegelhalder B. et al; Fd. Cosmet. Toxicol. 1976/14/S. 545
90 WHO Environmental Health Criteria; Ambio 1978/7/S. 134
91 Nixon J. E.; Fd. Cosmet. Toxicol. 1977/15/S. 283
92 Ruddell W. S. J. et al; Lancet II, 1976/S. 1037
93 Gough T. A. et al; Nature 1978/272/S. 161
94 Ruddell W. S. J. et al; Lancet I, 1978/S. 521
95 Kollath W.: Regulatoren des Lebens – Vom Wesen der Redoxsysteme. Heidelberg 1968
96 Anon. Naturwiss. Rundschau 1985/38/S. 73
97 Huang D. P. et al; Fd. Cosmet Toxicol. 1981/19/S. 167
98 Szokolay A. et al; in: Rosival (54) S. 309
99 Lijinsky W., Taylor H. W.; Fd. Cosmet. Toxicol. 1977/15/S. 269
100 Druckrey H. et al; Naturwissenschaften 1963/50/S. 100
101 Fritz W.; in: Rosival (54) S. 163
102 Olajos E. J.; Ecotox. Environ. Safety 1977/1/S.175
103 Pribela A., Engst R.; in: Rosival (54) S. 371
104 Fong L. Y. Y. et al; Int. J. Cancer 1979/23/S. 542
105 Tomatis L. et al; Int. J. Cancer 1975/15/S. 385
106 Hammer; Fleischwirtschaft 1981/61/S. 659
107 Fine D. H.; in: IARC Sci. Publ. No 19, Lyon 1978, S. 267
108 Mirvish S. S.; Toxicol. Appl. Pharmacol. 1975/31/S. 325
109 Rosival L. et al.; in: Rosival (54) S. 61
110 OLG Düsseldorf, Beschluß v. 24. 7. 1979; zit. nach ZLR 1/80/S. 52
111 Mirvish S. S., Chu C.; J. Natl. Cancer Inst. 1973/50/S. 745
112 Greenblatt M., Lijinski W.; J. Natl. Cancer Inst. 1972/48/S. 1389
113 Ender F., Ceh L.; Z. Lebensm. Unters. Forsch. 1971/145/S. 133
114 Sen N. P., Donaldson B.; in: IARC Sci. Publ. No 9, Lyon 1975, S. 103
115 Fiddler W. et al; J. Food Sci. 1973/38/S. 714
116 Fiddler W. et al; J. Food Sci. 1973/38/S. 1084
117 Kotter L. et al; Ärztliche Praxis 1975/27/S. 1815
118 Mirvish S. S. et al; Science 1972/177/S. 65
119 Hauser E., Heiz H. J.; in: IARC Sci. Publ. No 19, Lyon 1978, S. 289
120 Gray J. I., Dugan L. R.; J. Food Sci. 1975/40/S. 981
121 Fara G. M. et al; Lancet 1979/S. 295
122 Skjelkvale R. et al; J. Food Sci. 1974/39/S. 520
123 Taylor H. W., Lijinski W.; Int. J. Cancer 1975/16/S. 211
124 Ivancovic S., Preussmann R.; Naturwissenschaften 1970/57/S. 460
125 Sander J.; Arzneim. Forsch. 1970/20/S. 418
126 Walser A. et al; J. Heterocycl. Chem. 1974/11/S. 619

127 Hustad G. O. et al; Appl. Microbiol. 1973/26/S. 22
128 Fazio T. et al; J. Assoc. Off. Anal. Chem. 1973/56/S. 919
129 Sen N. P. et al; J. Agric. Food Chem. 1974/22/S. 540
130 Sen N. P. et al; J. Agric. Food Chem. 1974/22/S. 1125
131 Tremp E.; Mitt. Gebiete Lebensm. Hyg. 1980/71/S. 182
132 Zusatzstoffverkehrsverordnung 10.7.1984; BGBI Teil I, S. 897
133 Trethewie E. R., Khaled L.; Br. Med. J. 1972/S. 290
134 Sander J. et al; Hoppe-Seyler's Z. Physiol. Chem. 1968/349/S. 1691
135 Sander J., Seif F.; Arzneim. Forsch. 1969/19/S. 1091
136 Druckrey H. et al; Z. Krebsforsch. 1967/69/S. 103
137 Mirna A., Hofmann K.; Fleischwirtschaft 1969/49/S. 1361
138 Möhler K., Ebert H.; Z. Lebensm. Unters. Forsch. 1971/147/S. 251
139 Walters C. L., Casselden R. J.; Z. Lebensm. Unters. Forsch. 1973/150/S. 335
140 Hausner A.: Die Fabrikation der Konserven und Kanditen. Wien 1912
141 Hofmann K., Hamm R.; Adv. Food Res. 1978/24/S. 1
142 Sebranek J. G. et al; J. Food Sci. 1973/38/S. 1220
143 Bundesverband für Tiergesundheit; Anabolika in der Tiermast, Ohne Jahr, Bonn
144 Täufel A.; in: Rosival (54) S. 360
145 Collins-Thompson D. L. et al; J. Food Sci. 1974/39/S. 607
146 Hill M. J. et al; Br. J. Cancer 1973/28/S. 562
147 Hawksworth G. et al; in: IARC Sci. Publ. No 9, Lyon 1975, S. 229
148 Fong Y. Y., Chan W. C.; Fd. Cosmet. Toxicol. 1976/14/S. 95
149 Du Plessis L. S. et al; Nature 1969/222/S. 1198
150 Krylowa N. N., Ljaskowskaja J. N.: Biochemie d. Fleisches. Leipzig 1977
151 Kasper W.; Neue Fleischer Ztg. 18.9.1975/Nr. 112, Sonderdruck
152 Rosival L., Engst R.; in: Rosival (54) S. 145
153 Ivankovic S., Druckrey H.; Z. Krebsforsch. 1968/71/S. 320
154 Schmähl D.; Z. Krebsforsch. 1970/74/S. 457
155 Liebenow H.; Arch. Tierernähr. 1971/21/S. 649
156 Sander J.; Hoppe-Seyler's Z. Physiol. Chem. 1968/349/S. 429
157 Freund H. A.; Ann. Intern. Med. 1937/10/S. 1144
158 Zaldivar R.; Zbl. Bakt. Hyg. I. Abt. orig. B.; 1977/164/S. 193
159 Eichenberger M. et al; Mitteilungen Gebiete Lebensmittelhygiene 1981/72/S. 31
160 Eisenbrand G. et al; Fd. Cosmet. Toxicol. 1974/12/S. 229
161 Elespuru R. K., Lijinski W.; Fd. Cosmet. Toxicol. 1973/11/S. 807
162 Sen N. P. et al; in: IARC Sci. Publ. No 9, Lyon 1975/S. 75
163 Klubes P. et al; Fd. Cosmet. Toxicol. 1972/10/S. 757
164 Hashimoto S. et al; Infec. Immunity 1975/11/S. 1405
165 Cook P.; Br. J. Cancer 1971/25/S. 853
166 Gough T. A., Walters C. L.; in: IARC Sci. Publ. No 14, Lyon 1976/S. 195
167 Sander J., Schweinsberg F.; Zbl. Bakt. Hyg. I Abt. Orig. B. 1972/156/S. 299, S. 321
168 Schneider N. R., Yeary R. A.; Am. J. Vet. Res. 1975/36/S. 941
169 Lafont P., Lafont J.; Fd. Cosmet. Toxicol. 1970/8/S. 403
170 Roberts T. A., Smart J. L.; J. Appl. Bacteriol. 1974/37/S. 261
171 Ruch W. T., Seibold R.; Kraftfutter 1974/57/S. 532
172 Heeschen W., Blüthgen A., Kiel. Milchwirtsch. Forschungsber. 1987/39/S. 27
173 Lane R. P., Bailey M. E.; Fd. Cosmet. Toxicol. 1973/11/S. 851

174 Goaz P. W., Biswell H. A., J. Dent. Res. 1961/40/S. 355
175 Goaz P. W. et al; J. Dent. Res. 1964/43/S. 380
176 Miller M. C. et al; J. Dent. Res. 1962/41/S. 549
177 Haldane J.; J. Hyg. 1901/1/S. 115
178 Binkerd E. F., Kolari O. E.; Fd. Cosmet. Toxicol. 1975/13/S. 655
179 White J. W.; J. Agr. Food Chem. 1976/24/S. 202 und 1975/23/S. 886
180 Kubberød G. et al; Food Sci. 1974/39/S. 1228
181 Mahoney A. W., Hendricks D. G.; J. Food Sci. 1978/43/S. 1473
182 Cassens R. G. et al; BioScience 1978/28/S. 633
183 Goutefongea R. et al; J. Food Sci. 1977/42/S. 1637
184 Woolford G., Cassens R. G.; J. Food Sci. 1977/42/S. 586
185 Druckrey H. et al; Arzneim. Forsch. 1963/13/S. 320
186 Wyngaarden J. B. et al; Endocrinol. 1952/50/S. 537
187 Emerick R. J., Lievan V. F.; J. Nutr. 1963/79/S. 168
188 Emerick R. J., Olson O. E.; J. Nutr. 1962/78/S. 73
189 McIlwain P. K., Schipper I. A.; J. Am. Vet. Med. Assoc. 1963/142/S. 502
190 Potthast K.; Mitt. Bundesanst. Fleischforsch. 1981/Nr. 72/S. 4608
191 Friedman M. A., Sawyer D. R.; Fd. Cosmet. Toxicol. 1974/12/S. 195
192 Anon.; Kraftfutter 1971/54/S. 248
193 Sell J. L., Roberts W. K.; J. Nutr. 1963/79/S. 171
194 Mohr U., Althoff J.; Proc. Soc. Exp. Biol. Med. 1971/136/S. 1007
195 Mirvish S. S. et al; J. Natl. Cancer Inst. 1972/48/S. 1311
196 Eisenbrand G. et al; Fd. Cosmet. Toxicol. 1975/13/S. 365
197 Shank R. C.; Toxicol. Appl. Pharmacol. 1975/31/S. 361
198 von Kreybig Th.; Z. Krebsforsch. 1965/67/S. 46
199 Druckrey H. et al; Nature 1966/210/S. 1378
200 Magee P. N., Barnes J. M.; Adv. Cancer Res. 1967/10/S. 164
201 Malling H. V.; Mutat. Res. 1971/13/S. 425
202 Kao F. T., Puck T. T.; J. Cell. Physiol. 1971/78/S. 139
203 Sleight S. D., Atallah O. A.; Toxicol. Appl. Pharmacol. 1968/12/S. 179
204 Gruener N., Shuval H. I.; Environ. Qual. Safety 1973/2/S. 219
205 Gopalan C. et al; Fd. Cosmet. Toxicol. 1972/10/S. 519
206 Greenberg M. et al; Am. J. Publ. Health 1945/35/S. 1217
207 Schmidt H. et al; Dtsch. Med. Wochenschr. 1949/74/S. 961
208 Shaw M. W., Hayes E.; Nature 1966/211/S. 1254
209 Kaudewitz F.; Z. Naturforsch. 1959/14b/S. 528
210 McConnell G. et al; Endeavour 1975/34/S. 13
211 Mirna A. & Nagata Y.; in: Rückstände in Fleisch und Fleischerzeugnissen, DFG, Boppard 1975/S. 167
212 Herbst A. L. et al; Am. J. Obstet. Gynecol. 1974/119/S. 713
213 Eichholtz F., Starling E. H.; Proc. Royal Soc. 1925/B 98/S. 93
214 Höllerer G., Jahr D.; Z. Lebensm. Unters. Forsch. 1975/157/S. 65
215 Herbst A. L. et al; N. Engl. J. Med. 1972/287/S. 1259
216 Heffter A. et al; Dtsch. Lebensm. Rundsch. 1972/68/S. 323
217 Höpke H. U.; Zbl. Vet. Med. B, 1972/19/S. 339
218 Astwood E. B.; Endocrinol. 1938/23/S. 25
219 Umberger E. J.; Endocrinol. 1958/63/S. 806
220 Clauberg C.; Zentr. Gynäkol. 1930/54/S. 2757

221 McPhail M. K.; J. Physiol. 1935/83/S. 145
222 Lyon F. A.; Am. J. Obstet Gynecol. 1975/123/S. 299
223 Beral V. et al; Br. Med. J. 1985/291/S. 440
224 Weiss N. S. et al; N. Engl. J. Med. 1976/294/S. 1259
225 Mack T. M. et al; N. Engl. J. Med. 1976/294/S. 1262
226 Cutler B. S. et al; N. Engl. J. Med. 1972/287/S. 628
227 Arzneimittelkommission d. Dtsch. Ärzteschaft; Dtsch. Apoth. Ztg. 1977/117/S. 152
228 Herbst A. L. et al; N. Engl. J. Med. 1971/284/S. 878
229 Kaiser R.; Dtsch. Med. Wochenschr. 1963/88/S. 2325
230 Barnes A. B. et al; N. Engl. J. Med. 1980/302/S. 609
231 Godglück G., Siewert E.; Bundesgesundhbl. 1971/14/S. 213
232 Braun W., Dönhardt A.; Vergiftungsregister. Stuttgart 1975
233 Stockstad E. L. R., Jukes T. H.; Proc. Soc. Exp. Biol. Med. 1950/73/S. 523
234 Weight U., Kramer R.; Dtsch. Tierärztl. Wochenschr. 1968/75/S. 617
235 Tóth L.; Chemie der Räucherung. DFG, Weinheim 1982
236 Umweltgutachten 1974, Bundestagsdrucksache 7/2802
237 Burrell R. J. W. et al; J. Natl. Cancer Inst. 1966/36/S. 201
238 Futtermittelverordnung 8.4.1981 BGBl I, S. 352
239 Honikel K. O.; Fleischwirtschaft 1976/56/S. 722
240 Bätjer K. et al; Die gesundheitlichen Folgen des Badens in Hallenbädern mit gechlortem Wasser. Bremen 1979
241 Nüse K.-H. et al; Deutsches Fleischhygienerecht. Köln 1979
242 Drasch G. A.; Sci. Total Environ. 1983/26/S. 111
243 Milne R.; New Scientist 1985/22. 8./S. 15
244 Uehleke H.; Bundesgesundhbl. 1978/21/S. 310
245 Tugrul S.; Arch. Int. Pharmacodyn. 1965/153/S. 323
246 Greenblatt M.; J. Natl. Cancer Inst. 1973/50/S. 1055
247 Olney J. W., Ho O.-L.; Nature 1970/227/S. 609
248 van Logten M. J. et al; Fd. Cosmet. Toxicol. 1972/10/S. 475
249 Vrchlabský J.; Fleischwirtschaft 1980/60/S. 766
250 Brühwurst-Prospekt der Firma Van Hees-Gütezusätze, Walluf 1978/79
251 McKigney J. I. et al; J. Anim. Sci. 1957/16/S. 35
252 Dungal N., Sigurjonsson J.; Br. J. Cancer 1967/21/S. 270
253 Hafer H.: Nahrungsphosphat als Ursache für Verhaltensstörungen und Jugendkriminalität. Heidelberg 1979
254 Wogan G. N. et al; Fd. Cosmet. Toxicol. 1974/12/S. 681
255 Tóth L.; Fleischwirtschaft 1980/60/S. 1472
256 Urbain W. M.; Adv. Food Res. 1978/24/S. 155
257 Anon.; Science 1978/202/S. 500
258 Potthast; Mitt. Bundesanst. Fleischforsch. 1980/Nr. 69/S. 4178
259 Sharma A. et al; Appl. Environ. Microbiol. 1980/40/S. 989
260 Applegate K. L., Chipley J. R.; Poult. Sci. 1973/52/S. 1492
261 Applegate K. L., Chipley J. R.; J. Appl. Bacteriol. 1974/37/S. 359
262 Applegate K. L., Chipley J. R.; Mycologia 1974/66/S. 436
263 Jemmali M., Guilbot A.; C. R. Acad. Sci. Paris Sér. D, 1969/269/S. 2271
264 Priyadarshini E., Tulpule P. G.; Fd. Cosmet. Toxicol. 1979/17/S. 505
265 Kosaric N. et al; J. Food Sci. 1973/38/S. 374

266 Morgan B. H., Reed. J. M.; Food Res. 1954/19/S. 357
267 Kuschfeldt D., Thiel W.; Fleischwirtschaft 1980/60/S. 1845
268 Clapp N. K. et al; Fd. Cosmet. Toxicol. 1974/12/S. 367
269 Zusatzstoff-ZulassungsVO, 22. 12. 1981, BGBl I, S. 1633
270 Juhlin L., Michaelsson G.; Läkartidningen 1973/70/S. 1414
271 Michaelsson G., Juhlin L.; Brit. J. Dermatol. 1973/88/S. 525
272 Doeglas H. M. G.; Brit. J. Dermatol. 1975/93/S. 135
273 Fingerhut M. et al; Biochem. Z. 1962/336/S. 118
274 Rietschel R. L.; Contact Dermatitis 1978/4/S. 347
275 Lang K.; Arzneim. Forsch. 1960/10/S. 997
276 Westöö G.; Acta Chem. Scand. 1964/18/S. 1373
277 Deuel H. J. et al; Food Res. 1954/19/S. 13
278 Puhlmann, 1939; zit. nach Eichholtz (45), S. 117
279 Zwissler Th.; zit. nach Eichholtz (45), S. 117
280 Truhaut R.; Alimentation et la vie 1955/43/S. 79
281 Shtenberg A. J., Ignat'ev A. D.; Fd. Cosmet. Toxicol. 1970/8/S. 369
282 Bedford P. G. C., Clarke E. G. C.; Vet. Rec. 1971/88/S. 599
283 Bedford P. G. C., Clarke E. G. C.; Vet. Rec. 1972/90/S. 53
284 Schmid-Lorenz W.; in: Aebi H. et al: Kosmetika, Riechstoffe und Lebensmittelzusatzstoffe. Stuttgart 1978
285 Kopsch Fr.; Anat. Anz. 1949/97/S. 158
286 Sabalitschka T.; Z. Angew. Chem. 1929/42/S. 936
287 Lewin L.; Gifte und Vergiftungen. 1928; Ulm 1962
288 Dritte Verordnung zur Änderung der FuttermittelVO, 19.7.1979, BGBl Teil I, S. 1122
289 Truhaut R.; 1962 in: FAO Nutr. Meet. Rep. Ser. 53 A, Rom 1974, S. 86
290 Anon.; Ernährungswirtschaft 1982/H. 10/S. 5
291 Kläui H.; in: Aebi H. et al: Kosmetika, Riechstoffe und Lebensmittelzusatzstoffe. Stuttgart 1978
292 Schorr W. P., Mohajerin A. H.; Arch. Derm. 1966/93/S. 721
293 Epstein S.; Ann. Allergy 1968/26/S. 185
294 Wuepper K. D.; J. Am. Med. Assoc. 1967/202/S. 579
295 Schamberg I. L.; Arch. Derm. 1967/95/S. 626
296 Sabalitschka T., Neufeld-Crellitzer R.; Arzneim. Forsch. 1954/4/S. 575
297 Drasch G.; Münch. Med. Wochenschr. 1982/124/S. 1129
298 Bulling E.; Bundesgesundhbl. 1980/23/S. 195
299 Fritz W., Soós K.; Nahrung 1977/21/S. 951
300 Sinell H. J.; Einführung in die Lebensmittelhygiene. Berlin 1980
301 Kiermeier F.; Z. Lebensm. Unters. Forsch. 1973/151/S. 179
302 Moore P. R. et al; J. Biol. Chem. 1946/165/S. 437
303 Anon.; Verbotene Arzneien; Südd. Ztg. 16. 11. 1979, S. 22
304 Schuphan W.; Mensch und Nahrungspflanze. Den Haag 1976
305 Lijinski W. et al; J. Nat. Cancer Inst. 1972/49/S. 1239
306 Lijinski W. et al; Nature 1973/244/S. 176
307 Ladisch H.; Z. Gesamte Hyg. 1971/17/S. 599
308 Hein G. E.; J. Chem. Educ. 1963/40/S. 181
309 Zwatz B.; Pflanzenarzt 1967/20/S. 65
310 Grimmer G., Hildebrandt A.; Z. Krebsforsch. 1965/67/S. 272

311 O'Gara R. W. et al; J. Natl. Cancer Inst. 1965/35/S. 1027
312 Phillips D. H.; Nature 1983/303/S. 468
313 Tomatis L.; Proc. Soc. Exp. Biol. Med. 1965/119/S. 743
314 Meyer H. & Leistner L.; Arch. Lebensmittelhyg. 1970/21/S. 178
315 Seidler H.; in: Rosival (54), S. 198
316 Hauptgemeinschaft des Deutschen Einzelhandels: Diskriminierung oder Leistungswettbewerb? Köln, November 1979
317 Baltes W. et al; Lebensmittelchem. Gerichtl. Chem. 1979/33/S. 73
318 Reuber M. D., Lee C. W.; J. Natl. Cancer Inst. 1968/41/S. 1133
319 Kang C. K., Warner W. D.; J. Food Sci. 1974/39/S. 812
320 Mameesh M. S. et al; J. Nutr. 1962/77/S. 165
321 Voitelovich F. A. et al; Vopr. Onkol. 1957/3/S. 351
322 Wiseman H. G., Jacobson W. C.; 1969; zit. nach Armbrecht B. H. Residue Rev. 1972/41/S. 13
323 Bisaz R., Kummer A.; Mitt. Gebiete Lebensm. Hyg. 1983/74/S. 74
324 Toth L.; Mitt. Bundesanst. Fleischforsch. 1980/Nr. 68/S. 4108
325 McGlashan N. D. et al; Lancet 1968/S. 1017
326 McGlashan N. D.; Gut 1969/10/S. 643
327 Lin J.-K. et al; Fd. Cosmet. Toxicol. 1983/21/S. 143
328 Dalgaard-Mikkelsen Sv., Poulsen E.; Pharm. Rev. 1962/14/S. 225
329 Zaldivar R., Robinson H.; Z. Krebsforsch. 1973/80/S. 289
330 Boyland E., Walker S. A.; in: IARC Sci. Publ. No 9, Lyon 1975, S. 132
331 Shay H. et al; Cancer Res. 1950/10/S. 797
332 Magee P. N., Barnes J. M.; Br. J. Cancer 1956/10/S. 114
333 Mohr U., Hilfrich J.; J. Natl. Cancer Inst. 1972/49/S. 1729
334 Juszkiewicz T., Kowalski B.; in: IARC Sci. Publ. No. 9, Lyon 1975/S. 173
335 Montesano R., Saffiotti U.; Cancer Res. 1968/28/S. 2197
336 Weigert P.; Z. Lebensm. Unters. Forsch. 1980/171/S. 18
337 Sander J. et al; in: IARC Sci. Publ. No 9, Lyon 1975, S. 123
338 Fritz W.; Ernährungsforschung 1971/16/S. 547
339 Gray J. I., Collins M. E.; J. Food Sci. 1977/42/S. 1034
340 Greenblatt M. et al; J. Natl. Cancer Inst. 1973/50/S. 799
341 Garcia H., Lijinski W.; Z. Krebsforsch. 1973/79/S. 141
342 Couch D. B., Friedman M. A.; Mutat. Res. 1976/38/S. 89
343 Okajima E. et al; Gann 1971/62/S. 163
344 Tannenbaum S. R. et al; in: IARC Sci. Publ. No 19, Lyon 1978/S. 155
345 Lijinski W., Singer G. M.; in: IARC Sci. Publ. No 9, Lyon 1975/S. 111
346 Zaldivar R.; Z. Krebsforsch. 1978/92/S. 215
347 Weber K.; in: Hennig (4) S. 521
348 Lin P., Tang W.; J. Cancer Res. Clin. Oncol. 1980/96/S. 121
349 Mahoney A. W. et al; J. Nutr. 1979/109/S. 2182
350 Astrup H. N.; Acta Agric. Scand. 1973/Suppl. 19/S. 152
351 Opstvedt J.; Acta Agric. Scand. 1973/Suppl. 19/S. 64
352 Grau R., Fleischmann O.; Z. Lebensm. Unters. Forsch. 1965/130/S. 277
353 Eisenbrand G. et al; in: IARC Sci. Publ. No 9, Lyon 1975/S. 71
354 Börzsönyi M. et al; in: IARC Sci. Publ. No 19, Lyon 1978/S. 477
355 Goyette C. H. et al; Psychopharm. Bull. 1978/14/S. 39
356 Protokoll d. Sitzung d. TBA-Kom. am 1. 4. 1981, Berlin

357 Ishida M. et al; J. Agric. Food Chem. 1981/29/S. 72
358 Röper H., Heyns K.; in: IARC Sci. Publ. No 19, Lyon 1978, S. 219
359 Egert G., Greim H.; Naunyn-Schmiedeberg's Arch. Pharmacol. 1976/Suppl. zu 293/R 66
360 Montesano R. et al; J. Natl. Cancer Inst. 1974/52/S. 907
361 Zeller W. J., Schmähl D.; J. Cancer Res. Clin. Oncol. 1979/95/S. 83
362 Lijinski W., Taylor H. W.; J. Cancer Res. Clin. Oncol. 1979/94/S. 131
363 Cohen R. J. et al; Cancer Treat. Rep. 1976/60/S. 1257
364 Vogl S. E.; Cancer 1978/41/S. 333
365 Gill W. B. et al; J. Reproduct. Med. 1976/16/S. 147
366 Dunkley W. L. et al; J. Dairy Sci. 1967/50/S. 492
367 Dunkley W. L. et al; J. Dairy Sci. 1968/51/S. 1215
368 Reichsgesetzblatt 15. 12. 1916, Nr. 283, S. 1359
369 Page G. V., Solberg M.; Appl. Environ. Microbiol. 1979/37/S. 1152
370 Wirth F.; Fleischerei 1980/31/S. 21
371 Kreuzer W., Fischer A.; in: Rückstände in Geflügel und Eiern. Boppard 1978, S. 170
372 Sales C. et al; J. Food Sci. 1980/45/S. 1060
373 Silbergeld E. K., Goldberg A. M.; Exp. Neurol. 1974/42/S. 146
374 Friedman M. A., Staub J.; Mutat. Res. 1976/37/S. 67
375 Natarajan A. T. et al; Mutat. Res.1976/37/S. 83
376 Regan J. D. et al; Mutat. Res. 1976/38/S. 293
377 Herrmann H. et al; Arzneim. Forsch. 1966/16/S. 1244
378 Dokumentationsstelle Uni. Hohenheim; Rückstände von Pestiziden in Eiern, Fleisch, Fetten und anderen tierischen Geweben, Bd. 27
379 Ivankovic S. et al; Z. Krebsforsch. 1973/79/S. 145
380 Ivankovic S. et al; in: IARC Sci. Publ. No 9, Lyon 1975/S. 101
381 Astill B. D., Mulligan L. T.; Fd. Cosmet. Toxicol. 1977/15/S. 167
382 Shaw C. M. et al; Neurotoxicology 1979/1/S. 57
383 Ziebarth D., Scheunig G.; in: IARC Sci. Publ. No 14, Lyon 1976/S. 279
384 Pignatelli B. et al; in: IARC Sci. Publ. No 14, Lyon 1976/S. 173
385 Mirvish S. S. et al; Cancer Letters 1976/2/S. 101
386 Cutler M. G., Schneider R.; Fd. Cosmet. Toxicol. 1973/11/S. 935
387 Dickey F. H. et al; Proc. Natn. Acad. Sci. 1949/35/S. 581
388 Placer Z. et al; Ceskoslov. Hyg. 1965/10/S. 260, zit. nach (98)
389 Olney J. W.; Fd. Cosmet. Toxicol. 1975/13/S. 595
390 Ghadimi H. et al; Biochem. Med. 1971/5/S. 447
391 Abraham R. et al; Expl. mol. Path. 1971/15/S. 43
392 Prosky L., O'Dell R. G.; Proc. Soc. Exp. Biol. Med. 1971/138/S. 517
393 Eakes B. D. et al; J. Food Sci. 1975/40/S. 973
394 Braathen O. S.; Fleischwirtschaft 1980/60/S. 2016
395 Watruos R. M.; Br. J. Ind. Med. 1947/4/S. 111
396 Wrigley F.; Br. J. Ind. Med. 1948/5/S. 26
397 Archer M. C. et al; in: IARC Sci. Publ. No 19, Lyon 1978/S. 239
398 Lathia D., Rütten M.; Nutrition and Cancer 1979/1/S. 19
399 Scheunig G., Ziebarth D.; in: IARC Sci. Publ. No 14, Lyon 1976/S. 269
400 Preda N. et al; in: IARC Sci. Publ. No 14, Lyon 1976/S. 301
401 Nishizumi M.; Cancer Letters 1976/2/S. 11

402 Montesano R., Saffiotti U.; Proc. Am. Assoc. Cancer Res. 1968, S. 51, No 200
403 Carter K. S. et al; Adv. Cancer Res. 1972/16/S. 273
404 Hanssen E.; Med. Ernähr. 1971/12/S. 249
405 Zadoncev A. I. et al; CCC in der Pflanzenproduktion. Berlin 1977
406 Hanssen E., Hagedorn G.; Z. Lebensm. Unters. Forsch. 1969/141/S. 129
407 Hein H.; Ärztl. Wochenschrift 1948/3/S. 696
408 Becker M.; Qual. Plant. Mater. Veg. 1968/15/S. 48
409 Simon C. et al; Z. Kinderheilkd. 1964/91/S. 124
410 Schwille F.; Dtsch. Gewässerkd. Mitt. 1962/6/S. 25
411 Winter A. J., Hokanson J. F.; Am J. Vet. Res. 1964/25/S. 353
412 Rupprecht H.; Samml. Vergiftungsfällen 1943/13/S. 165
413 Büch O.; Samml. Vergiftungsfällen 1952–54/14/S. 53, A. 991
414 Schmitz J. T.; Obstet. Gynecol. 1961/17/S. 413
415 Blomfield R. A. et al; Science 1961/134/S. 1690
416 Peers F. G., Linsell C. A.; Br. J. Cancer 1973/27/S. 473
417 Wellenstein G.; Qual. Plant. Mater. Veg. 1975/25/S. 1
418 Schwerdtfeger E.; Qual. Plant. Mater. Veg. 1975/25/S. 89
419 Dressel J.; Qual. Plant. Mater. Veg. 1976/25/S. 381
420 Juszkiewicz T., Kowalski B.; in: IARC Sci. Publ. No 14, Lyon 1976, S. 375
421 Buckley J., Connolly J. F.; J. Food Protec. 1980/43/S. 265
422 Jung M., Hanssen E.; Fd. Cosmet. Toxicol. 1974/12/S. 131
423 Ranfft K.; Kraftfutter 1972/55/S. 536
424 Hamm R.; Fleischwirtschaft 1980/60/S. 2076 (Abstr. Sofos J. N. et al)
425 Robinson P.; Clin. Pediatr. (Philad.) 1967/6/S. 57
426 Sargeant K. et al; Nature 1961/192/S. 1096
427 Wasserman A. E. et al; Fd. Cosmet. Toxicol. 1972/10/S. 681
428 Stephany R. W. et al; in: IARC Sci. Publ. No 14, Lyon 1976, S. 343
429 Sen N. P. et al; in: IARC Sci. Publ. No 14, Lyon 1976, S. 333
430 Eisenbrand G. et al; in: IARC Sci. Publ. No 19, Lyon 1978/S. 311
431 Janzowski C. et al; Fd. Cosmet. Toxicol. 1978/16/S. 343
432 Groenen P. J. et al; in: IARC Sci. Publ. No 14, Lyon 1976/S. 321
433 Pensabene J. W. et al; J. Food Sci. 1974/39/S. 314
434 Scanlan R. A. et al; J. Agr. Food Chem. 1974/22/S. 149
435 Wolff I. A., Wasserman A. E.; Science 1972/177/S. 15
436 Preussmann R. et al; in: IARC Sci. Publ. No 14, Lyon 1976/S. 429
437 Nezel K. et al; Arch. Geflügelkd. 1980/44/S. 266
438 Loew W.; Vitalst. Zivilisationskr. 1969/14/H. 6
439 Eichholtz F. et al; Ther. Umsch. 1963/20/S. 93
440 Moody D. E. M., Moody D. P.; Nature 1963/198/S. 294
441 Allcroft R., Lewis G.; Vet. Rec. 1963/75/S. 487
442 Harington J. S.; Adv. Cancer Res. 1967/10/S. 247
443 Biedermann R. et al; Dtsch. Lebensm. Rundsch. 1980/76/S. 149, 198
444 Tilak T. B. G.; Fd. Cosmet. Toxicol. 1975/13/S. 247
445 Prändl O.; Van-Hees-Kolloquium 1979; zit. nach (459)
446 Stenchever M. A. et al; Am. J. Obstet. Gynecol. 1981/140/S. 186
447 Hannesson G. in: Food Irradiation Information 1972/1/S. 28, Karlsruhe, zit. nach (256)
448 Hartley R. D. et al; Nature 1963/198/S. 1056

449 Barnes J. M., Butler W. H.; Nature 1964/202/S. 1016
450 Sawhney D. S. et al; Poult. Sci. 1973/52/S. 1302
451 Zeddies J.; DLG-Mitt. 1978/S. 1048
452 Bösenberg H.; Z. Lebensm. Unters. Forsch. 1973/151/S. 245
453 Lötzsch R., Leistner L.; in: DFG, Rückstände in Geflügel und Eiern, Boppard 1978, S. 226
454 O'Mary C. C., Cullison A. E.; J. Anim. Sci. 1956/15/S. 48
455 Hale W. H., Ray D. E.; J. Anim. Sci. 1973/37/S. 1246
456 Beeson W. M. et al; J. Anim. Sci. 1956/15/S. 679
457 Bohman V. R. et al; J. Anim. Sci. 1957/16/S. 833
458 Hartfiel W.; Kraftfutter 1977/60/S. 526
459 Kasper W.; Fleischerei 1981/32/S. 122
460 Hanssen E., Jung M.; Z. Lebensm. Unters. Forsch. 1972/150/S. 141
461 Eichholtz F.: Biologische Existenz des Menschen in der Hochzivilisation. Karlsruhe 1959
462 Anon.; Vet. Rec. 1962/74/S. 963
463 Paterson J. S. et al; Vet. Rec. 1962/74/S. 639
464 Schultz J. et al; Monatsh. Vet. Med. 1969/24/S. 14
465 Kershaw G. F., 1962, zit. nach Carnaghan R. B. A., Allcrofft R.; Vet. Rec. 1962/74/S. 925
466 Simon C. et al; Arch. Kinderheilkd. 1966/175/S. 42
467 Vijayalaxmi, Sadasivan G.; Int. Radit. Biol. 1975/27/S. 135
468 Moutschen-Dahmen M. et al; Int. J. Radiat. Biol. 1970/18/S. 201
469 Anon.; Lancet 1964/S. 511
470 Koepf H. H.: Landbau natur- und menschengemäß. Stuttgart 1980
471 Wirth; Mitt. Bundesanst. Fleischforsch. 1979/Nr. 66/S. 3916
472 Lücke F. K., Leistner L.; Mitt. Bundesanst. Fleischf. 1979/Nr. 64/S. 3711
473 Leistner L. et al; Mitt. Bundesanst. Fleischforsch. 1981/Nr. 72/S. 4591
474 Lücke F. K. et al; Mitt. Bundesanst. Fleischforsch. 1981/Nr. 72/S. 4597
475 Bundesministerium für Jugend, Familie und Gesundheit (Hrsg.): Umweltchemikalien. Bonn-Bad Godesberg 1976
476 Arbeitsgruppe Per, Protokoll vom 4. 2. 1981, Frankfurt
477 Teubner R. et al; Ärztez. Naturheilverfahren 1981/22/Heft 4
478 Adamson R. H. et al; J. Natl. Cancer Inst. 1973/50/S. 549
479 Butler W. H., Barnes J. M.; Br. J. Cancer 1963/17/S. 699
480 Obst A.; Bayer. Landwirtsch. Jahrb. 1968/45/S. 248
481 Carnaghan R. B. A.; Br. J. Cancer 1967/21/S. 811
482 Streuli H.; Ernähr. Umsch. 1977/24/S. 299
483 Chang S.-K. et al; Cancer Res. 1979/39/S. 3871
484 Newberne P. M., Butler W. H.; Cancer Res. 1969/29/S. 236
485 Wieder R. et al; J. Natl. Cancer Inst. 1968/40/S. 1195
486 Higginson J.; Cancer Res. 1963/23/S. 1624
487 Silverberg S. G., Makowski E. L.; Obstet. Gynecol. 1975/46/S. 503
488 Todd G. C. et al; Am J. Vet. Res. 1968/29/S. 1855
489 Gusberg S. B., Hall R. E.; Obstet. Gynecol. 1961/17/S. 397
490 Hoover R. et al; Lancet 1976/S. 885
491 Smith D. C. et al; N. Engl. J. Med. 1975/293/S. 1164
492 Ziel H. K., Finkle W. D.; N. Engl. J. Med. 1975/293/S. 1167

493 Gardner W. U. et al; Cancer Res. 1944/4/S. 73
494 Kölling K.; in: Rückstände in Geflügel..., DFG, Boppard 1978/S. 95
495 Shank R. C. et al; Fd. Cosmet. Toxicol. 1972/10/S. 71
496 Shank R. C. et al; Fd. Cosmet. Toxicol. 1972/10/S. 181
497 Fox M. R. S.; J. Food Sci. 1974/39/S. 321
498 Schulze W., Scheibe E.; Z. Gesamte Inn. Med. 1948/3/S. 580
499 Gruener N.; Pharmacol. Biochem. Behav. 1974/2/S. 267
500 Lijinski W., Reuber M. D.; Fd. Cosmet. Toxicol. 1980/18/S. 85
501 Patterson D. S. P. et al; Fd. Cosmet. Toxicol. 1980/18/S. 35
502 Shank R. C.; in: Purchase I. F. H.: Symposium on mycotoxins in human health. London 1971, S. 245
503 Smith M. J. H.; Lancet 1952/S. 991
504 Madhavan T. V., Gopalan C.; Arch. Path. 1965/80/S. 123
505 SO; Dtsch. Milchwirtsch. 1987/30/S. 1050
506 Vucović; Mitt. Bundesanst. Fleischforsch. 1980/Nr. 67/S. 3995
507 Clauß B., Acker L.; in: DFG, Rückstände in Geflügel und Eiern, Boppard 1978/S. 210
509 Athinarayanan P. et al; Am J. Obstet. Gynecol. 1976/124/S. 212
510 Wirth F.; Mitt. Bundesanst. Fleischforsch. 1979/Nr. 66/S. 3836
511 Kiermeier F., Haevecker U.: Sensorische Beurteilung von Lebensmitteln. München 1972
512 Brunn H.; Arch. Lebensmittelhyg. 1981/32/S. 144
513 Johnson F. L. et al; Lancet 1972/S. 1273
514 Jabara A. G.; Aust. J. Exp. Biol. 1959/37/S. 549
515 Rustia M., Shubik P.; Cancer Letters 1976/1/S. 139
516 Carbaghan R. B. A.; Br. Vet. J. 1964/120/S. 201
517 Kelso D. R.; Lancet I, 1974/S. 315
518 Knapp W. A., Ruebner B. H.; Lancet I, 1974/S. 270
519 Tountas C. et al; Lancet I, 1974/S. 1351
520 Horvath E. et al; Lancet I, 1974/S. 357
521 Littmann S., Ehlers D.; Lebensmittelchem. Gerichtl. Chem. 1985/39/S. 21
522 Bischoff F. et al; Cancer Res. 1942/2/S. 52
523 Lipschütz A. et al; Cancer Res. 1942/2/S. 45
524 Gardner W. U.; Cancer Res. 1942/2/S. 725, 9
525 Gardner W. U.; Cancer Res. 1942/2/S. 725, 1
526 Gardner W. U. et al; Arch. Path. 1940/29/S. 1
527 Burrows H., Horning E. S.; Br. Med. Bull. 1946/47, Vol. 4/S. 367
528 Loeb L.; Natl. Cancer Inst. 1940/41/Vol. 1/S. 169
529 Gardner W. U.; Arch. Path. 1939/27/S. 138
530 Walker A. M., Jick H.; Am. J. Epidemiol. 1979/110/S. 47
531 Loosmore R. M., Harding J. D. J.; Vet. Rec. 1961/73/S. 1362
532 Loosmore R. M., Markson L. M.; Vet. Rec. 1961/73/S. 813
533 Bibbo M. et al; Obstet. Gynecol. 1977/49/S. 1
534 Gray L. A. et al; Obstet. Gynecol. 1977/49/S. 385
535 Osterholzer H. O. et al; Obstet. Gynecol. 1977/49/S. 227
536 Keller A. J. et al; Obstet. Gynecol. 1977/49/S. 83
537 Gallup D. G., Abell M. R.; Obstet. Gynecol. 1977/49/S. 596
538 Cohen C. J., Deppe G.; Obstet. Gynecol. 1977/49/S. 390

539 Lacassagne A.; C. R. Soc. Biol. 1935/120/S. 1156
540 Lacassagne A.; C. R. Soc. Biol. 1937/126/S. 193
541 Lacassagne A.; C. R. Acad. Sci. 1932/195/S. 630
542 de Groote G.; in: Scholtyssek S.: Qualität von Geflügelprodukten. Stuttgart 1973, S. 51
543 Sherman W. C. et al; J. Anim. Sci. 1959/18/S. 198
544 Beyer K.-W.; Bundesgesundhbl. 1971/14/S. 221
545 Großklaus D.; Bundesgesundhbl. 1972/15/S. 42
546 Poch M.; Z. Gesamte Hyg. 1971/17/S. 588
547 Henning K. J.; Bundesgesundhbl. 1980/23/S. 125
548 Gerhardt U.: Gewürze und Würzstoffe. Alzey 1973
549 Täufel A. et al; (Hrsg.): Lebensmittellexikon. Leipzig 1979
550 Herold D.; Stern, 28.9.78, S. 31
551 Feingold B. F.; Am. J. Nursing 1975/75/S. 797
552 Swanson J. M., Kinsbourne M.; Science 1980/207/S. 1485
553 Weiss B. et al; Science 1980/207/S. 1487
554 Salzman L. K.; Med. J. Aust. 1976/63, 2/S. 248
555 Arbeitsgem. f. Rationalisierung d. Landes Nordrhein-Westfalen, Hrsg. im Auftrag d. Ministerpräsidenten Heinz Kühn v. Minister f. Wissensch. und Forsch. Johannes Rau, Dortmund 1976
556 Gabel W.; in: Gift auf dem Tisch? Herford 1973
557 Bayerisches Staatsministerium des Innern; Aufgaben und Organisation der Lebensmittelüberwachung (Informationsblatt)
558 Gesetz über den Verkehr mit Lebensmitteln, Tabakerzeugnissen, kosmetischen Mitteln und sonstigen Bedarfsgegenständen, 15.8.1974, BGBl I, S. 1945
559 Boyden S.; Med. J. Aust. 1972/59, 1/S. 1229
560 Aflatoxin-Verordnung 30.11.1976, BGBl. Teil I, S. 3313
561 FleischVO, 19.12.1959, BGBl Teil I, S. 726
562 FleischVO, 11.12.1969, BGBl Teil I, S. 2191
563 Scheibner E.; Bundesgesundhbl. 1971/14/S. 223
564 Miyada D. S., Tappel A. L.; Food Res. 1956/21/S. 217
565 Tappel A. L. et al; Food Res. 1956/21/S. 375
566 Hueper W. C., Landsberg J. W.; Arch. Path. 1940/29/S. 633
567 Pribilla O.; Beitr. Gerichtl. Med. 1965/23/S. 207
568 Gerhardt U.: Zusatzstoffe und Zutaten. Alzey 1979
569 FleischVO, 21.1.1982, BGBl I, S. 89
570 Tanaka N. et al; J. Food Protect 1980/43/S. 450
571 Fraser P. et al; Int. J. Epidemiol. 1980/9/S. 3
572 Brunschwig A. et al; J. Natl. Cancer Inst. 1940–41/1/S. 481
573 Teramoto S. et al; Teratology 1980/21/S. 71
574 Pool B. L. et al; Toxicology 1979/15/S. 69
575 Liepe H. U.; Fleischwirtschaft 1978/58/S. 1781
576 Nitritgesetz vom 19.6.1934, Reichsgesetzblatt I, S. 513
577 König H.: Untersuchungen über mögliche Kontaminationen mit Schwermetallen bei der Anwendung eines neuen technologischen Verfahrens zur Herstellung von Fleischprodukten. Diplomarbeit, Stuttgart-Hohenheim 1977/78
578 Marusich W. L. et al; Poult Sci. 1973/52/S. 1774
579 Wahlstrom R. C.; J. Anim. Sci. 1956/15/S. 1059

580 Bartels H. et al; Fleischwirtschaft 1972/52/S. 479
581 Smith H. W.; Nature 1968/218/S. 728
582 Editorial; Lancet I, 1979/S. 1009
583 Pöhn H. P.; Bundesgesundhbl. 1979/22/S. 29
584 DGE, Ernährungsbericht 1980, Frankfurt 1980
585 Pietzsch O.; Bundesgesundhbl. 1979/22/S. 153
586 Tóth L., Blaas W.; Fleischwirtschaft 1972/52/S. 1121
587 Tóth L., Blaas W.; Fleischwirtschaft 1972/52/S. 1419
588 Grimmer G., Hildebrand A.; Dtsch. Lebensm. Rundsch. 1965/61/S. 237
589 Oberländer H. E., Roth K.; Naturwissenschaften 1976/63/S. 483
590 De Vries M. P. C., Tiller K. G.; Environ. Pollut. 1978/16/S. 231
591 Brodrick H. T., Thomas A. C.; in: IAEA 1978 (1389) S. 167
592 Änd. VO zur AB.A, 18.12.1973, BGBl I, S. 18
593 Lebek G.; Bundesgesundhbl. 1976/19/S. 41
594 Lorenz E.; Bundesgesundhbl. 1976/19/S. 283
595 Anon.; top agrar 1979/H. 11/S. 19
596 Hauschild H. J. et al; Z. Tierphysiol. Tierernähr. Futtermkd. 1977/38/S. 241
597 Ahlert R. D., Malz I.; Diagnosen 1980/H. 6/S. 68
598 Bergner-Lang B., Kächele M.; Dtsch. Lebensm. Rundsch. 1985/81/S. 278
599 Klein M.; Cancer Res. 1963/23/S. 1701
600 Druckrey H.; Arzneim. Forsch. 1951/1/S. 383
601 Street J. J. et al; Environ. Qual. 1978/7/S. 286
602 Sharma P. B. et al; Qual. Plant. Mater. Veg. 1976/25/S. 375
603 Käferstein F. K., Klein H.; Bundesgesundhbl. 1980/23/S. 32
604 Sambraus H. H.; Dtsch. Tierärztl. Wochenschr. 1980/87/S. 91
605 Schuphan W.; Anz. Schädlingskd. 1965/38/S. 97
606 Oberländer H. E., Roth K.; Naturwissenschaften 1975/62/S. 184
607 Voreck O., Kirchgeßner M.; Arch. Geflügelkd. 1981/45/S. 19
608 Prugar J.; Nahrung 1978/22/S. 163
609 Hulpke H.; Qual. Plant. Mater. Veg. 1969/18/S. 116
610 Schäfer B.; Fleischbeschau und Lebensm.-Kontrolle, Februar 1985/S. 11
611 Petz M.; Dtsch. Lebensmittelrundsch. 1982/78/S. 396
612 Hecht S. S. et al; Cancer Letters 1976/1/S. 147
613 Shimkin M. B., Andervont H. B.; J. Natl. Cancer Inst. 1940–41/1/S. 57
614 Hoffmann D., Wynder E. L., Z. Krebsforsch. 1966/68/S. 137
615 Howard J. W., Fazio T.; J. Agr. Food Chem. 1969/17/S. 527
616 Fishbein L.; Sci. Total Environ. 1973/2/S. 305
617 Anon.; Fd. Cosmet. Toxicol. 1972/10/S. 571
618 Lintas C. et al; Fd. Cosmet. Toxicol. 1979/17/S. 325
619 Willeke H.; Arch. Geflügelkd. 1980/44/S. 272
620 Higgins C. et al; Nature 1961/189/S. 204
621 Pfeiffer E. H.; Zbl. Bakt. Hyg., I Abt. Orig. B 1973/158/S. 69
622 Petit C. M., van de Geijn S. C.; Planta 1978/138/S. 137
623 van de Geijn S., Petit C. M.; Planta 1978/138/S. 145
624 Engst R. et al; Nahrung 1967/11/S. 389
625 Sieber R., Blanc B.; Mitt. Gebiete Lebensm. Hyg. 1978/69/S. 477
626 Stadler K.; Bundesminister für Forschung und Technologie, Forschungsbericht (037125), Dezember 1978

627 Jeroch H.; in: Henning (4), S. 264
628 Soòs K., Hajdú G.; Egészségtudomány 1974/18/S. 325
629 Thorsteinsson Th.; Cancer 1969/23/S. 455
630 FleischVO 6. 6. 1973; BGBl Teil I, S. 553
631 Karg H., Rapp M.; Arch. Lebensmittelhyg. 1988/39/S. 114
632 Meyer H. et al; Berl. Münch. Tierärztl. Wschr. 1984/97/S. 123
633 Brown L. D. et al; J. Anim. Sci. 1956/15/S. 1125
634 Kirchgessner M. et al; Z. Tierphysiol. Tierernähr. Futtermkd. 1960/15/S. 321
635 Tóth L., Blaas W.; Fleischwirtschaft 1972/52/S. 1171
636 Kolb E.; Kraftfutter 1977/60/S. 538
637 Kamphues J. et al; Berl. Münch. Tierärztl. Wschr. 1984/97/S. 202
638 FuttermittelVO, 22. 6. 76, BGBl Teil I, S. 1497
639 Gruhn K.; in: Hennig (4), S. 571
640 Anke M., Hennig A.; in: Hennig (4), S. 17
641 Müller Z. et al; Chemizace a biologizace v moderni výživě zvîřat Spofa, Prag 1961, zit. nach (152)
642 Dungal N.; J. Am. Med. Assoc. 1961/178/S. 789
643 Noack R.; in: Ketz H.-A.: Grundriß der Ernährungslehre. Jena 1978, S. 33
644 Stoll K.; Qual. Plant. Mater. Veg. 1969/18/S. 206
645 Luecke R. W. et al; Plant Physiol. 1949/24/S. 546
646 Sell H. M. et al; Plant Physiol. 1949/24/S. 295
647 Michaelsson G., Pettersson L.; Arch. Dermatol. 1974/109/S. 49
648 Astrup H.; Nature 1963/198/S. 192
649 Weinmann W.; Qual. Plant. Mater. Veg. 1957/2/S. 342
650 Schiller K.; Landbauforsch. Völkenrode 1964/14/S. 111
651 Hahn J. et al; Dtsch. Tierärztl. Wochenschr. 1971/78/S. 114
652 Aehnelt E., Hahn J.; Tierärztl. Umsch. 1973/28/S. 155
653 Gottschewski G. H. M.; Qual. Plant. Mater. Veg. 1975/25/S. 21
654 »Informationsserie des Bayer. Bauernverbandes«, Südd. Ztg. 23. 2. 1979
655 Diehl J. F.; Umschau 1983/83/S. 286
656 Anon.; Ernährungswirtschaft 1982/H. 7–8/S. 33
657 Cremer H. D., Oltersdorf U.; Ernähr. Umsch. 1979/26/S. 221, 249
658 Brod H., Menden E.: Internationale Standortbestimmung zur Beurteilung pflanzlicher und tierischer Proteine in der menschlichen Kost unter besonderer Berücksichtigung des Getreideeiweißes und der bundesdeutschen Ernährungssituation. Gießen o. J., unveröff.
659 Glatzel H.; Medizin. Welt 1977/28/S. 253, 307
660 Diehl J. F.; Ernähr. Umsch. 1979/26/S. 41, 67
661 Baumgarten H.-J.; Fleischwirtschaft 1981/61/S. 356
662 Wendt L.; Erfahrungsheilkunde 1977/26/S. 263
663 Karg H.; Tierärztl. Umschau 1989/44/S. 599
664 Haenszel W. et al; J. Natl. Cancer Inst. 1973/51/S. 1765
665 Armstrong B., Doll R.; Int. J. Cancer 1975/15/S. 617
666 Hill M. J.; Nutr. Cancer 1978/1/S. 23
667 Kofrányi E., Jekat F.; Hoppe Seyler's Z. Physiol. Chem. 1967/348/S. 84
668 Kofrányi E.; Müller-Wecker H.; Hoppe-Seyler's Z. Physiol. Chem. 1960/320/S. 233
669 Kofrányi E., Jekat F.; Hoppe-Seyler's Z. Physiol. Chem. 1964/335/S. 174

670 FAO, Production Yearbook 1979/Vol. 33
671 Statistisches Jahrbuch über Ernährung, Landwirtschaft und Forsten der Bundesrepublik Deutschland 1985, Münster-Hiltrup
672 CMA; Kennwort Fleisch – Ein Fleisch-Lexikon. Bonn, o. J.
673 Vinel J.-P., Pascal J.-P.; Rev. Epidémiol. Santé Publ. 1980/28/S. 251
674 Coduro E.; Naturwissenschaften 1980/67/S. 488
675 Knopf K.: Lebensmitteltechnologie. Paderborn 1975
676 Deutsches Lebensmittelbuch. Leitsätze, Bonn 1985
677 Kochwurstprospekt der Firma Van-Hees-Gütezusätze; Walluf 1978/79
678 Hapke H.-J. et al; Arch. Lebensmittelhyg. 1977/26/S. 174
679 Hecht H.; Fleischwirtschaft 1987/67/S. 1511
680 Ostertag J., Kreuzer W.; Arch. Lebensmittelhyg. 1980/31/S. 57
681 Ewald P. et al; Dtsch. Tierärztl. Wochenschr. 1976/83/S. 337
682 Käferstein F. K. et al; ZEBS-Berichte 1/1979
683 Ericson J. E. et al; N. Engl. J. Med. 1979/300/S. 946
684 Elinder C. G., Kjellström T.; Ambio 1977/6/S. 270
685 Kido T. et al; Arch. Environ. Health 1988/43/S. 213
686 Dillon H. K. et al; Am. J. Dis. Child. 1974/128/S. 491
687 Kelhoe R. A.; Arch. Environ. Health 1964/8/S. 44
688 Hecht H., Mirna A.; Rückstände in Fleisch und Fleischerzeugnissen, DFG, Boppard 1975/S. 91
689 Bentler W.; Fleischwirtschaft 1983/63/S. 1812
690 Markard Chr.; Umschau 1977/77/S. 745
691 Heeschen W. et al; Milchwissenschaft 1981/36/S. 1
692 Zimmerli B., Blaser O.; Mitt. Gebiete Lebensm. Hyg. 1979/70/S. 287
693 Schultz G.; Dtsch. Tierärztl. Wochenschr. 1980/87/S. 232
694 Sieber R.; Z. Ernährungswiss. 1978/17/S. 112
695 Lengauer E.; in: Aktuelle Probleme der landwirtsch. Forsch.; Veröff. Landwirtsch. Chem. Bundesversuchsanst. Linz/Donau, Band 11/S. 33
696 Katan J., Eshel Y.; Residue Rev. 1972/45/S. 145
697 Bressau G.; Rückstände in Fleisch ..., DFG, Boppard 1975/S. 84
698 Blüthgen A.: Zur Analytik und Bedeutung von Rückständen chlorierter Insektizide und Fasciolizide in der Milch. Diss., Kiel 1972
699 Renner E.: Milch und Milchprodukte in der Ernährung des Menschen. Kempten, Hildesheim 1974
700 Sieber R. et al; Alimenta-Sonderausgabe 1980/S. 49
701 Preda N. et al; Igiena 1978/27/S. 229
702 EG-Dok. Nr. 4936/81; Deutscher Bundestag Drucksache 9/334
703 Mollenhauer H. P.; Alimenta 1979/18/S. 175
704 Barchet R., Wilk G.; Dtsch. Lebensm. Rundsch. 1980/76/S. 348
705 Auermann E. et al; Nahrung 1978/22/S. 335
706 Bernard A., Lauwerys R.; Experientia 1984/40/S. 143
707 Raffke W. et al; Nahrung 1980/24/S. 797
708 Rimkus G., Wolf M.; Fleischwirtschaft 1987/67/S. 1150
709 Müller R.: Allgemeine Hygiene. München, Berlin 1944
710 von Leyden E.: Handbuch der Ernährungstherapie. Leipzig 1897
711 Munk I., Ewald C. A.; Munk und weil. Uffelmanns Ernährung, Wien 1895
712 Auerbach F., Rieß G.; Arb. Reichsgesundheitsamt 1919/51/S. 532

713 Tompkin R. B.; Food Technol. 1980/34/S. 229
714 OLG Koblenz; Fleischwirtschaft 1980/60/S. 1741
715 Lechowich R. V. et al; Appl. Microbiol. 1956/4/S. 360
716 Ball J. K., Dawson D. A.; J. Natl. Cancer Inst. 1969/42/S. 579
717 Psota A.; Ernährung, 1984/8/S. 348
718 Preda N., Popa L.; Fleischwirtschaft 1980/60/S. 2184
719 Baltes W., Söchtig I.; Z. Lebensm. Unters. Forsch. 1979/169/S. 9
720 Filipovic J., Tóth L.; Fleischwirtschaft 1971/51/S. 1323
721 Potthast K.; Mitt. Bundesanst. Fleischforsch. 1981/Nr. 71/S. 4473
722 Ball J. K. et al; Science 1966/152/S. 650
723 Potthast K.; Fleischwirtschaft 1980/60/S. 1941
724 Binnemann P. H.; Z. Lebensm. Unters. Forsch. 1979/169/S. 447
725 Cook J. A. et al; CRC Crit. Rev. Toxicol. Januar 1975/S. 201
726 Arito H. et al; Toxicol. Letters 1981/7/S. 457
727 Blanc B.; Kiel. Milchwirtsch. Forschungsber. 1981/33/S. 39
728 Tóth L.; Fleischwirtschaft 1971/51/S. 1069
729 Drews M., Longuet D.; Kiel. Milchwirtsch. Forschungsber. 1980/32/S. 89
730 Pottenger F. M.; Am. J. Orthod. Oral Surg. 1946/32/S. 467
731 Wagner K.-H.; Milchwissenschaft 1953/8/S. 364
732 Blanc B.; Alimenta-Sonderausgabe 1980/S. 5
733 Peers F. G. et al; Int. J. Cancer 1976/17/S. 167
734 Reiß J.; Biol. unserer Zeit 1976/6/S. 169
735 Siraj M. Y. et al; Toxicol. Appl. Pharmacol. 1981/58/S. 422
736 DFG; Rückstände in Frauenmilch, Boppard 1978
737 Rappl A., Waiblinger W.; Dtsch. Med. Wochenschr. 1975/100/S. 228
738 Acker L.; Lebensmittelchem. Gerichtl. Chem. 1971/35/S. 4
739 Dürr P.; Alimenta 1980/19/S. 115
740 Cetinkaya M. et al; Akt. Ernähr. 1984/9/S. 157
741 Norén K.; Acta Paediatr. Scand. 1983/72/S. 811
742 Schulte-Löbbert F. J. et al; Beitr. Gerichtl. Med. 1978/36/S. 491
743 Nagel G.; Ernähr. Umsch. 1977/24/S. B 25
744 AID Verbraucherdienst informiert, Fisch, Bonn 1980
745 Umweltbundesamt (Hrsg.): Cadmium-Bericht. Berlin 1981
746 Holm J.; Fleischwirtschaft 1980/60/S. 1076
747 Umweltprobleme der Landwirtschaft 1985, Bundestagsdrucksache 10/3613
748 Industrieverband Pflanzenschutz- und Schädlingsbekämpfungsmittel e. V. (IPS) (Hrsg.): Pflanzenschutz und Umwelt. Frankfurt
749 Preuss K. H.; Südd. Ztg. 21. 11. 1978: Süßwasserfische sterben aus
750 Frese E. et al; Fleischwirtschaft 1978/58/S. 1691
751 Ripke E.; Fleischwirtschaft 1980/60/S. 216
752 Meemken H. A.; Fette Seifen Anstrichm. 1975/77/S. 290
753 Crompton N. E. A. et al; Naturwiss. 1985/72/S. 439
754 Bruker M. O.; Unsere Nahrung – unser Schicksal, Lahnstein 1985
755 Holm J.; Fleischwirtschaft 1979/59/S. 1345
756 Holm J.; Fleischwirtschaft 1978/58/S. 299
757 Holm J.; Fleischwirtschaft 1979/59/S. 737
758 Holm J.; Fleischwirtschaft 1976/56/S. 413
759 Holm J.; Fleischwirtschaft 1976/56/S. 1649

760 Grahwit G.; Arch. Lebensmittelhyg. 1972/23/S. 213
761 Linke H.; Fleischwirtschaft 1985/65/S. 158
762 Südd. Ztg. 18. 5. 1981: Alles über Frauenmilch ...
763 Deutsche Forschungsgemeinschaft: Rückstände in Frauenmilch. Weinheim 1984
764 Cunningham A. S.; J. Pediatrics 1977/90/S. 726
765 Gerrard J. W.; Can. Med. Assoc. J. 1975/113/S. 138
766 Widdowson E. M.; Arch. Dis. Childh. 1978/53/S. 684
767 Krüger K. E.; Nach Angersbach H., Fleischwirtschaft 1981/61/S. 89
768 DFG, Rückstände in Fischen, Boppard 1979
769 Anon.; Fischer und Teichwirt 1981/32/S. 115
770 Gerlach S. A.; Meeresverschmutzung, Berlin 1976
771 Kruse R.; Lebensmittelchem. Gerichtl. Chem. 1981/35/S. 38
772 Bombosch S., Peters L.; Naturwissenschaften 1975/62/S. 575
773 Kittelberger F.; Tierärztl. Praxis 1973/1/S. 465
774 Wißmath P., Kreuzer W.; Arch. Lebensmittelhyg. 1979/30/S. 61
775 Priebe K.; Arch. Lebensmittelhyg. 1978/29/S. 161
776 Krüger K. E., Nieper L.; Arch. Lebensmittelhyg. 1978/29/S. 165
777 Krüger K. E., Nieper L.; Bundesgesundhbl. 1977/20/S. 223
778 Acker L., Schulte E.; Naturwissenschaften 1970/57/S. 497
779 Schulte-Löbbert F. J., Bohn G.; Arch. Toxicol. 1977/37/S. 155
780 Käferstein F.-K., Müller J.; ZEBS-Berichte 1/1981, Berlin
781 Stoeppler M. et al; Lebensmittelchem. Gerichtl. Chem. 1979/33/S. 105
782 Müller G., Förstner U.; Naturwissenschaften 1973/60/S. 258
783 Snyder R. D.; N. Engl. J. Med. 1971/284/S. 1014
784 D'Itri P. A., D'Itri F. M.; Environ. Manage. 1978/2/S. 3
785 Harriss R. C., Hohenemser Chr.; Environment 1978/20/S. 25
786 Nuorteva P.; Naturwiss. Rundsch. 1971/24/S. 233
787 Schelenz R., Diehl J. F.; in: Frank H. K., BFL Toxische Spurenelemente in Lebensmitteln 1973, Heft 4
788 Forbes G. B., Reina J. S.; J. Nutr. 1972/102/S. 647
789 Sasser L. B., Jarboe G. E.; Toxicol. Appl. Pharmacol. 1977/41/S. 423
790 Neumann-Kleinpaul A., Terplan G.; Arch. Lebensmittelhyg. 1972/23/S. 128
791 Goldman A. S., Smith C. W.; J. Pediatr. 1973/82/S. 1082
792 Chandra R. K.; Acta Paediatr. Scand. 1979/68/S. 691
793 Lee V. A., Lorenz K.; CRC Crit. Rev. Food Sci. Nutr. 1979/S. 41
794 Anon.; Naturwiss. Rundsch. 1971/24/S. 399
795 Bryce-Smith D. et al; Ambio 1978/7/S. 192
796 Holper K. et al; Surg. Gynecol. Obstet. 1973/136/S. 593
797 Seyle H. et al; J. Bacteriol. 1966/91/S. 884
798 Di Luzio N. R., Friedmann T. J.; Nature 1973/244/S. 49
799 Koller L. D.; Am. J. Vet. Res. 1973/34/S. 1457
800 Spyker J. M. et al; Science 1972/177/S. 621
801 Anon.; Can. Med. Assoc. J. 1975/113/S. 809
802 de Bruin A.; Arch. Environ. Health 1971/23/S. 809
803 Jacquet P. et al; Mutat. Res. 1976/38/S. 110
804 Schroeder H. A., Mitchener M.; Arch. Environ. Health 1971/23/S. 102
805 Boscolo P. et al; Toxicol. Letteres 1981/7/S. 189
806 Fischer G. M., Thind G. S.; Arch. Environ. Health 1971/23/S. 107

807 Cooper P.; Fd. Cosmet. Toxicol. 1977/15/S. 478
808 Perry H. M. et al; Am. J. Physiol. 1970/219/S. 755
809 Duncan C. L., Foster E. M.; Appl. Microbiol. 1968/16/S. 406
810 Currie A. N.; Br. Med. Bull. 1946–47/4/S. 402
811 Lancranjan I. et al; Arch. Environ. Health 1975/30/S. 396
812 Hemphill F. E. et al; Science 1971/172/S. 1031
813 Chang L. W. et al; Acta Neuropathol. 1974/27/S. 171
814 Watkins C. J. et al; J. Epidemiol. Community Health 1979/33/S. 180
815 Katz S. H., Young M. V.; Ecologist Quarterly, Spring 1978/S. 75
816 Koller L. D., Kovacic S.; Nature 1974/250/S. 148
817 Koller L. D. et al; Arch. Environ. Health 1975/30/S. 598
818 Gainer J. H., Pry T. W.; Am. J. Vet. Res. 1972/33/S. 2299
819 Gainer J. H.; J. Natl. Cancer Inst. 1973/51/S. 609
820 Cook J. A. et al; Proc. Soc. Exp. Biol. Med. 1975/150/S. 741
821 Kostial K., Kello D.; Bull. Environ. Contam. Toxicol. 1979/21/S. 312
822 Kjellström T. et al; Environ. Res. 1978/15/S. 242
823 McLellan J. S. et al; J. Toxicol. Environ. Health 1978/4/S. 131
824 Jaquet P., Tachon P.; Toxicol. Letters 1981/8/S. 165
825 Deknudt Gh., Léonard A.; Fd. Cosmet. Toxicol. 1977/15/S. 158
826 Zaworski R. E., Oyasu R.; Arch. Environ. Health 1973/27/S. 383
827 Fahim M. S. et al; Res. Commun. Chem. Path. Pharmac. 1976/13/S. 309
828 Stoner G. D. et al; Cancer Res. 1976/36/S. 1744
829 Graham J. A. et al; Environ. Res. 1978/16/S. 77
830 Spyker J. M., Chang L. W.; Teratology 1974/9/S. A 37
831 Sternowsky H. J., Wessolowski R.; Arch. Toxicol. 1985/57/S. 41
832 Acheson E. D., Truelove S. C.; Br. Med. J. 1961/2/S. 929
833 Großklaus D.; Fleischwirtschaft 1981/61/S. 657
834 Zenick H.; Pharmacol. Biochem. Behavior 1974/2/S. 709
835 Burton G. V. et al; Environm. Res. 1977/14/S. 30
836 Sobotka T. J. et al; Toxicology 1975/5/S. 175
837 La Porte R. E., Talbott E. E.; Arch. Environ. Health 1978/33/S. 236
838 Bornhausen M. et al; Toxicol. Appl. Pharmacol. 1980/56/S. 305
839 Joiner F. E., Hupp E. W.; Environ. Res. 1978/16/S. 18
840 Rustam H. et al; Arch. Environ. Health 1975/30/S. 190
841 Weir P. A., Hine C. H.; Arch. Environ. Health 1970/20/S. 45
842 Hughes J. A., Annau Z.; Pharmacol. Biochem. Behav. 1976/4/S. 385
843 Rosenthal E., Sparber S. B.; Life Sci. 1972/11, Part I/S. 883
844 Chang. L. W. et al; Environ. Res. 1977/14/S. 414
845 Leander J. D. et al;, Environ. Res. 1977/14/S. 424
846 Chang L. W.; Environ. Res. 1977/14/S. 329
847 Chang L. W., Hartmann H. A.; Acta Neuropath. 1972/20/S. 122
848 Nobunaga T. et al; Toxicol. Appl. Pharmacol. 1979/47/S. 79
849 Friedman M. A., Eaton L. R.; Bull. Environ. Contam. Toxic. 1978/20/S. 9
850 Turner C. J. et al; J. Toxicol. Environ. Health 1981/7/S. 665
851 Charbonneau S. M. et al; Toxicology 1976/5/S. 337
852 Berlin M. et al; Arch. Environ. Health 1975/30/S. 340
853 Mello N. K.; Fed. Proc. 1975/34/S. 1832
854 Kurzel R. B., Cetrulo C. L.; Environ. Sci. Technol. 1981/15/S. 626

855 Wibberley D. G. et al; J. Med. Genetics 1977/14/S. 339
856 Brüggemann J. et al; Lebensmittelchem. Gerichtl. Chem. 1975/29/S. 108
857 Winter H.; J. Appl. Toxicol. 1982/2/S. 61
858 Roels H. A. et al; Environ. Res. 1981/24/S. 117
859 Evans H. L. et al; Fed. Proc. 1975/34/S. 1858
860 György P.; Pediatrics 1953/11/S. 98
861 Woodruff C. W. et al; J. Pediatr. 1977/90/S. 36
862 Miyazaki T. et al; Bull. Environ. Contam. Toxicol. 1981/26/S. 420
863 Biologische Bundesanstalt für Land- und Forstwirtschaft Braunschweig (Hrsg.): Pflanzenschutzmittelverzeichnis 1988
864 Cook J. A. et al; Toxicol. Appl. Pharmacol. 1974/28/S. 292
865 Droese W. et al; Europ. J. Pediat. 1976/122/S. 57
866 Droese W.; Kinderarzt 1978/9/S. 1687
867 Cooper P.; Fd. Cosmet. Toxicol. 1979/17/S. 546
868 Ahlberg J. et al; Ambio 1972/1/S. 29
869 Charlebois C. T.; Ambio 1978/7/S. 204
870 Blüthgen A. et al; Milchwissenschaft 1979/14/S. 1
871 Ende M.; Lebensmittelchem. Gerichtl. Chem. 1988/42/S. 42
872 Bryce-Smith D.; Chem. Brit. 1972/8/S. 240
873 Stöfen D.: Blei als Umweltgift. Eschwege 1974
874 Settle D. M., Patterson C. C.; Science 1980/207/S. 1167
875 Grandjean P.; Nature 1981/291/S. 188
876 Shapiro I. M. et al; Arch. Environ. Health 1975/30/S. 483
877 Piomelli S. et al; Science 1980/210/S. 1135
878 Steinwandter H., Brüne H.; Z. Lebens. Unters. Forsch. 1984/178/S. 468
879 David O. J. et al; Am. J. Psychiatry 1976/133/S. 1155
880 Pueschel S. M. et al; J. Am. Med. Assoc. 1972/222/S. 462
881 Dietz D. D. et al; Toxicol. Appl. Pharmacol. 1979/47/S. 377
882 Sauerhoff M. W., Michaelson I. A.; Science 1973/182/S. 1022
883 Snowdon C. T.; Pharmacol. Biochem. Behav. 1973/1/S. 599
884 van Gelder G. A. et al; Clin. Toxicol. 1973/6/S. 405
885 Overmann S. R.; Toxicol. Appl. Pharmacol. 1977/41/S. 459
886 Silbergeld E. K., Goldberg A. M.; Neuropharmacology 1975/14/S. 431
887 Barthalmus G. T. et al; Toxicol. Appl. Pharmacol. 1977/42/S. 271
888 Hubermont G. et al; Toxicology 1976/5/S. 379
889 Padich R., Zenick H.; Pharmacol. Biochem. Behav. 1977/6/S. 371
890 Sobotka T. J., Cook M. P.; Am. J. Ment. Deficiency 1974/79/S. 5
891 Avery D. D., Cross H. A.; Pharmacol. Biochem. Behav. 1974/2/S. 473
892 Dubas T. C., Hrdina P. D.; J. Environ. Pathol. Toxicol. 1978/2/S. 473
893 Driscoll J. W., Stegner S. E.; Pharmacol. Biochem. Behav. 1976/4/S. 411
894 Brown D. R.; Toxicol. Appl. Pharmacol. 1975/32/S. 628
895 Bondy S. C. et al; Toxicol. Letters 1979/3/S. 35
896 Cory-Slechta D. A., Thompson T.; Toxicol. Appl. Pharmacol. 1979/47/S. 151
897 Smith H. D.; Arch. Environ. Health 1964/8/S. 256
898 Needleman H. L. et al; N. Engl. J. Med. 1979/300/S. 689
899 Pihl R. O., Parkes M.; Science 1977/198/S. 204
900 Spyker J. M.; Fed. Proc. 1975/34/S. 1835
901 Perino J., Ernhart C. B.; J. Learn. Disabil. 1974/7/S. 26

902 Beattie A. D. et al; Lancet 1975/S. 589
903 Yourozkos S. et al; Arch. Environ. Health 1978/33/S. 297
904 Bornschein R. et al; CRC Crit. Rev. Toxicol. 1980/8/S. 43
905 Bornschein R. et al; CRC Crit. Rev. Toxicol. 1980/8/S. 101
906 Repko J. D., Corum C. R.; CRC Crit. Rev. Toxicol. 1979/6/S. 135
907 Lin-Fu J. S.; N. Engl. J. Med. 1979/300/S. 731
908 Byers R. K., Lord E. E.; Am. J. Dis. Child. 1943/66/S. 471
909 Piscator M., Lind B.; Arch. Environ. Health 1972/24/S. 426
910 Jakobs E. E. et al; J. Biol. Chem. 1956/223/S. 147
911 Gabbiani G. et al; J. Neuropathol. Exp. Neurol. 1967/26/S. 498
912 Schmahl W.; Umweltmedizin 1983/1/S. 10
913 Fishbein L.; Sci. Total Environ. 1972/1/S. 211
914 Weigand G., Mücke W.; Verunreinigungen der Humanmilch mit Organohalogenverbindungen; GSF-Bericht November 1980, München
915 DiätVO 25. 8. 1988, BGBl I, S. 1713
916 Schlick E., Friedberg K. D.; Arch. Toxicol. 1981/47/S. 197
917 Büser W., Erbersdobler H. F.; Milchwissenschaft 1986/41/S. 780
918 Klostermeyer H.; Landwirtsch. Forsch. 1979/Kongreßband/S. 25
919 Humke R. et al; Milchwissenschaft 1971/36/S. 225
920 Courtney K. D.; Environ. Res. 1979/20/S. 255
921 Hastings L. et al; Bull. Environ. Contam. Toxicol. 1978/20/S. 96
922 Hapke H.-J.; in: DFG. Chemischer Pflanzenschutz. Rückstände und Bewertung; Boppard 1980, S. 72
923 Sanzin; Fischer und Teichwirt 1981/32/S. 136
924 Jonas D. et al; Tierärztl. Praxis 1974/2/S. 355
925 Reichenbach-Klinke H.-H.; Tierärztl. Praxis 1973/1/S. 107
926 Gronik O. N.; Zdravookhranenie 1975/18/S. 31
927 Loose L. D. et al; Ecotox. Environ. Safety 1978/2/S. 173
928 Friend M., Trainer D. O.; Science 1970/170/S. 1314
929 Koller L. D., Thigpen J. E.; Am. J. Vet. Res. 1973/34/S. 1605
930 Loose L. D. et al; J. Reticuloendothel. Soc. 1977/22/S. 253
931 Street J. C., Sharme R. P.; Toxicol. Appl. Pharmacol. 1975/32/S. 587
932 Bildstein K. L., Forsyth D. J.; Bull. Environ. Contam. Toxicol. 1979/21/S. 93
933 Sanderson C. A., Rogers L. J.; Science 1981/211/S. 593
934 Snyder R. L.; J. Wildl. Manage. 1974/38/S. 362
935 Oliver R M.; Br. J. Ind. Med. 1975/32/S. 49
936 Bauer H. et al; Arch. Gewerbepath. Gewerbehyg. 1961/18/S. 538
937 Duffy F. H. et al; Toxicol. Appl. Pharmacol. 1979/47/S. 161
938 Hauptgemeinschaft des Deutschen Einzelhandels: Diskriminierung oder Leistungswettbewerb? Köln November 1978
939 Vos J. G., van Driel-Grootenhuis L.; Sci. Total Environ. 1972/1/S. 289
940 Shubik V. M. et al; J. Hyg. Epidemiol. Microbiol. Immunol. 1978/22/S. 408
941 Dési I. et al; J. Hyg. Epidemiol. Microbiol. Immunol. 1978/22/S. 115
942 Highman B., Schumacher H. J.; Toxicol. Appl. Pharmacol. 1974/29/S. 134
943 Radhakrishnan C. V. et al; Bull. Environ. Contam. Toxicol. 1972/8/S. 147
944 Vos J. G., de Roij Th.; Toxicol. Appl. Pharmacol. 1972/21/S. 549
945 Wassermann M. et al; Bull. Environ. Contam. Toxicol. 1971/6/S. 426
946 Krüger K.-E., Stede M.; Dtsch. Tierärztl. Wochenschr. 1976/83/S. 340

947 Kruse R., Krüger K.-E.; Arch. Lebensmittelhyg. 1981/32/S. 26
948 Brunn H. et al; Fleischwirtschaft 1981/61/S. 804
949 Stalling D. L. et al; Environ. Health Perspec. Januar 1973/S. 159
950 Baughman R., Meselson M.; Environ. Health Perspec. Sept. 1973/S. 27
951 Savnberg O. et al; Ambio 1978/7/S. 64
952 Pierce R. H. et al; Bull. Environ. Contam. Toxicol. 1977/18/S. 251
953 Parejko R., Wu C. J.; Bull. Environ. Contam. Toxicol. 1977/17/S. 90
954 Ten Noever de Brauw M. C., Koeman J. H.; Sci. Total Environ. 1972–73/1/S. 427
955 Kuehl D. W.; Chemosphere 1981/10/S. 231
956 Thor D. E. et al; J. Reticuloendothel. Soc. 1977/22/S. 243
957 Harris P. N. et al; Toxicol. Appl. Pharmacol. 1972/21/S. 414
958 Ito N. et al; J. Natl. Cancer Inst. 1975/54/S. 801
959 Tomatis L. et al; Int. J. Cancer 1972/10/S. 489
960 Tomatis L. et al; J. Natl. Cancer Inst. 1974/52/S. 883
961 Reuber M. D.; Sci. Total Environ. 1978/10/S. 105
962 Poels C. L. M. et al; Ambio 1978/7/S. 218
963 Müller B., Schröder H.; Ernähr. Umsch. 1978/25/S. 205
964 Blüthgen A. et al; Milchwissenschaft 1977/32/S. 127
965 Blüthgen A. et al; Milchwissenschaft 1977/32/S. 57
966 Blüthgen A. et al; Dtsch. Molk. Ztg. 1977/98/S. 566
967 Heeschen W.; Kiel. Milchwirtsch. Forschungsber. 1980/32/S. 151
968 Cook H. et al; Environ. Res. 1978/15/S. 82
969 Peraino C. et al; Cancer Res. 1975/35/S. 2884
970 Jansson B., Bergman Å.; Chemosphere 1978/7/S. 257
971 Khorram S., Knight A. W.; Bull. Environ. Contam. Toxicol. 1977/18/S. 674
972 Morawa F.; Fischer & Teichw. 1972/H. 11/S. 345
973 Snelson J. T.; Ecotox. Environ. Safety 1977/1/S. 17
974 Petz M., Berg H.; Lebensmittelchem. Gerichtl. Chem. 1987/41/S. 71
975 Yamagishi T. et al; Bull. Environ. Contam. Toxicol. 1981/26/S. 656
976 Miyazaki T.et al; Bull. Environ. Contam. Toxicol. 1981/26/S. 577
977 Horii S. et al; Bull. Environ. Contam. Toxicol. 1981/26/S. 254
978 Paasivirta J. et al; Chemosphere 1980/9/S. 441
979 Paasivirta J. et al; Chemosphere 1981/10/S. 405
980 Ender F., Ceh L.; Fd. Cosmet. Toxicol. 1968/6/S. 569
981 Stöfen D.; Städtehygiene 1971/22/S. 172
982 Nilsson R.; Ambio 1980/9/S. 107
983 Hinrichsen D.; Ambio 1980/9/S. 106
984 Kabus K.; Ther. Umsch. 1978/35/S. 667
985 Tönz O.; Ther. Umsch. 1978/35/S. 610
986 Jansson B. et al; Chemosphere 1979/8/S. 181
987 Lake J. L. et al; Environ. Sci. Technol. 1981/15/S. 549
988 Samson R. R. et al; Immunology 1979/38/S. 367
989 Borsetti A. P., Roach J.; Bull. Environ. Contam. Toxicol. 1978/20/S. 241
990 Cairns T., Parfitt C. H.; Bull. Environ. Contam. Toxicol. 1980/24/S. 504
991 Parris G. E. et al; Bull. Environ. Contam. Toxicol. 1980/24/S. 497
992 Freudenthal J., Greve P. A.; Bull. Environ. Contam. Toxicol. 1973/10/S. 108
993 Kuehl D. W. et al; Bull. Environ. Contam. Toxicol. 1976/16/S. 127

994 Hawthorne J. C. et al; Bull Environ. Contam. Toxicol. 1974/11/S. 258
995 Markin G. P. et al; Bull. Environ. Contam. Toxicol. 1974/12/S. 233
996 Gretch F. M. et al; Bull. Environ. Contam. Toxicol. 1979/23/S. 165
997 Yamagishi T. et al; Bull. Environ. Contam. Toxicol. 1979/23/S. 57
998 Dahlgren R. B., Linder R. L.; J. Wildl. Manage. 1974/38/S. 320
999 Pużyńska L.; Environ. Res. 1980/23/S. 385
1000 Landgericht Landshut 1977, Az 6 KLs 9 a–d/74
1001 Kreuzer K.; Tierärztl. Umsch. 1981/36/S. 256
1002 Terplan G. et al; Arch. Lebensmittelhyg. 1972/23/S. 29
1003 vgl. Werbung in Milchwissenschaft 1977/32/S. 653
1004 Limmer H.-D.; Arch. Lebensmittelhyg. 1969/20/S. 227
1005 Weber W. et al; Lebensm. Gerichtl. Chem. 1985/39/S. 147
1006 Binnemann P. H. et al; Z. Lebensm. Unters. Forsch. 1983/176/S. 253
1007 Janßen E. & Brüne H.; Z. Lebensm. Unters. Forsch. 1984/178/S. 168
1008 Vogt H.; Landwirtsch. Forsch. 1983/Kongreß/S. 75
1009 Valero F. P. et al; Geophys. Res. Lett. 1983/10/S. 1184
1010 Krüger K.-E.; Arch. Lebensmittelhyg. 1985/36/S. 130
1011 Stade V.; Rdschau Fleischunters. Lebensm. 1986/38/S. 27
1012 Pollmann H. et al; Berl. Münch. Tierärztl. Wschr. 1984/97/S. 89
1013 Young D. R. et al; Bull. Environ. Contam. Toxicol. 1979/21/S. 584
1014 Cooper P.; Fd. Cosmet. Toxicol. 1978/16/S. 289
1015 Nelson J. A. et al; J. Toxicol. Environ. Health 1978/4/S. 325
1016 Donovan M. P. et al; J. Environ. Pathol. Toxicol. 1978/2/S. 447
1017 Müller W. F. et al; Ecotox. Environ. Safety 1978/2/S. 161
1018 Peakall D. B.; Nature 1967/216/S. 505
1019 Kolaja G. J.; Bull. Environ. Contam. Toxicol. 1977/17/S. 697
1020 Conrad B.; Naturwissenschaften 1977/64/S. 43
1021 Britton W. M.; Bull. Environ. Contam. Toxicol. 1975/13/S. 698
1022 Erben H. K., Krampitz G.; Akad. Wiss. Lit. Math. Naturw. Kl. Mainz 1971/Nr. 2
1023 Erben H. K.; Akad. Wiss. Lit. Naturw. Kl. Mainz 1971/Nr. 6
1024 Delong R. L. et al; Science 1973/181/S. 1168
1025 Edwards R.; Chem. Ind. (London) 1971/S. 1340
1026 Örberg J.; Ambio 1977/6/S. 278
1027 Helle E. et al; Ambio 1976/5/S. 261
1028 Jensen S.; Ambio 1972/1/S. 123
1029 Jensen S.; Ambio 1977/6/S. 239
1030 Peters J. W., Cook R. M.; Environ. Health Perspec. Januar 1973/S. 91
1031 Wißmath P., Klein J.; Arch. Lebensmittelhyg. 1980/31/S. 65
1032 Reichle G.; Fischer und Teichwirt 1981/32/S. 194
1033 Schmid A.; Tierärztl. Praxis 1980/8/S. 237
1034 Heeschen W. et al; Arch. Lebensmittelhyg. 1972/23/S. 1
1035 Hapke H.-J.; Tierärztl. Praxis 1981/9/S. 15
1036 Heeschen W.; Environ. Qual. Safety 1972/1/S. 229
1037 Haag M. & Korte F.; GSF-Bericht Ö-609, München, ohne Jahr
1038 Bitman J., Cecil H. C.; J. Agric. Food Chem. 1970/18/S. 1108
1039 Thorpe E., Walker A. I. T.; Fd. Cosmet. Toxicol. 1973/11/S. 433
1040 Walker A. I. T. et al; Fd. Cosmet. Toxicol. 1973/11/S. 415
1041 Innes J. R. M. et al; J. Natl. Cancer Inst. 1969/42/S. 1101

1042 VO zur Neufassung der VO über Anwendungsverbote und -beschränkungen für Pflanzenschutzmittel 31.5.1974, BGBl I/S. 1204
1043 Unger M., Olson J.; Environ. Res. 1980/23/S. 257
1044 Yurawecz M. P.; J. Assoc. Off. Anal. Chem. 1979/62/S. 36
1045 Yip G.; J. Assoc. Off. Anal Chem. 1976/59/S. 559
1046 Harless R. L. et al; Biomed. Mass Spectrometry 1978/5/S. 232
1047 Spacie A., Hamelink J. L.; Environ. Sci. Technol. 1979/13/S. 817
1048 Westöö G., Norén K.; Ambio 1977/6/S. 232
1049 Carver R. A., Griffith F. D.; J. Agric. Food Chem. 1979/27/S. 1035
1050 Holmstead R. L. et al; J. Agric. Food Chem. 1974/22/S. 939
1051 Yurawecz M. P., Roach A. G.; J. Assoc. Off. Anal. Chem. 1978/61/S. 26
1052 Parlar H. & Michna A.; Chemosphere 1983/12/S. 913
1053 Casida J. E. et al; Science 1974/183/S. 520
1054 Sovocool G. W. et al; Anal. Chem. 1977/49/S. 734
1055 Carver R. A. et al; J. Assoc. Off. Anal. Chem. 1978/61/S. 877
1056 Laseter J. L. et al; Anal. Chem. 1978/50/S. 1169
1057 Kaiser K. L. E. et al; Science 1974/185/S. 523
1058 Castillo G. D. et al; J. Assoc. Off. Anal. Chem. 1978/61/S. 1
1059 Bonderman D. P., Slach E.; J. Agric. Food Chem. 1972/20/S. 328
1060 Helle E. et al; Ambio 1976/5/S. 188
1061 Milch-GüteVO, 9.7.1980, BGBl I, S. 878
1062 Tolle A., Heeschen W.; Molk. Ztg. Welt Milch 1981/36/S. 295
1063 Willet L. B., Hees J. F.; Residue Rev. 1975/55/S. 135
1064 Reuber M. D.; Environ. Res. 1979/19/S. 460
1065 Reichle; Fischer und Teichwirt 1981/32/S. 54
1066 Koops H. et al; Inform. f. d. Fischwirtschaft 1981/28/S. 103
1067 Gropp J. et al; Inform. f. d. Fischwirtschaft 1981/28/S. 104
1068 Appelbaum S.; Arch. Fisch Wiss. 1980/31/S. 15
1069 Appelbaum S.; Arch. Fisch Wiss. 1980/31/S. 21
1070 Hamann J., Heeschen W.; Molk. Ztg. Welt Milch 1981/35/S. 543
1071 Heeschen W., Tolle A.; Molk. Ztg. Welt Milch 1981/36/S. 302
1072 Südd. Ztg. 15./16.11.1980; Antibiotikum in Fischstäbchen
1073 Südd. Ztg. 17.11.1980; Von der Chemie eingenebelt
1074 DLG Merkblatt 106, Die Technik der Milchgewinnung, Frankfurt 1976
1075 Anon.; Kosmos 1982/12/S. 23
1076 Anon.; Milchpraxis 1985/23/S. 119
1077 Bothur D. et al; Monatsh. Vet. Med. 1978/33/S. 209
1078 Thierley M., Geringer M.; Berl. Münch. Tierärztl. Wschr. 1978/91/S. 296
1079 Wiesner H.-U., Gomez J. V.; Dtsch. Tierärztl. Wochenschr. 1979/86/S. 85
1080 Ehlermann D.; Chem. Mikrobiol. Technol. Lebensm. 1976/4/S. 150
1081 Töpel A.: Chemie und Physik der Milch. Leipzig 1976
1082 Renner E.; Arch. Lebensmittelhyg. 1972/23/S. 25
1083 Antila P., Antila V.; Milchwissenschaft 1979/34/S. 113 (Abstr.)
1084 Antila P., Antila V.; Milchwissenschaft 1979/34/S. 113 (Abstr.)
1085 Röper H. et al; Chem. Mikrobiol. Technol. Lebensm. 1981/7/S. 13
1086 Schwarz I.; Ernähr. Umsch. 1977/24/B 17
1087 Eisenbrand G.: N-Nitrosoverbindungen in Nahrung und Umwelt. Stuttgart 1981
1088 McCracken A. et al; J. Appl. Bacteriol. 1976/40/S. 61

1089 Mann H.; Allg. Fischereiztg. 1961/86/S. 402
1090 Bank O.; Allg. Fischereiztg. 1961/86/S. 277
1091 LG Berlin, Urteil vom 31.5.1979; aus ZLR 1980/S. 230
1092 Heinisch E. et al: Agrochemikalien in der Umwelt. Jena 1976
1093 DDT-Gesetz 7.8.1972; BGBl Teil I/S. 1385
1094 Kashyap S. K. et al; J. Environ. Sci. Health 1979/B 14/S. 305
1095 Kashyap S. K. et al; Int. J. Cancer 1977/19/S. 725
1096 Bassler R.; Qual. Plant. Plant. Foods Hum. Nutr. 1981/30/S. 271
1097 Kiermeier F.; in: Frank H. K. (Hrsg.), BFL-Bericht 1/1973, Karlsruhe 1973/S. 21
1098 Leistner L., Mintzlaff H.-J.; in: Frank H. K. (Hrsg.), BFL-Bericht 1/1973, Karlsruhe 1973/S. 24
1099 Engel G., Teuber M.; Milchwissenschaft 1980/35/S. 721
1100 Storhas R.; Bericht über die erste AGHST-Tagung; Gesunde Tierhaltung – Erfahrungen aus Versuch und Praxis mit Rindern, Gumpenstein 1979/S. 43
1101 OLG Hamm, Beschluß vom 31.10.1977; aus: ZRE 11, 113
1102 Anon.; Ernährungswirtschaft 1981/H. 9/S. 14
1103 Engel G., Prokopek D.; Milchwissenschaft 1979/34/S. 272
1104 Mettlein C. et al; J. Natl. Cancer Inst. 1979/62/S. 1435
1105 Schaefer A., Wirths W.; Z. Ernährungswiss. 1978/17/S. 169
1106 Kietzmann U., Lebensmittelchem. Gerichtl. Chem. 1978/32/S. 85
1107 Wimmer J.; in: (695), S. 77
1108 Jägerstad M. et al; Ambio 1977/6/S. 276
1109 Kramer R.; Dtsch. Tierärztl. Wochenschr. 1980/87/S. 186
1110 VO zur Änderung der VO über Anwendungsverbote und -beschränkungen für Pflanzenschutzmittel, 7.4.1977, BGBl Teil I/S. 564
1111 AgV; Fleischbeschau Lebensmittelkontr. 1985/H. 7/S. 14
1112 Quirijns J. K. et al; Sci. Total Environ. 1979/13/S. 225
1113 Gadbois D. F. et al; J. Agric. Food Chem. 1975/23/S. 665
1114 Fazio Th. et al; Agric. Food Chem. 1971/19/S. 250
1115 Ribbeck R., Witzel G.; Monatsh. Vet. Med. 1979/34/S. 56
1116 Scott P. M., Kanhere S. R.; J. Assoc. Off. Anal. Chem. 1979/62/S. 141
1117 Lohs P., Kämpke G.; Nahrung 1980/24/S. 255
1118 Weiss G. et al; Milchwissenschaft 1978/33/S. 409
1119 Olivigni F. J., Bullermann L. B.; J. Food Sci. 1977/42/S. 1654
1120 Aehnelt E.; Organischer Landbau 1970/S. 66
1121 Kruse H., Schäfer G.; Lebensmittelchem. Gerichtl. Chem. 1984/38/S. 102
1122 Woidich H., Pfannhauser W.; Dtsch. Lebensmittel Rundsch. 1979/75/S. 190
1123 Schroeder H. A. et al; J. Chron. Dis. 1967/20/S. 179
1124 Kilikidis S. D. et al; Bull. Environ. Contam. Toxicol. 1981/26/S. 496
1125 Sims G. G. et al; Bull. Environ. Contam. Toxicol. 1977/18/S. 697
1126 Grobecker K.-H. et al; Lebensmittelchem. Gerichtl. Chem. 1985/39/S. 118
1127 Bundesgesundheitsamt; Bundesgesundhbl. 1980/23/S. 35
1128 Collet P.; Dtsch. Lebensm. Rundsch. 1977/73/S. 75
1129 Lorenz H. et al; Bundesgesundhbl. 1979/21/S. 202
1130 Seeger R.; Z. Lebensm. Unters. Forsch. 1978/166/S. 23
1131 Schellmann B., Opitz O.; Lebensmittelchem. Gerichtl. Chem. 1978/32/S. 97
1132 Bundesgesundheitsamt; Bundesgesundhbl. 1978/21/S. 204
1133 Matter L.; Lebensmittelchem. Gerichtl. Chem. 1986/40/S. 12

1134 Schindler E.; Dtsch. Lebensm. Rundsch. 1985/81/S. 218
1135 Woidich H., Pfannhauser W.; in: BFL-Bericht 4/1973, Karlsruhe
1136 Fey R.; in: BFL-Bericht 4/1973, Karlsruhe
1137 Dömling H. J., Kolb Chr.; Dtsch. Lebensm. Rundsch. 1977/73/S. 239
1138 Dömling H. J., Kolb Chr.; Dtsch. Lebensm. Rundsch. 1979/75/S. 152
1139 Wildbrett G., Einreiner F.; Lebensmittelchem. Gerichtl. Chem. 1977/31/S. 29
1140 Schmidt U.; Mitt. Bundesanst. Fleischforsch. 1978/Nr. 59/S. 3313
1141 MilchVO, 23. 6. 1989, BGBl I, S. 1140
1142 Grandjean Ph. et al; J. Environ. Pathol. Toxicol. 1979/2/S. 781
1143 Imura N. et al; Ecotox. Environ. Safety 1977/1/S. 255
1144 Hoffmann D., Niyogi S. K.; Science 1977/198/S. 513
1145 Harper K. et al; Teratology 1981/23/S. 397
1146 Petrusz P. et al; Environ. Res. 1979/19/S. 383
1147 Stöfen D.; Arch. Hyg. 1989/153/S. 380
1148 Zakour R. A. et al; J. Cancer Res. Clin. Oncol 1981/99/S. 187
1149 Bignami G.; Annu. Rev. Pharmacol. Toxicol. 1976/16/S. 329
1150 Rice D. C., Willes R. F.; J. Environ. Pathol. Toxicol. 1979/2/S. 1195
1151 Lang K. et al; Milchwissenschaft 1965/20/S. 309
1152 Müsch H. R. et al; Arch. Toxicol. 1978/40/S. 103
1153 Heinz G.; Bull. Environ. Contam. Toxicol. 1975/13/S. 554
1154 Olson K., Bosh G. M.; Bull. Environ. Contam. Toxicol. 1975/13/S. 73
1155 FAO/WHO; FAO Nutr. Meetings Rep. Ser. No 51 A; Rom 1973/S. 51
1156 Higgs D. A. et al; Comp. Biochem. Physiol. 1982/73/B/S. 143
1157 Dieter M. P., Ludke J. L.; Bull. Environ. Contam. Toxicol. 1975/13/S. 257
1158 Protz D.; Bundesgesundhbl. 1987/30/S. 55
1159 Pottenger F. M., Simonsen D. G.; J. Lab. Clin. Med. 1939–40/25/S. 238
1160 Anon.; Ernähr. Umsch. 1978/25/S. 224
1161 W. H.; Dtsch. Molk. Ztg. 1977/98/S. 686
1162 Hartner L., von Faber H.; Arch. Geflügelkd. 1980/44/S. 57
1163 Hartner L., von Faber H.; Arch. Geflügelkd. 1980/44/S. 192
1164 Hartner L., von Faber H.; Arch. Geflügelkd. 1980/44/S. 189
1165 Kuehl D. W. et al; J. Assoc. Off. Anal. Chem. 1980/63/S. 1238
1166 Schulze K., Zimmermann T.; Fleischwirtschaft 1980/60/S. 2236
1167 DFG; Bewertung von Rückständen in Geflügel und Eiern; Boppard 1976
1168 Wagner K.-H.; Die Heilkunst 1953/Heft 9
1169 FAO/WHO; FAO Nutr. Meetings Rep. Ser. No 51 A; Rom 1973/S. 11
1170 Landpost-Magazin 1980/Nr. 4/S. 15: Hühnerhaltung unter der Lupe
1171 Landpost-Magazin 1981/Nr. 7/S. 5: Haltungssysteme für Legehennen
1172 Löliger H.-Ch. et al; Arch. Geflügelkd. 1980/44/S. 233
1173 Dtsch. Geflügelwirtschaft Schweineprod. 1981/30/S. 872
1174 Westöö G.; Acta Chem. Scand. 1967/21/S. 1790
1175 Veith G. D. et al; Pestic. Monit. J. 1979/13/S. 1
1176 Miller F. M., Gomes E. D.; Pestic. Monit J. 1974/8/S. 53
1177 Fachgruppe ›Lebensmittelchemie und gerichtliche Chemie‹ in der GDCh (Hrsg.); Analytik von Rückständen pharmakologisch wirksamer Stoffe, Hamburg 1988
1178 TrinkwasserVO 31. 1. 1975, BGBl Teil I/S. 453
1179 OLG Karlsruhe, Beschluß vom 22. 11. 1976; aus: ZRE 10, 196
1180 Lamoureux C. H., Feil V. J.; J. Assoc. Off. Anal. Chem. 1980/63/S. 1007

1181 Howard J. W., Fazio Th.; J. Assoc. Off. Anal. Chem. 1980/63/S. 1077
1182 Ausführungsbestimmung Lebensmittelgesetz, 21.3.1930, RGBl I/S. 100
1183 VO über die Zulassung von Nitrit und Nitrat zu Lebensmitteln 19.12.1980, BGBl I/S. 2313
1184 Siegmann O.; in: Rückstände in Geflügel..., DFG, Boppard 1978/S. 9
1185 Busse M.; Listeria – Herausforderung an die Käsehersteller. Vortrag, Weihenstephan, 10.12.1987
1186 Südd. Ztg. 27.6.1979; Verbraucher: Verschwendung durch Überschuß...
1187 Kremers H.; Dtsch. Molk. Ztg. 1977/98/S. 7
1188 Witt M.; Ernähr. Umsch. 1977/24/S. 136
1189 Polzhofer K.; Z. Lebensm. Unters. Forsch. 1977/163/S. 175
1190 Wagner K.-H.; Fette Seifen Anstrichm. 1957/59/S. 249
1191 Pitkin R. M. et al; Proc. Soc. Exp. Biol. Med. 1976/151/S. 565
1192 Hoppenbrouwers T. et al; Am. J. Epidemiol. 1981/113/S. 623
1193 Anon.; Zusammenfassende Berichterstattung zum Forschungsauftrag 76 BA 54 »Qualitative und quantitative Untersuchungen zum Verhalten, zur Leistung und zum physiologisch anatomischen Status von Legehennen in unterschiedlichen Haltungssystemen (Auslauf-, Boden- und Käfighaltung)«; ohne Ort, ohne Jahr
1194 Bundesminister für Ernährung, Landwirtschaft und Forsten; Antwort auf die schriftliche Anfrage vom 26.6.1981 des Abgeordneten P. Conradi; Bonn 1.7. 1981
1195 Sambraus H. H.; Südd. Ztg. 14./15./16.8.1981, Leserbrief
1196 MilchVO, 23.6.1989, BGBl I, S. 1140
1197 Haubold H.; in: Bild- und Schriftenreihe für Wirtschaft Kunst Kultur; Milchland Bayern; München Passau 1956/S. 21
1198 Hapke H.-J.; Dtsch. Tierärztl. Wochenschr. 1979/86/S. 272
1199 Urban M.; Südd. Ztg. 1./2.8.1981/S. 21: Das Huhn als Produktionsmaschine
1200 Tschanz B.; Zusammenfassende Betrachtung der im Kolloquium dargestellten Ergebnisse aus tierschutzrelevanter und ethologischer Sicht; Vortrag 26./27.5. 1981 in Celle; unveröffentlicht
1201 Arnold R.; Bayer. Landwirtsch. Jahrb. 1978/55/S. 963
1202 Gesell G. G. et al; J. Environ. Sci. Health 1979/B 14/S. 153
1203 Hettche H. O.; Arch. Hyg. 1960/144/S. 467
1204 Wiedemann W. et al; Dtsch. Zahnärztl. Z. 1979/34/S. 427
1205 Gylstorff I.; in: DFG, Rückstände in Geflügel... Boppard 1978/S. 20
1206 Fishbein L., Flamm W. G.; Sci. Total Environ. 1972/1/S. 31
1207 Bedrnîk P. et al; Arch. Geflügelkd. 1981/45/S. 82
1208 Hoffmann B.; in: Rückstände in Geflügel... DFG, Boppard 1978/S. 86
1209 Lüders H., Hinz K. H.; in: DFG, Rückstände in Geflügel... Boppard 1978/S. 14
1210 Gainer J. H.; Am. J. Vet. Res. 1972/33/S. 2067
1211 Chetty K. N. et al; J. Environ. Sci. Health 1979/B 14/S. 525
1212 Al-Hachim G. M., Al-Baker A.; Br. J. Pharmacol. 1973/49/S. 311
1213 Sjöden P. O., Soderberg U.; Physiol. Psychol. 1975/3/S. 175
1214 Bergaoui R. et al; Arch. Geflügelkd. 1980/44/S. 207
1215 Bedrnîk P. et al; Arch. Geflügelkd. 1980/44/S. 26
1216 Anon.; Fleischbeschau Lebensmittelkontrolle; Juni 1981/S. 6
1217 Prusas E.; in: Hennig (4), S. 498
1218 Großklaus D.; Arch. Lebensmittelhyg. 1983/34/S. 89

1219 Petz M. et al; Z. Lebensm. Unters. Forsch. 1980/170/S. 329
1220 Oettel M.; in: Hennig (4), S. 388
1221 Verschaeve L. et al; Hum. Genet. 1979/49/S. 147
1222 Nordenson I. et al; Hereditas 1978/88/S. 263
1223 Jefferies D. J.; J. Reprod. Fert. 1973/Suppl. 19/S. 337
1224 Aulerich R. J. et al; J. Reprod. Fert. 1973/Suppl. 19/S. 365
1225 Katsaras; Mitt. Bundesanst. Fleischforsch. 1980/Nr. 70/S. 4401
1226 Perry H. M. et al; Sci. Total Environ. 1980/14/S. 153
1227 Perry H. M. et al; Sci. Total Environ. 1983/26/S. 223
1228 Agthe O. et al; Arch. Lebensmittelhyg. 1979/30/S. 67
1229 Frankfurter Allg. Ztg. 14. 1. 1981: Kaum Risiken...
1230 Börzsönyi M., Csik M.; Int. J. Cancer 1975/15/S. 830
1231 Metzler M.; Chem. Rundsch. 18.2.1981, Leserbrief
1232 Fürstweger W.; Südd. Ztg. 10./11.1.1981, S. 13: In München geht's...
1233 Wilke U.; Südd. Ztg. 4./5.10.1980, S. 19: Östrogen-Kalbfleisch...
1234 Allen J. L. et al; Agric. Food Chem. 1981/29/S. 634
1235 Anon.; Dtsch. Lebensm. Rundsch. 1982/78/S. 61
1236 Krüger K. E., Kruse R.; Arch. Lebensmittelhyg. 1982/33/S. 123
1237 Forth W.; Dtsch. Ärztebl. 5.3.1981/S. 451
1238 Schlatter Ch., Gnauck G.; Chem. Rundsch. 1981/34/Nr. 4, S. 1
1239 Thomsen I.; Stern 9.10.1980/S. 34
1240 Pozvari M. et al; Arch. Lebensmittelhyg. 1974/25/S. 240
1241 Südd. Ztg. 15./16.11.1980: Östrogen bei 5 von 642 Kälbern
1242 Löscher W., Reiche R.; Dtsch. Tierärztl. Wochenschr. 1983/90/S. 52
1243 Uhrich J.; tz München 27.11.1980, S. 3: Nach dem Östrogen jetzt neue Schweinereien!
1244 Martin C. N. et al; Cancer Res. 1978/38/S. 2621
1245 Rüdiger H. W. et al; Nature 1979/281/S. 392
1246 Stern 6.11.1980; Betrifft: Babykost
1247 Südd. Ztg. 8.10.1980: Hersteller verneinen Gefahr durch Östrogene...
1248 Bordás E. et al; Arch. Toxicol. 1976/36/S. 163
1249 Larsson S.-E., Piscator M.; Isr. J. Med. Sci. Metabol. Bone Dis. 1971/7/S. 495
1250 Mylroie A. A. et al; Toxicol. Appl. Pharmacol. 1977/41/S. 361
1251 Blanc B.; Lait 1982/62/S. 350
1252 Haubold H. et al; Milchwissenschaft 1960/15/S. 393
1253 Saller R. et al; Praktische Pharmakologie, Stuttgart 1979
1254 Beraud M. et al; Fd. Cosmet. Toxicol. 1979/17/S. 579
1255 Miller R. P., Becker B. A.; Toxicol. Appl. Pharmacol. 1975/32/S. 53
1256 Nagele R. G. et al; Teratology 1981/23/S. 343
1257 Rementeria J. L., Bhatt K.; J. Padiatr. 1977/90/S. 123
1258 Bundesanstalt für Milchforschung; Forschungsreport 1986/1/S. 26
1259 Six K. M., Goyer R. A.; J. Lab. Clin. Med. 1970/76/S. 933
1260 Mahaffey K. et al; J. Lab. Clin. Med. 1973/82/S. 92
1261 Hsu F. S. et al; J. Nutr. 1975/105/S. 112
1262 Itokawa Y. et al; Environ. Res. 1978/15/S. 206
1263 Cook-Mozaffari P.; Nutr. Cancer 1978/1/S. 51
1264 Vogt H.-H.; Naturwiss. Rundsch. 1978/31/S. 241
1265 Thawley D. G. et al; Environ. Res. 1977/14/S. 463

1266 Itokawa Y. et al; Arch. Environ. Health 1973/26/S. 241
1267 Südd. Ztg. 9.10.1980: Erneut Östrogene in Babynahrung gefunden
1268 Südd. Ztg. 4.11.1980: Hohe Östrogen-Rückstände...
1269 Südd. Ztg. 11.11.1980: Östrogen-Alarm im Saarland
1270 Südd. Ztg. 26.11.1980: Erneut Östrogene in italienischer Babykost...
1271 Kreuzer K.; Die Vermarktung selbst in die Hand nehmen. Lauterbach 1988
1272 Hipp Cl.; Mütterdienst, Neu, Kalbfleisch aus eigenem kontrollierten Tierbestand; Pfaffenhofen/Ilm, ohne Jahr
1273 Südd. Ztg. 23.10.1980: »Hipp« und »Alete« klagen nicht...
1274 Hess. Verwaltungsgerichtshof, Beschluß vom 24.8.1981, AZ VIII TG 65/81; DLR 1982/78/S. 199
1275 Roe F. J. C.; in: Environ. Qual. Safety 1976/Suppl. 5/S. 227
1276 Bartels H. et al; in: DFG, Anwendung von Thyreostatika bei Tieren, die der Gewinnung von Lebensmitteln dienen, Boppard 1976/S. 7
1277 Pohlschmidt, Forschner; zit. nach Angersbach H.; Fleischwirtschaft 1981/61/S. 238
1278 Nouws J. F. M. et al; Arch. Lebensmittelhyg. 1979/30/S. 4
1279 Warriss P. D., Lister D.; Fleischwirtschaft 1981/61/S. 1697
1280 Ballarini G., Guizzardi F.; Tierärztl. Umsch. 1981/36/S. 171
1281 Fiebiger E. u. K. et al; Tierärztl. Umsch. 1978/33/S. 531
1282 Rudolph M., Steinhart H.; Dtsch. Lebensm. Rundsch. 1987/83/S. 273
1283 Wiest J.; An alle prakt. Tierärzte in Bayern 1987/H. 3/S. 9
1284 Sturm A.; Dtsch. Med. Wochenschr. 1979/104/S. 571
1285 Berger M., Berchtold P.; Dtsch. Med. Wochenschr. 1979/104/S. 888
1286 Gass G. H. et al; J. Natl. Cancer Inst. 1964/33/S. 971
1287 Clive D. et al; Mutat. Res. 1979/59/S. 61–108
1288 Hagelschuer H. et al; Monatsh. Vet. Med. 1978/33/S. 779
1289 Reichsgesetzblatt 19.2.1902 Nr. 9, S. 47
1290 Anon.; Naturwiss. Rundsch. 1983/36/S. 25
1291 Venter J. C. et al; Science 1980/207/S. 1361
1292 Impellizzeri G. et al; Sci. Total Environ. 1982/25/S. 169
1293 Shafie S. M.; Science 1980/S. 209/S. 701
1294 Kellogg C. et al; Science 1980/207/S. 205
1295 Pond W. G., Walker E. F.; Proc. Soc. Exp. Biol. Med. 1975/148/S. 665
1296 Sieber R.; Ernährung 1986/10/S. 547
1297 Schettler G., Mörl H.; Naturwissenschaften 1978/65/S. 130
1298 Südd. Ztg. 7.11.1980/S. 2: In Baden-Württemberg erneut Hormone...
1299 Thatcher R. W. et al; Arch. Environ. Health 1982/37/S. 159
1300 Sommer H.; Schule und Beruf 1981/Heft 7/S. 7
1301 Schlatter Ch.; Chem. Rundsch. 1977/30 (22), S. 50; zit. nach (692)
1302 Schlatter Ch.; Vortrag anläßlich »Arbeitstagung Gesundheitsgefährdung durch Aflatoxine, Zürich 21./22. März 1978«, S. 51; zit. nach (692)
1303 Notermans S. et al; Fleischwirtschaft 1981/61/S. 131
1304 Diehl J. F.; Z. Lebensm. Unters. Forsch. 1970/142/S. 1
1305 Marcy G., Bockemühl J.; Dtsch. Lebensm. Rundsch. 1987/83/S. 219
1306 Singh S., Devi S.; Indian J. Med. Rs. 1978/67/S. 499
1307 Anon. Metzgermeister. Dtsch. Fleischer-Kurier 20.9.1980/S. 5: Zartes Fleisch durch Elektrostimulation

1308 Kelly B.; Fleischwirtschaft 1980/60/S. 982
1309 Potthast K., Fleischwirtschaft 1980/60/S. 2201
1310 Hamm R.; Fleischwirtschaft 1980/60/S. 1242
1311 Hamm R.; Fleischwirtschaft 1980/60/S. 773
1312 Woodbury R. M.; Am. J. Hyg. 1922/2/S. 668
1313 Mac Donald B. et al; J. Food Sci. 1980/45/S. 885
1314 Arneth W.; Mitt. Bundesanst. Fleischforsch. 1980/Nr. 68/S. 4081
1315 Grulee C. G. et al; J. Am. Med. Assoc. 1934/103/S. 735
1316 Simson E. L. et al; Science 1977/198/S. 515
1317 Tadokoro S. et al; Pharmacol. Biochem. Behav. 1974/2/S. 619
1318 Olney J. W. et al; Neurobehav. Toxicol. 1980/2/S. 125
1319 Czok G., Lang K.; Arch. Exp. Pathol. Pharmakol. 1955/227/S. 214
1320 Berry H. K. et al; Dev. Psychobiol. 1974/7/S. 165
1321 Araujo P. E., Mayer J.; Am. J. Physiol. 1973/225/S. 764
1322 Talman W. T. et al; Science 1980/209/S. 813
1323 Baughman R. W., Gilbert C. D.; Nature 1980/287/S. 848
1324 Cooper P.; Fd. Cosmet. Toxicol. 1981/19/S. 503
1325 Pyrcz J., Pezacki W.; Fleischwirtschaft 1981/61/S. 446
1326 Pflanzenschutz-Höchstmengenverordnung 24. 6. 1982; BGBl I, S. 745
1327 Mettlin C., Graham S.; Am. J. Epidemiol. 1979/110/S. 255
1328 Plagemann O.; Tierärztl. Umsch. 1981/36/S. 22
1329 Rich M. L. et al; Ann. Intern. Med. 1950/33/S. 1459
1330 Smiley R. K. et al; J. Am. Med. Assoc. 1952/149/S. 914
1331 Sturgeon P.; J. Am. Med. Assoc. 1952/149/S. 918
1332 Hargraves M. M. et al; J. Am. Med. Assoc. 1952/149/S. 1293
1333 Claudon D. B., Holbrook A. A.; J. Am. Med. Assoc. 1952/149/S. 912
1334 Rheingold J. J., Spurling C. L.; J. Am. Med. Assoc. 1952/149/S. 1301
1335 Council on Pharmacy & Chemistry; J. Am. Med. Assoc. 1954/154/S. 144
1336 Anon.; Br. Med. J. 1952/S. 136
1337 Wassermann A. E. et al; J. Food Proc. 1977/40/S. 683
1338 Kaemmerer K.; Prakt. Tierarzt 1970/H. 3/S. 83
1339 Schmidt E.: Statistische Erhebung zur Frage des »grauen« Arzneimittelmarktes. Dissertation, Hannover 1970
1340 Ullmann Ch.; Südd. Ztg. 17. 8. 1980/Kuhställe werden zu Giftküchen
1341 Wolf A.; Ernährungsforschung 1981/26/S. 172
1342 Nawar W. W.; J. Agric. Food Chem. 1978/26/S. 21
1343 Ward J. F.; J. Agric. Food Chem. 1978/26/S. 25
1344 Merritt C. et al; J. Agric. Food Chem. 1978/26/S. 29
1345 Boguta G., Dancewicz A. M.; Int. J. Radiat. Biol. 1981/39/S. 163
1346 Partmann W., Keskin S.; Z. Lebensm. Unters. Forsch. 1979/168/S. 389
1347 Glubrecht H.; in: IAEA 1978 (1389), S. 3
1348 Drawert F. et al; Z. Lebensm. Unters. Forsch. 1979/168/S. 99
1349 Chopra V. L. et al; Radiat. Botany 1963/3/S. 1
1350 Herbst W.: Gesundheitsrisiken durch Lebensmittelbestrahlung. Mannheim 1966
1351 Swaminathan M. S. et al; Science 1963/141/S. 637
1352 Swaminathan M. S. et al; Radiat. Res. 1962/16/S. 182
1353 Rinehart R. R., Ratty F. J.; Genetics 1965/52/S. 1119
1354 Joner E., Underdal E.; Lebensm.-Wiss. u. -Technol. 1980/13/S. 293

1355 Aiyar A. S., Rao V. S.; Mutat. Res. 1977/48/S. 17
1356 Diel J. F.; in: Aktion IRAD, Sitzungsber. 13, 1968/S. 122
1357 Vijayalaxmi; Can. J. Genet. Cytol. 1976/18/S. 231
1358 Vijayalaxmi; Toxicology 1978/9/S. 181
1359 Vijayalaxmi; Int. J. Radiat. Biol. 1975/27/S. 283
1360 Diehl J. F.; Z. Lebensm. Unters. Forsch. 1975/158/S. 83
1361 Diehl J. F.; Z. Lebensm. Unters. Forsch. 1970/142/S. 1
1362 Herrmann Th.: Klinische Strahlenbiologie. Jena 1978
1363 Barna J.; Acta Alimentaria 1979/8/S. 205
1364 Sangster D. F.; Radiat. Phys. Chem. 1977/9/S. 575
1365 Raica N., Howie D. L.; in: IAEA 1966 (1390), S. 119
1366 Pfeilsticker K.; Europäisches Verbraucherforum Berlin 26. 1. 1983
1367 IAEA; in: IAEA 1974 (1391), S. 179
1368 Diehl J. F.; in: IAEA 1981 (1392), S. 349
1369 Josephson E. S.; Radiat. Phys. Chem. 1981/18/S. 223
1370 Tilton E. W., Brower J. H.; in: IAEA 1973 (1393), S. 295
1371 Vas K.; in: IAEA 1981 (1392), S. 125
1372 Aiyar A. S.; in: IAEA 1981 (1392), S. 375
1373 Roy M. K., Mukewar P.; in: IAEA 1973 (1393), S. 193
1374 Fu Y.-K. et al; Radiat. Phys. Chem. 1981/18/S. 539
1375 Diehl J. F.; Radiat. Phys. Chem. 1979/14/S. 117
1376 Diehl J. F.; Kerntechnik 1977/19/S. 494
1377 Diehl J. F.; Radiat. Phys. Chem. 1977/9/S. 193
1378 Kiss I. et al; in: IAEA 1974 (1391), S. 157
1379 Steenivasan A.; in: IAEA 1974 (1391), S. 129
1380 Farkas J., Andrássy É.; in: IAEA 1981 (1392), S. 131
1381 Zehnder H. J., Ettel W.; Alimenta 1981/20/S. 67
1382 Kord Beteiligungsgesellschaft; Offenlegungsschrift DE 3511054/A 1
1383 Zehnder H. J., Hartmann A.; Alimenta 1982/21/S. 31
1384 El-Zeany B. A. et al; Z. Lebensm. Unters. Forsch. 1980/171/S. 5
1385 Bhushan B. et al; J. Food Sci. 1981/46/S. 43
1386 Agbaji A. S. et al; Radiat. Phys. Chem 1981/17/S. 189
1387 Alabastro E. F. et al; in: IAEA 1978 (1389), S. 283
1388 Grünewald T.; in: IAEA 1973 (1393), S. 367
1389 IAEA; Food Preservation by Irradiation, Wien 1978, Vol. I
1390 IAEA; Food Irradiation, Wien 1966
1391 IAEA; Improvement of Food Quality by Irradiation; Wien 1974
1392 IAEA; Combination Processes in Food Irradiation; Wien 1981
1393 IAEA; Radiation Preservation of Food, Wien 1973
1394 Stillmann R. J.; Am. J. Obstet. Gynecol. 1982/142/S. 905
1395 Liemann F., Muschke M.; Arch. Lebensmittelhyg. 1981/32/S. 110
1396 Bergner-Lang B., Kächele M.; Dtsch. Lebensm. Rundsch. 1981/77/S. 305
1397 Baltes W.; Chemie-Journal 1982/2/S. 6
1398 Meyer H. et al; Arch. Lebensmittelhyg. 1985/36/S. 27
1399 Südd. Ztg. 10. 2. 1983/Kälber werden illegal ...
1400 Deutsche Forschungsgemeinschaft; Rückstände in Lebensmitteln tierischer Herkunft, Mitteilung X, 1983
1401 Gedek W.; An alle prakt. Tierärzte in Bayern 1982/11 (3), S. 16

1402 Spiegel 18. 1. 1982; S. 76: Obskure Quellen
1403 Brunn H. et al; Fleischwirtschaft 1982/62/S. 1009
1404 Landesanstalt für Umweltschutz Baden-Württemberg: Zweiter Umweltqualitätsbericht. Karlsruhe 1983
1405 Lebensmittel-Ztg. 15. 1. 1982, S. 20: Umweltschutz am Ragout fin?
1406 Südd. Ztg. 26. 1. 1982: Östrogen im Ragout fin
1407 Südd. Ztg. 25. 11. 1982: DFG: Maßnahmen gegen grauen Tierarzneimittelmarkt
1408 Brunn H. et al; Fleischwirtschaft 1983/63/S. 398
1409 Herbrüggen H. et al; Wien. tierärztl. Mschr. 1983/70/S. 19
1410 Löscher W. et al; Arch. Lebensmittelhyg. 1985/36/S. 109
1411 Arnold D., Somogyi A.; Fleischwirtschaft 1983/63/S. 195
1412 Threlfall E. J. et al; Br. Med. J. 1978/S. 997, 7. 10. 1978
1413 Threlfall E. J. et al; Br. Med. J. 1980/280/1210 (17. 5. 1980)
1414 DFG; Forschung – Mitteilungen der DFG 1982/H. 4/S. 31
1415 Conley G. R. et al; J. Am. Med. Assoc. 1983/249/S. 1325
1416 Walker B. E.; Teratology 1983/27/S. 73
1417 Jick H. et al; J. Am. Assoc. 1978/240/S. 2548
1418 DeStefano F. et al; Am. J. Obstet. Gynecol. 1982/143/S. 227
1419 Sannes E. et al; Arch. Toxicol. 1983/52/S. 23
1420 Ripke E.; Fleischwirtschaft 1982/62/S. 817
1421 Janerich D. T. et al; Am. J. Epidemiol. 1980/112/S. 73
1422 Marrett L. D. et al; Am. J. Epidemiol. 1982/116/S. 57
1423 Kelsey J. L. et al; Am. J. Epidemiol. 1982/116/S. 333
1424 Bericht der Bundesregierung an den Deutschen Bundestag über Umweltradioaktivität und Strahlenbelastung im Jahre 1977; Bundestagsdrucksache 8/3119, 1979
1425 Heimpel H., Abt C.; Dtsch. Med. Wochenschr. 1979/104/S. 731
1426 De Frenne; Fleischwirtschaft 1983/63/S. 367
1427 Scheutwinkel-Reich M. et al; Lebensmittelchem. Gerichtl. Chem. 1982/36/S. 96
1428 Rehm. F.; Dtsch. Tierärztl. Wochenschr. 1983/90/S. 48
1429 Ruppert E.; Dtsch. Tierärztl. Wochenschr. 1983/90/S. 28
1430 Drawer K.; Dtsch. Tierärztl. Wochenschr. 1983/90/S. 32
1431 Scheper J.; Mitt. Bundesanst. Fleischforsch. 1982/Nr. 78/S. 5212
1432 Bethcke; Fleischwirtschaft 1983/63/S. 193
1433 Großklaus D.; Fleischwirtschaft 1983/63/S. 194
1434 Woltersdorf; Mitt. Bundesanst. Fleischforsch. 1981/Nr. 74/S. 4859
1435 Hoffmann B. et al; Lebensmittelchem. Gerichtl. Chem. 1982/36/S. 104
1436 Drawer K., Schwartzkopff A.; Dtsch. Tierärztl. Wochenschr. 1983/90/S. 30
1437 Schmidt G. et al; Fertil. Steril. 1980/33/S. 21
1438 Kaufmann R. H. et al; Am. J. Obstet. Gynecol. 1980/137/S. 299
1439 Herbst A. L. et al; J. Reproduct Med. 1980/24/S. 62
1440 Sandberg E. C. et al; Am. J. Obstet Gynecol. 1981/140/S. 194
1441 Herbst A. L. et al; Am. J. Obstet. Gynecol. 1981/141/S. 1019
1442 Ehlermann D., Diehl J. F.; Radiat. Phys. Chem. 1977/9/S. 875
1443 Ehlermann D. A. E., Reinacher E.; in: IAEA 1978 (1389), S. 321
1444 Sherekar S. V., Gore M. S.; Fleischwirtschaft 1982/62/S. 651
1445 Schneider R., Osterroht Chr.; Meeresforsch. 1977/25/S. 105
1446 Luckas B., Lorenzen W.; Dtsch. Lebensm. Rundsch. 1981/77/S. 437
1447 Wickström K. et al; Chemosphere 1981/10/S. 999

1448 Erstes Gesetz zur Änderung des Arzneimittelgesetzes, 24.2.1983; BGBl. I/S. 169
1449 Bentler W.; Fleischwirtschaft 1985/65/S. 162
1450 Anon.; Ernährungswirtschaft 1982/H. 12/S. 21
1451 Korte F.; GSF-Bericht Ö 509, Neuherberg, Januar 1980
1452 Warzecha K.; ZLR 1981/8/S. 441
1453 Bertling L.; in: AID-Verbraucherdienst 1984/Nr. 154/S. 14
1454 Miethke H.; Tierärztl. Umschau 1982/37/S. 583
1455 Santarius K.; LUA Südbayern, Vortrag am 30.4.1985; GDCh-Tagung Fachgruppe Lebensmittelchemie und gerichtl. Chemie, München
1456 Reinhard C.; CLUA Sigmaringen, Jahresbericht 1983
1457 IARC Monographs on the Evaluation of the Carcinogenic Risk of Chemicals to Man 1975/10/S. 85
1458 Martens K., Jordan H.; Parke-Davis & Company; Schreiben vom 23.2.1983 an den BpT
1459 Beck; An alle prakt. Tierärzte in Bayern 1983/12/H. 3/S. 18
1460 Kommission der Europäischen Gemeinschaften; Brüssel, den 12. Juni 1984; Änderung der Richtlinie 81/602/EWG
1461 VO zur Änderung der VO über Stoffe mit pharmakologischer Wirkung 5.4.1984; BGBl I, S. 597
1462 Petz M.; Arch. Lebensmittelhyg. 1984/35/S. 51
1463 Holtmannspötter H.; Lebensmittelchem. Gerichtl. Chemie 1984/38/S. 19
1464 Hoechst-Aktiengesellschaft; Flavomycin – für eine erfolgreiche Tierernährung; Frankfurt 1975
1465 Woernle H. et al; Dtsch. Geflügelwirtschaft Schweineprod. 1984/H. 43/S. 1318
1466 Friedrich A. et al; Tierärztl. Umschau 1985/40/S. 190
1467 Petz M.; Lebensmittelchem. Gerichtl. Chemie 1983/38/S. 75
1468 McCalla D.; Environ. Mutag. 1983/5/S. 745
1469 Düwel D.; Berl. Münchn. Tierärztl. Wschrift 1981/94/S. 378
1470 Petz M.; Z. Lebensm. Unters. Forsch. 1984/180/S. 267
1471 Holmberg S. et al; New Engl. J. Med. 1984/311/S. 617
1472 Deutsche Gesellschaft für Ernährung; Ernährungsbericht 1984, Frankfurt
1473 Jensen O. M.; Ecotox. Environm. Safety 1982/6/S. 258
1474 Gilli G. et al; Sci. Total Environ. 1984/34/S. 35
1475 Dorsch M. M. et al; Am. J. Epidemiol. 1984/119/S. 473
1476 Sanzin; Fischer u. Teichwirt 1983/H. 10/S. 298
1477 VO über die Festsetzung der Qualitätsnormen für Tafeläpfel und Tafelbirnen Nr. 1641/71; Amtsblatt der EG Nr. 172/1, 31.7.1971
1478 Jung W.; Listeria – Herausforderung an die Käsehersteller. Vortrag, Weihenstephan, 10.12.1987
1479 Schüpbach M.; Baseler Ztg. 3.5.1982, »Biologisch angebaut: Rückstandsarm und naturgerecht erzeugt«
1480 Schüpbach M.; Statistiken des Kantonalen Laboratorium Basel-Stadt, 1980 bis 1983; persönliche Mitteilung
1481 Reinken G. et al; Schriftenreihe des BMELF A/279, Alternativen im Anbau von Äpfeln und Gemüsen, Münster-Hiltrup 1983
1482 Fritz D.; Nachwort in (1483)
1483 Thurmair E., Ahrens D.: Giftstoffe in Obst und Gemüse. München 1979
1484 Judel G.-K.; Flüssiges Obst 1982/H. 4/S. 226

1485 Vetter H. et al; VDLUFA-Schriftenreihe 1983/H. 7, Qualität pflanzlicher Nahrungsmittel, Darmstadt 1983
1486 Anon.; Niedersächsischer Minister für Ernährung, Landwirtschaft und Forsten, Niedersächsischer Sozialminister (Hrsg.): Lebensmittelüberwachung in Niedersachsen. Hannover 1983
1487 Vetter H.: Umwelt und Nahrungsqualität. München 1980
1488 Gedek W.; Arch. Lebensmittelhyg. 1984/35/S. 149
1489 Arnold R.; Arch. Lebensmittelhyg. 1984/35/S. 66
1490 Loges G., Nöh J.; Dtsch. Lebensmittelchemiker-Tag 14.–16. 9. 1983 in München, Vortrag; Lebensmittelchem. Gerichtl. Chem. 1984/38/S. 46
1491 David H.; Fleischwirtschaft. 1989/69/S. 1802
1492 Frank W.; Qual. Plant. 1977/27/S. 37
1493 Schweiger P. et al; LUFA-Augustenberg, Festschrift zum 125jährigen Jubiläum, S. 215
1494 Fetterroll B. et al; Dtsch. Lebensmittelchemiker-Tag 14.–16. 9. 1983 in München, Vortrag; Lebensmittelchem. Gerichtl. Chem. 1984/38/S. 77
1495 Rauter W., Wolkerstorfer W.; Z. Lebensm. Unters. Forsch. 1982/175/S. 122
1496 Schudel P. et al; Schweizer Landwirtschaftl. Forsch. 1979/H. 4/S. 337
1497 Friege H. et al; Chemikalien in Lebensmitteln und Verbraucherschutz, BUND-positionen 1984, Bonn
1498 Gallus G.; Rede vom 27. 8. 1982 in Stephansposching (Bayern)
1499 Sanzin; Bayer. Landesamt f. Wasserwirtschaft, Jahresbericht »Fischsterben 1984«, München 1985
1500 Bäßler K. H., Baltes W., Belitz H.-D., Cremer H. D., Diehl J. F., Ebersdobler H., Eyer H., Förster H., Frank H. K., Heimann W., Henschler D., Heyns K., Hötzel D., Kotter L., Kübler W., Lorke D., Nehring P., Schlierf G., Schmähl D., Seher A., Seibel W., Siebert G., Sinell H.-J., Wirths W., Zucker H.; »Erklärung des Wissenschaftlichen Beirates des Bundes für Lebensmittelrecht und Lebensmittelkunde e. V.«, Hamburg 1983
1501 Wicher K. et al; J. Allergy Clin. Immunol. 1980/66/S. 155
1502 Schwartz H. J., Sher T. H.; Annals Allergy 1984/52/S. 342
1503 Tinkelmann D. G., Bock S. A.; Annals Allergy 1984/53/S. 243
1504 Budiansky S.; Nature 1984/311/S. 407
1505 Anon.; Münch. Med. Wschr. 1985/127/S. 26
1506 Sun M.; Science 1984/226/S. 818
1507 Sun M.; Science 1984/226/144
1508 Baljer G.; Berl. Münch. Tierärztl. Wschr. 1982/95/S. 419
1509 Georgi C.; Firmenschrift: Aus der Welt der Düfte und Aromen. Ohne Ort, ohne Jahr
1510 Santarius K.; Fleischwirtschaft 1985/65/S. 1060
1511 AgV; Verbraucherpolitische Korrespondenz Nr. 46, 12. 11. 1985
1512 Rat von Sachverständigen für Umweltfragen; Sondergutachten vom März 1985: Umweltprobleme der Landwirtschaft. Deutscher Bundestag, Drucksache 10/3613
1513 Santarius K., Rapp M.; Fleischwirtsch. 1990/70/S. 408
1514 VO (EWG) über den ökologischen Landbau und die entsprechende Kennzeichnung der landwirtschaftlichen Erzeugnisse und Lebensmittel; Nr. 2092/91; Amtsblatt der EG Nr. L 198/1 vom 22. 7. 1991
1515 Regierungspräsidium Stuttgart; Pressemitteilung vom 15. 8. 1985

1516 VWD, Fachdienst Landwirtsch. Ernähr. 29.8.1985/S. 5
1517 VWD, Fachdienst Landwirtsch. Ernähr. 20.8.1985/S. 3
1518 VWD, Fachdienst Landwirtsch. Ernähr. 27.8.1985/S. 5
1519 VWD, Fachdienst Landwirtsch. Ernähr. 13.8.1985/S. 4
1520 Anon.; Dtsch. Geflügelwirtsch. Schweineprod. 1985/37/S. 1077
1521 VWD, Fachdienst Landwirtsch. Ernähr. 30.8.1985/S. 5
1522 Littmann S.; Dtsch. Lebensmittel Rundschau 1985/81/S. 345
1523 Dickson D.; Nature 1978/272/S. 197
1524 Bunyard P.; New Ecologist 1978/H. 5/S. 161
1525 Petkau A.; Can. J. Chem. 1971/49/S. 1187
1526 Petkau A.; Health Physics 1972/22/S. 239
1527 Borek C., Hall E. J.; Nature 1974/252/S. 499
1528 Borek C., Hall E. J.; Nature 1973/243/S. 450
1529 Beck H. L., Krey P. W.; Science 1983/220/S. 18
1530 Leenhouts H. P. et al; Int. J. Radiat. Biol. 1986/49/S. 109
1531 Morgan R. et al; Environ. Res. 1984/35/S. 362
1532 Müller W. U. et al; Arch. Toxicol. 1985/57/S. 114
1533 Schüttmann W.; Z. Erkrank. Atm.-Org. 1978/150/S. 243
1534 Schmitz-Feuerhake I. et al; Fortschr. Röntgenstr. 1979/131/S. 84
1535 Deker U. et al; Bild der Wissenschaft 1986/H. 6/S. 28
1536 Feldmann A.; Physik uns. Zeit 1986/17/S. 80
1537 Feldmann A. in: Radioaktivität und Strahlenrisiko 21/86; Hrsg. vom BMFT
1538 Hagen U.; Strahlengefährdung in unserer Umwelt, in: GSF-Information, München 1986
1539 Shiraishi Y., Ichikawa R.; Health Physics 1972/22/S. 373
1540 Inaba J., Lengemann F. W.; Health Physics 1972/22/S. 169
1541 Mraz F. R., Eisele G. R.; Health Physics 1977/33/S. 494
1542 Dubova L. D., Briganina V. M.; Health Physics 1972/22/S. 9
1543 Lengemann F. W., Wentworth R. A.; Health Physics 1979/36/S. 267
1544 Koehler H. et al; Bundesgesundhbl. 1986/29/S. 106
1545 Beardsley T., Rich V.; Nature 1986/321/S. 369
1546 Evans H. J. et al; Nature 1979/277/S. 531
1547 Mancuso T. F. et al; Health Physics 1977/33/S. 369
1548 Stewart A. et al; Ambio 1980/9/S. 66
1549 Gardner M. J., Winter P. D.; Lancet 1984/I/S. 216
1550 Urquhart J. et al; Lancet 1984/I/S. 218
1551 Le Fanu J.; New Scientist 1984/1. 11./S. 34
1552 Johnson C. J.; Ambio 1981/10/S. 176
1553 Maier-Leibnitz H.; Naturwiss. Rundschau 1986/39/S. 302
1554 Jacobi W.; Phys. Bl. 1982/38/S. 122
1555 Lyon J. L.; N. Engl. J. Med. 1979/300/S. 397
1556 Goldsmith E., Hildyard N.; New Ecologist 1978/H. 6/S. 205
1557 Werner S. C. et al; Lancet 1970/II/S. 681
1558 Stewart A. M., Kneale G. M.; Lancet 1970/I/S. 1185
1559 Stewart A. M., Kneale G. W.; Lancet 1970/II/S. 4
1560 Ron E., Modan B.; J. Natl. Cancer Inst. 1980/65/S. 7
1561 Bayer. Staatsministerium für Landesentwicklung und Umweltfragen, PM-Nr. 638/85

1562 Manstein B.; Strahlen, Gefahren der Radioaktivität und Chemie, Frankfurt a. M. 1977
1563 Barnaby F.; Ambio 1986/15/S. 70
1564 Barnaby F.; Ambio 1980/9/S. 74
1565 Marx J. L.; Science 1979/204/S. 160
1566 Barnaby F.; Ambio 1981/10/S. 191
1567 Dickson D.; Nature 1979/277/S. 420
1568 Chandorkar K. R. et al; Health Physics 1978/34/S. 494
1569 Marshall I.; The effects of low doses of different radiation qualities. Dissertation, Karlsruhe 1981
1570 Angerpoitner T. A., Mrozik E.; Materialien 24 des Bayer. Staatsministerium für Landesentwicklung und Umweltfragen
1571 Kafka P.; Öko-Mitteilungen 1985/H. 3/S. 26
1572 Sutow W. W. et al; Pediatrics 1965/36/S. 721
1573 Gunz F. W., Atkinson H. R.; Brit. Med. J. 1964/1/S. 389
1574 Bross I. D. J., Natarajan N.; New Engl. J. Med. 1972/287/S. 107
1575 Modan B. et al; Lancet 1974/I/S. 277
1576 Mühleib F.; Schweinefleisch gut eingekauft. AID Verbraucherdienst informiert, Bonn 1985
1577 Daun H., Gilbert S. G.; J. Food Sci. 1977/42/S. 561
1578 Rüdt U.; Lebensmittelchem. Gerichtl. Chemie 1982/36/S. 98
1579 Till D. E. et al; Food Chem. Toxic. 1982/20/S. 95
1580 Miller C. L. et al; Health Physics 1972/22/S. 563
1581 Najarian T., Colton T.; Lancet 1978/I/S. 1018
1582 Caufield C.; New Scientist 1984/11. 10./S. 3
1583 Pratzel H.; Datensammlung von Meßergebnissen zur Umweltradioaktivität. München, Juli 1986
1584 Anon.; Atomwirtschaft 1986/H. 6/S. 275
1585 Koblin W., Krüger E. H.; Information zur Radioaktivität. München, Juli 1986
1586 StrahlenschutzVO 13. 10. 1976, BGBl Teil I, S. 2905
1587 Bundesminister für Forschung und Technologie; Forschungsergebnisse 56/1986
1588 Institut für Strahlenschutz der GSF; GSF-Bericht 16/86, München 1986
1589 Haury H.-J., Klemm C.; GSF-Information vom 20. 5. 1986
1590 Süssmuth R.; Nach Tschernobyl – Antworten auf 21 Fragen. Köln, Juni 1986
1591 Pringle D. M. et al; Nature 1986/321/S. 569
1592 Dreisigacker E.; Phys. Bl. 1986/42/S. 164
1593 Jones G. D. et al; Nature 1986/322/S. 313
1594 Denschlag H. O.; Chem. Rdsch. 1986/Nr. 21/S. 2
1595 Devell L. et al; Nature 1986/321/S. 192
1596 Lyons R. W. et al; J. Am. Med. Assoc. 1980/243/S. 546
1597 Berger K. et al; Archiv Lebensmittelhygiene 1986/37/S. 99
1598 Rossi J.; in: Fortschr. Tierphysiol. 1980/H. 11/S. 133
1599 Arbeitsgemeinschaft für Wirkstoffe in der Tierernährung e. V.; Tierernährung und Verbraucher. Bonn ohne Jahr
1600 Wiest J.; An alle prakt. Tierärzte in Bayern 1985/14/H. 4/S. 24
1601 Helmuth R.; Bundesgesundhbl. 1989/32/S. 160
1602 BMELF-Informationen 1. 9. 1986/Nr. 35/S. 11
1603 VCI; Stellungnahme vom Juni 1986 zur Bundestagsdrucksache 10/5181, 13. 3. 86

1604 Häuser P.; Quecksilber-, Blei- und Cadmiumgehalt in der Rückenmuskulatur von Rotaugen; Dissertation, Gießen 1983
1605 Göltenboth R.; Berliner Münchn. Tierärztl. Wochenschr. 1983/96/S. 51
1606 Sager D. B.; Environm. Res.; 1983/31/S. 76
1607 Jahresbericht 1984; Chem. Lebensmittel U. Amt Duisburg
1608 Komarova L. J.; Pediat. Akus. Ginek. 1970/32/S. 19
1609 Wassermann M. et al; Environm. Res. 1980/22/S. 404
1610 Kahn E.; Am. J. Epidemiol. 1970/112/S. 161
1611 Takahashi W. et al; Bull. Environm. Contam. Toxicol. 1981/27/S. 551
1612 Wassermann M. et al; Environm. Res. 1982/28/S. 106
1613 Taskinen H. et al; Brit. J. Ind. Med. 1986/43/S. 199
1614 Saxena M. C. et al; J. Toxicol. Environm. Health 1983/11/S. 71
1615 Bercovici B. et al; Environm. Res. 1983/30/S. 169
1616 Siddiqui M. K. J., Saxena M. C.; Human Toxicol. 1985/4/S. 249
1617 AID Verbraucheraufklärung; Pressemitteilung vom 25. 7. 86/Nr. 55
1618 Bundesgesundheitsamt; Bundesgesundhbl. 1985/28/S. 247
1619 Räuschel J.; Ökotest 1985/H. 12/S. 22
1620 Häfner M.; Gesunde Pflanzen 1982/34/S. 73
1621 Bühler K.; ZFL 1984/35/S. 524
1622 Schwall G.; Ökotest 1985/H. 4/S. 42
1623 Eckl P. et al; Radiat. Environm. Biophys. 1986/24/S. 43
1624 Falandysz J.; Z. Lebensm. Unters. Forsch. 1984/179/S. 311
1625 Kruse R., Krüger K.-E.; Arch. Lebensmittelhyg. 1984/35/S. 128
1626 Klein J. et al; Arch. Lebensmittelhyg. 1986/37/S. 50
1627 Kruse R. et al; Arch. Lebensmittelhyg. 1983/34/S. 81
1628 Kruse R., Krüger K.-E.; Lebensmittelchem. Gerichtl. Chem. 1986/40/S. 88
1629 Jahresbericht 1985; Chem. Lebensmittel U. Amt Duisburg
1630 Grobecker K.-H., Klüßendorf B.; Fres. Z. Anal. Chem. 1985/322/S. 673
1631 Rieder K., Müller U.; Mitt. Gebiete Lebensm. Hyg. 1983/74/S. 160
1632 Schüpbach M. R.; Dtsch. Lebensm. Rundschau. 1986/82/S. 76
1633 Reinhard C., Wolff I.; Industr. Obst Gemüseverwertung 1986/71/S. 51
1634 Bayerisches Staatsministerium für Landesentwicklung und Umweltfragen; Pressemitteilungen vom 30. 4. 1986 (Nr. 292/86) bis 20. 5. 1986 (Nr. 359/86)
1635 Winkelmann et al; Bundesgesundheitsamt ISH-Heft 99, Neuherberg 1986
1636 Schwibach J.; Bundesgesundheitsamt ISH-Heft 103; Neuherberg 1986
1637 OLG Karlsruhe, Urteil vom 30. 4. 1987, AZ 4 U 309/86, 10 0 100/86
1638 Simmank W.; Rdsch. Fleischhyg. Lebensmittelüberw. 1987/39/S. 5
1639 Blüthgen A. et al; Milchwissenschaft 1982/37/S. 206
1640 Sandmeyer U.; Dtsch. Lebensm. Rundsch. 1981/77/S. 175
1641 Heeschen W. et al; Kiel. Milchwirtsch. Forschungsber. 1986/38/S. 131
1642 Dmochewitz S., Ballschmiter K.; Fresenius Z. Anal. Chem. 1982/310/S. 6
1643 Pfitzenmaier G.; Chancen 1987/7/S. 7
1644 Umweltgutachten 1987/Bundestagsdrucksache 11/1568
1645 Krusen F.; Iß & lebe!, München 1985
1646 Jan J.; Mitt. Gebiete Lebensm. Hyg. 1983/74/S. 420
1647 Hildebrandt et al; Muttermilch als Bioindikator; Gutachten im Auftrag des Umweltbundesamtes, Berlin 1985
1648 Rönnefahrt B.; Dtsch. Lebensm. Rundsch. 1987/83/S. 214

1649 Fürst P. et al; Lebensmittelchem. Gerichtl. Chem. 1987/41/S. 120
1650 Fürst P. et al; Z. Lebensm. Unters. Forsch. 1987/185/S. 394
1651 Heeschen W.; in: Hexachlorcyclohexan als Schadstoff in Lebensmitteln, DFG, Weinheim 1983/S. 178
1652 Chemische Landesuntersuchungsanstalt Sigmaringen; Jahresbericht 1984
1653 Kantonales Labor Basel-Stadt, Jahresbericht 1982; Mitt. Gebiete Lebensm. Hyg. 1983/74/S. 256
1654 Axelsson I. et al; Acta Pädiatr. Scand. 1987/75/S. 702
1655 Anon.; Nutr. Rev. 1986/44/S. 135
1656 Loew W., Haubold H.; Int. J. Vitalstoffe Zivilisationskrankh. 1969/4
1657 Loew W.; Z. Allgemeinmed. 1976/52/S. 197
1658 Poulsen O. M. et al; Clin. Allergy 1987/17/S. 449
1659 Barth C. A., Hagemeister H.; Kiel. Milchwirtsch. Forschungsber. 1984/36/S. 81
1660 Sieber R.; Z. Ernährungswiss. 1983/22/S. 219
1661 Poulsen O. M., Hau J.; North Europ. Food Dairy J. 1987/7/S. 239
1662 Renner, E.; Dtsch. Molkerei Ztg. 1977/F. 11/S. 321
1663 Zikakis, J. P. et al; J. Food Sci. 1976/41/S. 1408
1664 Ross D. J. et al; Proc. Soc. Exp. Biol. Med. 1973/144/S. 523
1665 Rzucidlo S. J., Zikakis J. P.; Proc. Soc. Exp. Biol. Med. 1979/160/S. 477
1666 Oster K. A. et al; Amer. Lab. 1974/6/S. 41
1667 Oster K. A.; Amer. J. Clin. Res. 1971/2/S. 30
1668 Oster K. A.; Amer. Lab. 1976/Oct./Sonderdruck
1669 Horwitz N.; Medical Tribune 9.8./23.8.1978
1670 Renner E.; Dtsch. Milchwirtsch. 1976/27/S. 560
1671 Williamson S. et al; Arch. Dis. Childhood 1978/53/S. 555
1672 Blanc B.; in: Thermal Processing and Quality of Foods, Brüssel, Luxemburg 1984/S. 890
1673 Pietzsch O.; Bundesgesundhbl. 1988/31/S. 94
1674 Brandis H., Otte H. J.; Lehrbuch der Medizinischen Mikrobiologie, Stuttgart, New York 1984
1675 Heeschen W. et al; Kiel. Milchwirtsch. Forschungsber. 1987/39/S. 3
1676 Doyle M. P. et al; Appl. Environm. Microbiol. 1987/53/S. 1433
1677 Anon.; Test 1988/H. 4/S. 80
1678 Blaser M. J. et al; J. Am. Med. Assoc. 1987/257/S. 43
1679 Hellmann E., Heinrich G.; Zbl. Bakt. Hyg. 1985/B 182/S. 1
1680 Ryan C. A. et al; J. Am. Med. Assoc. 1987/258/S. 3269
1681 Fleming D. W. et al; N. Engl. J. Med. 1985/312/S. 404
1682 Bunning V. K. et al; Appl. Environm. Microbiol. 1986/52/S. 1398
1683 Tacket C. O. et al; J. Am. Med. Assoc. 1984/251/S. 483
1684 Tacket C. O. et al; J. Am. Med. Assoc. 1985/253/S. 2058
1685 Seeliger H. P. R.; Dtsch. Med. Wochenschr. 1987/112/S. 359
1686 Püschner J.; Fleischbeschau Lebensmittelkontr. 1983/35/S. 5
1687 Reilly W. J. et al; Veterinary Records 1983/112/S. 578
1688 Gerlinger M.; Tierärztl. Umschau 1983/38/S. 98
1689 Stelzner A. et al; Nahrung 1987/31/S. 6
1690 De Zutter L., Van Hoof J.; Fleischwirtsch. 1987/67/S. 1493
1691 Moran A. P.; Fleischwirtsch. 1987/67/S. 1493
1692 Breuer, J., Kniewallner K.; Fleischwirtsch. 1986/66/S. 332

1693 Angersbach H.; Fleischwirtsch. 1987/67/S. 300
1694 Hammerschmidt W., Hellmann E.; Berl. Münch. Tierärztl. Wschr. 1981/94/S. 481
1695 Weber A., Lembke C.; Berl. Münch. Tierärztl. Wschr. 1981/94/S. 5
1696 Stengel G.; Arch. Lebensmittelhyg. 1984/35/S. 91
1697 Potter M. E. et al; Am. J. Epidemiol. 1983/117/S. 475
1698 Taylor D. et al; Western J. Med. 1982/137/S. 365
1699 Tolle A.; Molkerei Ztg. Welt d. Milch 1984/38/S. 961
1700 Langosch A.; Einfluß der Ernährung insbesondere der Rohkost auf Darmflora und Infektabwehr; Dissertation München 1984
1701 Goldhorn W.; Tierärztl. Umschau 1985/40/S. 606
1702 Doerr H. W. et al; Dtsch. Med. Wochenschr. 1981/106/S. 1532
1703 Raettig H. J.; Krankenhausarzt 1976/49/S. 177
1704 Sell S., Fahey J. L.; J. Immunol. 1964/93/S. 81
1705 Nefedov Y. G. et al; in: Life Science and Space Research IX, Hrsg.: Vishiniac W.; Berlin 1971/S. 11
1706 Bengson M. H.; Am. J. Clin. Nutr. 1970/23/S. 1525
1707 Heyne M.; Das Deutsche Nahrungswesen, Leipzig 1901
1708 Kollath W.; Die Ordnung unserer Nahrung, Heidelberg 1977
1709 Smith L. L.; Chem. Phys. Lipids 1987/44/S. 87
1710 Mohler H.; Belegte und unbelegte Theorien über Arteriosklerose und Herzinfarkt, Zürich 1983
1711 Newbold H. L.; Int. J. Vitamin Nutr. 1986/56/S. 190
1712 Kaunitz H.; Stiftung Zeitgemäße Ernährung, Zürich 1980/1/S. 7
1713 Kaunitz H.; Stiftung Zeitgemäße Ernährung, Zürich 1982/3/S. 83
1714 Kaunitz H.; Milchwissenschaft 1988/43/S. 165
1715 Busse M.; Forum Mikrobiol. 1985/8/S. 92
1716 Heeschen W., Blüthgen A.; in: AID Schriftenreihe Verbraucherdienst, Bonn 1987
1717 Ellis M. E. et al; Brit. Med. J. 1981/283/S. 273
1718 Hahn G.; in: AID Schriftenreihe Verbraucherdienst, Bonn 1987
1719 Schadstoff-Höchstmengen-VO, 23. 3. 1988; BGBl 1988/I/S. 422
1720 Newsome R. L.; Food Technol. 1988/42/H. 4/S. 194
1721 Brackett R. E.; Food Technol. 1988/42/H. 4/S. 162
1722 Marth E. H.; Food Technol. 1988/42/H. 4/S. 165
1723 Doyle M. P.; Food Technol. 1988/42/H. 4/S. 169
1724 Doyle M. P.; Food Technol. 1988/42/H. 4/S. 188
1725 Sommer H.; in: Qualität der Nahrungsmittel, Arbeiten der DLG, Band 182, Frankfurt 185/S. 95
1726 Bay. OLG; Beschluß vom 24. 3. 1988, AZ RReg. 4St 249/87
1727 Petz M.; Fleischwirtschaft 1989/69/S. 528
1728 LG Traunstein; Urteil vom 25. 1. 1984, AZ 4 Ns 14 Js 10934/82; ZLR 1984/11/S. 313
1729 Pschorn G.; An alle prakt. Tierärzte in Bayern 1989/H. 2/S. 28
1730 Ostermann H.; An alle prakt. Tierärzte in Bayern 1989/H. 2/S. 46
1731 Reinhard C.; Jahresbericht der Chemischen Landesuntersuchungsanstalt Sigmaringen 1988
1732 Senft B., Seibert B.; Milchpraxis 1985/23/S. 140
1733 Toogood J. H.; J. Allergy Clin. Immunol. 1988/81/S. 1
1734 Großklaus D.; Rückstände in von Tieren stammenden Lebensmitteln, Berlin 1989

1735 Weigert P. et al; Arsen, Blei, Cadmium und Quecksilber in und auf Lebensmitteln, ZEBS-Hefte 1/1984; Berlin 1984
1736 König W., Krämer F.; Schwermetallbelastung von Böden und Kulturpflanzen in Nordrhein-Westfalen, Münster 1985
1737 Crößmann G.; in: Probleme des Übergangs unerwünschter Stoffe in und auf Futtermittel in die Nahrungskette, BMELF (Hrsg.), Bonn 1986/S. 133
1738 Nogawa K. et al; Environ. Res. 1986/40/S. 251
1739 Andersen A., Hansen H. N.; Z. Lebensm. Unters. Forsch. 1984/179/S. 399
1740 Pfeiffer G. et al; Arch. Lebensmittelhyg. 1987/38/S. 93
1741 Hoffmann J., Blasenbrei P.; Z. Lebensm. Unters. Forsch. 1986/182/S. 121
1742 Fürst P. et al; Dtsch. Lebensm. Rundschau. 1989/85/S. 35
1743 Fürst P. et al; Dtsch. Lebensm. Rundschau. 1989/85/S. 341
1744 Bergner-Lang B., Kächele M.; Dtsch. Lebensm. Rundschau. 1989/85/S. 78
1745 Salobir J. et al; Fleischwirtsch. 1990/70/S. 1472
1746 Hapke H.-J.; in: Derzeitige Situation und Trends der Belastung der Lebensmittel durch Fremdstoffe, Rat von Sachverständigen für Umweltfragen (Hrsg.), Karlsruhe 1988
1747 Malisch R.; Dtsch. Lebensm. Rundsch. 1986/82/S. 222
1748 Ellinghaus U.; DLG-Mitteilungen 1990/105/S. 758
1749 Landbouwadviescommissie Milieukritische Stoffen; Jaarverslag 1990; 's Gravenhage 1991
1750 De Groof J.; Z. Lebensm. Unters. Forsch. 1991/193/S. 126
1751 Karg H.; Kraftfutter 1988/H. 9/S. 311
1752 Corpet D. E.; New Engl. J. Med. 1988/318/S. 1206
1753 Langhammer J.-P. et al; Tierärztl. Umschau 1988/43/S. 375
1754 Bergner-Lang B. et al; Fleischwirtschaft 1989/69/S. 524
1755 Lebensmittel-Kennzeichnungs-VO, 22. 12. 1981, BGBl I, S. 1625
1756 Pollmer U.; Naturheilpraxis 1991/H. 4/S. 345
1757 Sprissler G.; Z. F. L. 1981/32/S. 17
1758 Batshaw M. L. et al; Pediatr. Res. 1988/23/S. 368
1759 Kang Y. S. et al; J. Pharmacobio-Dyn. 1990/13/S. 158
1760 Landesuntersuchungsamt für das Gesundheitswesen Nordbayern; Jahresbericht 1990
1761 Mukherjee A. et al; Toxicology Lett. 1988/42/S. 47
1762 Münzner R. et al; Food Chem. Toxic. 1990/28/S. 397
1763 Stamm H.; Fleischwirtsch. 1985/65/S. 691
1764 Speer K., Montag A.; Dtsch. Lebensm. Rundschau. 1984/80/S. 103
1765 Sieber R. et al; Mitt. Gebiete Lebensm. Hyg. 1989/80/S. 345
1766 Heimhuber B., Herrmann K.; Dtsch. Lebensm. Rundschau. 1990/86/S. 205
1767 Lebensmittel-Bestrahlungs-VO 19. 12. 1959, BGBl I, S. 761
1768 Freedman B. J.; Clinical Allergy 1977/7/S. 407
1769 Genton C. et al; J. Allergy Clin. Immunol. 1985/76/S. 40
1770 Dziezak J. D.; Food Technol. 1989/Nov./S. 88
1771 Bernoth E.; Bundesgesundhbl. 1990/33/S. 10
1772 Manz D. et al; Tierärztl. Umschau 1991/46/S. 543
1773 Unglaub W.; Tierärztl. Umschau 1989/44/S. 794
1774 Nose N. et al; J. Assoc. Off. Anal. Chem. 1987/70/S. 714
1775 Edelhäuser M., Klein E.; Dtsch. Lebensm. Rundschau. 1986/82/S. 387

1776 Austin B.; Endeavour 1989/13/S. 20
1777 Chemische Landesuntersuchungsanstalt Karlsruhe; Jahresbericht 1990
1778 Horsberg E. et al; J. Agric. Food Chem. 1990/38/S. 1403

Sachregister

Kursiv gesetzte Seitenangaben beziehen sich auf zentrale Stellen.